河南省卫生健康委员会立项资助项目

食管癌中医研究系列丛书

总主编 郑玉玲

主 审 李成文

食管癌本草

主编 马纯政 李寒冰 张娟

全国百佳图书出版单位

中国中医药出版社

·北京·

图书在版编目（CIP）数据

食管癌本草／马纯政，李寒冰，张娟主编．—北京：
中国中医药出版社，2022.12
（食管癌中医研究系列丛书）
ISBN 978 - 7 - 5132 - 7647 - 4

Ⅰ.①食… Ⅱ.①马… ②李… ③张… Ⅲ.①食管癌-
中医治疗法 Ⅳ.①R273.51

中国版本图书馆 CIP 数据核字（2022）第 095082 号

中国中医药出版社出版

北京经济技术开发区科创十三街 31 号院二区 8 号楼
邮政编码 100176
传真 010 - 64405721
河北品睿印刷有限公司印刷
各地新华书店经销

开本 787 × 1092 1/16 印张 21 字数 346 千字
2022 年 12 月第 1 版 2022 年 12 月第 1 次印刷
书号 ISBN 978 - 7 - 5132 - 7647 - 4

定价 88.00 元
网址 www.cptcm.com

服 务 热 线 010 - 64405510
购 书 热 线 010 - 89535836
维 权 打 假 010 - 64405753

微信服务号 zgzyycbs
微商城网址 https://kdt.im/LIdUGr
官 方 微 博 http://e.weibo.com/cptcm
天猫旗舰店网址 https://zgzyycbs.tmall.com

如有印装质量问题请与本社出版部联系（010 - 64405510）

第二批国家中医临床研究基地建设单位

（国中医药科技函〔2018〕131号）

中医药传承与创新"百千万"人才工程（岐黄工程）岐黄学者

（国中医药人教函〔2018〕284号）

2022年全国名老中医药专家传承工作室建设项目

（国中医药人教函〔2022〕75号）

编 委 会

主 编

马纯政　李寒冰　张　娟

副主编

赵　旭　程　红　李洪霖　郭志忠

编　委（按姓氏笔画排序）

马希佳　马纯政　王若凡　王晓同　冯保荣

刘亚南　许彦超　孙亚云　孙明月　李吉磊

李洪霖　李寒冰　宋建州　张　娟　张一蓓

陈伟霞　金少华　赵　旭　赵心蕊　赵瑞丽

段　铮　贾晓林　郭志忠　董　良　程　红

　　根据中医学典籍记载，食管癌在我国北方地区高发已经有两千余年的历史。1957年11月，周总理在北京召开"全国山区生产座谈会"，杨贵（时任河南省林县县委书记）报告林县有"三不通"，即"水不通、路不通、食管不通"，并说"水和路不通的问题，我们齐心协力，可以解决，但食管不通请求国家给予帮助"。周总理高度重视这个问题。1958年，中国医学科学院肿瘤医院刚成立，8月10日，总理即指示副院长李冰带领研究人员往林县开展调研。相关人员立即出发，他们从两个大队开始，按流行病学的要求，对食管癌的发病率及病死率进行正规调查，又逐渐推广到全县15个公社。经过一年多的艰苦工作，收集了全县的资料，从中发现了一些规律。接着，李冰等科研人员对安阳地区12个市县的1000万人口开展调查，结果发现，越接近太行山的县，发病率越高。随后，他们对晋、冀、豫三省的18个县的5000万人口进行调查，进一步掌握了食管癌的发病规律和病因线索。周总理看到李冰等科研人员绘制的三省一市食管癌发病率情况的地图和报告后，称赞说："像林县这样的点，应该坚持，还要多搞一些。"

　　1959年，吴英恺教授组织了著名的"华北三省一市食管癌防治科研协作组"，开启了地区大协作。1966年，我作为我院第一批医疗队的成员来到林县，从此和林县百姓及参加协助研究的河南同道们结下半个多世纪的不解之缘。2005—2020年，我受聘担任郑州大学博士研究生导师，为河南培养了几十位临床肿瘤学博士，郑玉玲教授就是其中之一。

　　中医中药是祖先给我们留下的瑰宝，几千年来保护了中华民族的繁衍健康。历届国家领导人高度重视中医药发展，多次作出重要指示，要遵循中医药发展规律，传承精华，守正创新，加快推进中医药现代化、产业化；建立

1

中药特色审评证据体系，重视循证医学应用，探索开展药品真实世界证据研究。将证据放到中心位置，是对中医药监管理念的重要变革。我国中医药在临床医疗服务和保障健康事业中发挥着重要作用，传统中医药有长期的经验积累，是我国医药创新的重要来源，用现代科学技术诠释和论证中医药的博大精深，使其走向现代化，是现代药品监管人和医药人的职责和使命。

郑玉玲教授曾任河南中医药大学校长多年，中医学功底和临床经验皆较丰厚。为了响应时代的要求，并向广大同道们提供完善的参考资料，郑教授组织编写了本套《食管癌中医研究系列丛书》，内容源自两千余年传统医学典籍中对食管癌的记载，搜集整理了历代防治食管癌的医案和1949年以来相关的研究资料。这一尝试，无疑创作出了具有重大参考价值的典籍得以流传后世。

我国在食管癌流行病学、病因研究、营养干预、早期发现、早期治疗等方面皆取得了举世瞩目的成果。太行山区食管癌的发病率和病死率均有一定程度的下降。河南省林县已经改为林州市，"三不通"也已得到明显的改善。目前林州市已被世界卫生组织誉为"在基层开始肿瘤防治的典范"，在食管癌防治方面取得了明显成效。

越是有分量的著作，越要全面、精准，更要经得起历史的考验。历代中医典籍所载食管癌个案经验虽多，但限于当时条件，未能进行精准的统计，给编写带来了极大的难度。另外，本书的编写涉及我国对食管癌的西医学研究，虽然现代研究成果将在另一专著中详细介绍，但我希望在后续的工作中能将其结合并进一步完善，并编写方便以后研究的索引，以期更好地承上启下，传承创新，推动大家开展新的研究课题，从而能够向全球作出我国在食管癌防治方面的重大贡献。

中国工程院院士

中国癌症基金会副主席

亚洲临床肿瘤学会名誉主席

2022 年 6 月 6 日

中国食管癌的发病率和病死率均居世界首位。由于本病在流行特征、组织学发生和发病危险因素等方面与欧美国家存在较大差异，因此要降低食管癌的发病率和病死率，我国的肿瘤研究者和医务人员必须根据国情，依靠中西医结合的方法来解决。

中医古籍文献没有"食管癌"的病名，但早在《黄帝内经》中就有与之相关的记载，如"膈塞闭绝，上下不通，则暴忧之病也""食饮不下，膈塞不通，邪在胃脘"，并认为"三阳结谓之膈"。宋代严用和则在《济生方》中首先提出"噎膈"病名。历代医家在对其病因病机及治法方药不断深入研究的过程中，积累了丰富的诊疗经验。如东汉张仲景创制了大半夏汤治疗暮食朝吐、朝食暮吐的反胃；用小半夏汤治疗浊气上逆，呕吐痰涎；旋覆花代赭石汤治疗吐后痞硬、噫气不除。这些经方用于中晚期食管癌患者出现噎塞不下、呕吐痰涎常获得较好的效果。宋代《太平惠民和剂局方》记载丁香透膈汤治疗脾胃虚弱、痰气郁结的噎膈，沈括在《苏沈良方》中创制出软坚散结的"昆布丸"治疗噎膈等。金元时期，刘完素、张子和主张用攻法，李东垣常用养血行瘀法，朱丹溪则重视滋阴降火治疗本病。明代张景岳则提出治噎膈大法，当以调理脾肾为主。清代医家对本病的研究进一步深入，摸索出许多行之有效的治疗方法，并撰有专著加以论述，如姜天叙的《风痨臌膈四大证治》，吴苍山、吴仲宪父子的《医学噎膈集成》等。

新中国成立以来，人民政府对本病予以高度重视，于20世纪50年代初即由国家和河南省联合组织医疗队，深入食管癌发病率最高的河南省林县开展对该病的基础、临床研究。以沈琼教授、孙燕院士、陆士新院士、裘宋良教授、王立东教授为首的一大批专家学者都曾多次亲往长驻，观察走访，探究诊疗，为该病的防治作出了巨大贡献。在继承老一辈专家工作经验的基础上，食管癌中医研究课题组于 1992 年年初，从中医学角度对食管癌的防治开展了系统研究。研究的内容主要包括：①文献研究：搜集和整理古医籍中关于噎膈方药用药规律的记载；②证素研究：使用聚类分析法对噎膈证候规律加以研究探讨；③临床研究：创制了局部与全身结合的五步综合疗法及多种行之有效的方剂，如治疗食管癌痰瘀互结型的豆根管食通口服液，预防食管癌放疗后复发及治疗食管癌肝肾阴虚、顽痰瘤血型的地黄管食通，治疗晚期食管癌脾肾阳虚、顽痰瘤血型的附桂管食通等；④实验研究：主要探析治疗食管癌有效的经典方药，以及经验方的作用机制。

中医药是我国优秀传统文化中的瑰宝，对其传承与发展的研究近年来日益为国家高度重视。随着《中国的中医药》白皮书的发布及"健康中国"战略的实施，中医药发展更是上升为国家战略。国家分两批规划建设中医临床研究基地，食管癌作为重点研究病种被纳入第二批基地建设中。因本课题组前期在食管癌中医研究方面有一定基础，故获准承担食管癌中医研究任务。本课题组一方面继续深入进行基础理论和临床研究，另一方面根据长期积累的资料，结合研究成果，综合编撰了《食管癌中医研究系列丛书》。该丛书既是课题组对同行专家长期关心支持的回报，同时也弥补了国内无食管癌中医系列专著的不足。

本丛书包括《食管癌本草》《食管癌本草现代药理研究》《食管癌古今医案精选》《食管癌古今方剂精选》《食管癌中医理论与临床》。

为了编撰这套丛书，我们食管癌中医研究课题组聚焦研究方向，汇聚各方力量，收集古今资料，辛勤耕耘，刻苦研学，历经数载，终于将其整理出来，以便于中西医结合肿瘤专科医生、科研人员、医学院校师生、中医爱好者及部分患者等学习和查阅，以期广大读者从不同视角认识食管癌中医研究的内涵。

需要说明的是，本套丛书的大部分内容是对散见在古医籍和报刊中有关食管癌中医药（噎膈）研究资料的收集、整理和归纳，同时也有我们课题组多年来对食管癌中医理论和临床研究的实践和体会。如果能使读者从中借鉴和传承古人治疗食管癌的思路和经验，进而受到启迪并在临床中发挥作用，有益于广大的食管癌患者，同时又对其他恶性肿瘤的治疗思路与方法起到重要的参考，那将是对我们课题组全体人员的最大鼓励。由于中医药宝库博大精深，高远浩瀚，而我们的水平有限，难免会出现一些疏漏和不妥之处，恳请同行专家和广大读者给予批评，以便我们进一步学习、修正、完善和提高。

此套丛书得以出版，首先要衷心感谢我的恩师孙燕院士。他不仅对我肿瘤专业方面的研究和实践一直给予悉心指导，同时在九十高龄还亲自审阅书稿，提出中肯修改意见，又在百忙之中为本套丛书作序，让我感恩不尽；诚挚感谢河南省中医院毛德西教授、郑州大学许东升教授、河南中医药大学朱光教授、上海大学特聘教授夏昀等专家对本套丛书的精心指正！还要感谢全国学界同仁对我们课题组在医疗、教学和科研上的大力支持与帮助！

郑玉玲

2022 年 6 月 16 日

1. 本书参考文献内容由"国家第二批中医临床研究基地食管癌重点病种研究团队——文献研究小组"提供，主要参阅了唐代以来的文献，所收集的药物为唐代以来有文献记载的治疗食管癌（噎膈）的中药。

2. 药名均遵循国家规范称谓，个别药名按原著记载。

3. 每味药均分别按照基原、别名、性味归经及毒性、功效、主治、用量、应用方法、警戒与禁忌、古籍论述、现代药理研究、毒理、临床应用等的顺序逐项分条著录，如果某味药的某一部分没有记载则缺如。

4. 药理成分、加工及储藏、煎服方法、常见毒副作用等主要参考了近代的中药研究文献及国家药典。

5. 在"古籍论述"部分，只选用古籍中明确记载可以治疗噎膈的条目，如果没有相关记载则不选用。

6. 个别药物由于现代已无应用，故缺少现代药理研究及临床应用的内容。

7. 抗食管癌中草药的功效分类及临床应用部分的文献主要从"中国知网""维普""万方"等数据库查询并录入。其中方剂的组成、用法、剂型及理论论述等属作者个人及团队的经验或成果，读者一定要在中医理论指导下参考应用。

目录

上 篇

下　篇

上篇

第一章 抗食管癌中药研究的历史概况

膈之名，首见于《黄帝内经》，自唐代以后，噎膈并称，而后本草著作中开始出现记载有治疗噎膈作用的中药。如唐代《食疗本草》言："淡竹茹，主噎膈，鼻衄。"宋代《证类本草》曰："淡竹茹主噎膈，鼻衄。"元代《汤液本草》曰："《金匮玉函》治五噎膈气烦闷，吐逆不下食，芦根五两，锉，水三盏，煮一盏，去渣，服无时。"至明清时期，记载治疗噎膈中药的古籍数目增加，其中包括中药类著作与一些综合性医书。明代共涉及著作 23 部，记载治疗噎膈的中药 55 味。《本草纲目》第三卷中有一节名为"噎膈"，是对治疗噎膈中药的第一次大总结，之后更是将能治疗噎膈的专药单独列出，如第七卷中"百草霜，主治……黄疸，疟痢，噎膈，咽喉口舌一切诸疮"。清代记载治疗噎膈的中药著作和中药数目进一步增多，共涉及 46 本著作、95 味中药。如《本草从新》曰："砂仁，治……噎膈呕吐。""草豆蔻，治……噎膈反胃。""良姜，治……噎膈冷癖。"《本草纲目拾遗》曰："辣茄，食物宜忌云：……治呕逆，疗噎膈。""羊哀，解百草药毒，治噎膈翻胃。"现将历代载有治疗噎膈中药的古籍列表如下（表1）。

表 1　我国历代记载治疗噎膈中药的古籍

成书年代	书名	医家姓名	药名
唐（741 年）	食疗本草	孟诜	竹茹
宋（1108 年）	证类本草	唐慎微	芦根、竹茹
元（1280 年）	汤液本草	王好古	芦根
明（1436 年）	滇南本草	兰茂	白螺粉、姜味草、莱菔叶、威灵仙、月下参
明（1505 年）	本草品汇精要	刘文泰	急性子、芦根、牛齝草、礜石、蛇吞蛙、石碱、竹茹
明（1520 年）	本草约言	薛己	竹茹
明（1522 年）	续医说	俞弁	猫胞、王瓜
明（1556 年）	古今医统大全	徐春甫	猫胞、竹茹
明（1578 年）	本草纲目	李时珍	白豆蔻、百草霜、草豆蔻（草果）、附子、甘遂、高良姜、红花、急性子、韭菜、乌芋、牛涎、酒（烧酒）、蓝淀、梁上尘、芦根、硇砂、牛乳、牛涎、牛齝草、硼砂、礜石、铅、砂仁、蛇吞蛙、石碱、屎、檀香（白檀香）、乌梅、竹茹

成书年代	书名	医家姓名	药名
明（1565 年）	本草蒙筌	陈嘉谟	驴溺、竹茹
明（1575 年）	医学入门	李梴	梁上尘、芦根、野甜瓜、竹茹
明（1576 年）	古今医鉴	龚信初撰，龚廷贤续编，王肯堂订补	芦根
明（1592 年）	伤寒论条辨	方有执	竹茹
明（1604 年）	证治准绳·伤寒	王肯堂	吴茱萸
明（1609 年）	万氏家抄济世良方	万表	竹茹
明（1619—1622 年）	雷公炮制药性解	李中梓初撰，钱允治订补	芦根、竹茹
明（1624 年）	本草汇言	倪朱谟	槟榔、韭菜、酒（烧酒）、昆布、兰草、硇砂、硼砂、铅、砂仁、石斛、檀香（白檀香）
明（1624 年）	本草正	张介宾	阿魏、白豆蔻、草豆蔻（草果）、附子、甘遂、急性子、韭菜、良姜、硼砂、檀香（白檀香）、竹茹
明（1624 年）	景岳全书	张介宾	阿魏、白豆蔻、草果、附子、甘遂、高良姜、急性子、韭菜、硼砂、檀香（白檀香）、竹茹
明（1625 年）	神农本草经疏	缪希雍	甘蔗、狗宝、韭汁（病案）、兰草、梨汁、梁上尘、芦根、硼砂、枇杷叶（方）、乳腐（方）、石蜜（方）
明（1637 年）	医宗必读	李中梓	草豆蔻、甘蔗、芦根、牛喉、牛肉、硼砂、人乳、檀香、竹茹
明（1642 年）	删补颐生微论	李中梓	附子、人乳、竹茹
明（1644 年）	本草乘雅半偈	卢之颐	蓝淀、砂仁
清（1663 年）	医宗说约	蒋世吉	芦根
明（1667 年增订）	本草通玄	李中梓初撰，尤乘增订	白豆蔻、附子、高良姜、昆布、铅、肉桂、檀香

成书年代	书名	医家姓名	药名
清（1667年）	寿世编	尤乘	荸荠
明（1673年）	本草征要	李中梓	草豆蔻、竹茹
清（1767年）	本草崇原	张志聪、高世栻	紫苏梗
清（1675年）	古今名医汇粹	罗美	人参
清（1679年）	本草择要纲目	蒋介繁	草果、附子、高良姜、急性子、酒（烧酒）、硇砂、硼砂、檀香（白檀香）、乌梅
清（1681年）	本草详节	闵钺初传，卢煌修订	百草霜、急性子、韭菜、酒（烧酒）、梁上尘、硇砂、牛乳、硼砂、铅、肉桂（桂心）、砂仁、石碱、檀香、竹茹
清（1682年）	医方集解	汪昂	硇砂
清（1691年）	本草新编	陈士铎	竹茹
清（1694年）	本草备要	汪昂	荸荠、草豆蔻、附子、高良姜、韭菜、昆布、驴溺、硇砂、牛乳、硼砂、蒲公英、肉桂（桂心）、砂仁、石碱、头垢、吴茱萸、竹茹
清（1694年）	本草易读	汪昂	白豆蔻、杵头糠、附子、甘遂、高良姜、故梳篦、韭菜、酒（烧酒）、昆布、蓝淀、芦根、驴溺、硇砂、牛乳、硼砂、铅、砂仁、檀香（白檀香）、竹茹
清（1695年）	本经逢原	张璐	杵头糠、附子、狗宝、急性子、韭菜、蓝淀、莨菪、驴溺、猫胞、硇砂、牛乳、牛齝草、硼砂、铅、青黛、狮油、屎中粟、砂仁、蒜、啄木鸟（方剂）
清（1695年）	张氏医通	张璐	鹅血
清（1718年）	成方切用	吴仪洛、史欣	硇砂
清（1718年）	顾松园医镜	顾靖远	韭菜、梨、芦根、牛乳、硼砂、铅、人乳、竹茹
清（1722年）	冯氏锦囊秘录	冯兆张	附子、狗宝、韭菜（医案）、梨汁（方剂）、梁上尘、人乳、石蜜、甘蔗、竹茹
清（1741年）	药性切用	徐大椿	鹅血、韭菜、硇砂、牛喉、牛乳、硼砂、人乳、生姜（姜汁）、燕窝（燕窝脚）

成书年代	书名	医家姓名	药名
清（1746 年）	类证普济本事方释义	叶桂	驴溺
清（1748 年）	麻科活人全书	谢玉琼	青黛、砂仁
清（1753 年）	长沙药解	黄元御	茯苓、干姜、泽泻、竹茹
清（1754 年）	玉楸药解	黄元御	白豆蔻、荸荠、荜澄茄、草豆蔻、高良姜、鸡内金、鲫鱼、牛涎、硼砂、砂仁
清（1757 年）	本草从新	吴仪洛	荸荠、草豆蔻、鹅血、附子、甘蔗、急性子、韭菜、昆布、良姜、梁上尘、驴溺、硇砂、牛乳、硼砂、人乳、肉桂（桂心）、砂仁、生姜（姜汁）、石碱、檀香（白檀香）、土人参、吴茱萸、燕窝（燕窝脚）、代赭石、竹茹
清（1759 年）	串雅内外编	赵学敏	铅
清（1761 年）	得配本草	严洁、施雯、洪炜	阿魏（方剂）、急性子、韭菜、蓝淀、驴溺、牛乳、牛喉、铅、乌梅、竹茹
清（1765 年）	本草纲目拾遗	赵学敏	豆蔻槟榔、橘红、辣椒（辣茄）、兰花、雷公藤、猫胞、蒲公英、气结、沙米、狮油、石见穿、土附、土人参、万年青、蜈蚣草、羊哀、鹰吐毛
清（1769 年）	本草求真	黄宫绣	刺猬皮、附子、高良姜、急性子、芦笋、硇砂、牛肉、牛乳、硼砂、铅、青黛、代赭石、竹茹
清（1771 年）	寿世传真	徐文弼	荸荠
清（1773 年）	要药分剂	沈金鳌	白豆蔻、百草霜、草豆蔻、附子、甘遂、高良姜、韭菜、蓝淀、硼砂、铅、肉桂（桂心）、砂仁、檀香、乌梅、代赭石、竹茹
清（1778 年）	婴儿论	周士祢	鸬鹚
清（1784 年）	伤寒瘟疫条辨	杨璿	羚羊角、牛乳、砂仁、威灵仙
清（1788 年）	医賸	丹波元简	鹅血、癖石
清（1789 年）	罗氏会约医镜	罗国纲	白豆蔻、荸荠、草豆蔻、附子、急性子、韭菜、昆布、高良姜、芦根、牛乳、硼砂、肉桂（桂心）、砂仁、檀香、吴茱萸、竹茹

成书年代	书名	医家姓名	药名
清（1803 年）	神农本草经读	陈修园初撰，伍悦修订	紫苏梗
清（1812 年）	友渔斋医话	黄凯钧、邢玉瑞	甘蔗、韭菜
清（1813 年）	调疾饮食辩	章穆	苦荞麦、罂粟
清（1826 年）	医述	程文囿	人参
清（1833 年）	本草述钩元	杨时泰	阿魏、荜澄茄、草豆蔻、蜂蜜、釜脐墨、甘遂、红花、韭菜、酒（烧酒）、兰草、硇砂、牛乳、硼砂、枇杷叶（方）、铅、巧妇窠、砂仁、屎、檀香（白檀香）、益智子、竹茹
清（1840 年）	本草分经	姚澜	鹅血、昆布、梁上尘、驴溺、人乳
清（1861 年）	随息居饮食谱	王士雄	韭菜、牛乳
清（1862 年）	本草害利	凌奂	草豆蔻、甘蔗、高良姜、芦根、吴茱萸、燕窝（燕窝脚）、竹茹
清（1885 年）	本草衍句	黄光霁	荸荠、海藻、韭菜、昆布、砂仁、吴茱萸、代赭石、竹茹
清（1886 年）	本草撮要	陈其瑞	荸荠、鹅血、鹅毛、姜汁、韭菜、梁上尘、驴溺、硇砂、牛乳、硼砂、蒲公英、肉桂（桂心）、乳汁、石碱、燕窝（燕窝脚）
清（1887 年）	本草便读	张秉成	狗宝、急性子、韭菜、马溺、竹茹
清（1897 年）	诊余举隅录	陈廷儒	附子
清（1901 年）	药论	沈文彬	草果、丁香、茴香、芦根
清（1904 年）	本草思辨录	周岩	韭菜
清（1905 年）	医学摘粹	庆恕	白豆蔻、草豆蔻、茯苓、砂仁、泽泻
民国（1920 年）	本草正义	张山雷	高良姜、急性子、兰草（建兰方剂）、蓝淀、砂仁
不详	中国药物学大纲	伊豫专安	白豆蔻、草豆蔻、附子、高良姜、砂仁、乌梅、竹茹

第二章 抗食管癌中药功效分类

药物的功效是对中药防治疾病基本作用的总结，能反映疾病的病理因素。编者通过对古籍（表1）中治疗噎膈的中药进行整理，共挖掘治疗噎膈中药99种，符合入选标准的有76种，共有181种功效，功效出现频率前三位依次为解毒、止痛与温中，同类功效分类汇总后得到功效107种（表2）。统计结果中，频数＞10的功效依次为理气、止痛、解毒、清热、补中、温里、化痰、除湿、消肿、消积、散寒和化瘀，故推测噎膈发病多伴气机不畅，其病理因素可能有痰湿、瘀血和热毒，如《类证治裁》所言"再论噎由气结，膈由痰与气逆，或瘀血"。

理气的功效用以治疗气机不畅，而"气为血之帅""气能行津"，故气机失调可引起血瘀、津停而形成瘀血、痰湿。故朱丹溪云："自气成积，自积成痰，痰夹瘀血，遂成窠囊，此症若不早治，为难愈之候也。"

清热类、解毒类中药联合使用能散热毒，血受热则煎熬成块，津液受热则煎灼成痰，因此热毒复可导致痰饮、瘀血形成。故《症因脉治》有言："盖火气炎上，熏蒸结聚，津液干燥，饮食不得流利，为噎为隔。""此火热煎熬，血液衰耗，胃脘干枯，其干在上……名之曰噎；其干在下……名之曰隔。"

化痰类、除湿类中药联合使用可除痰湿，而温中类、补中类、散寒类中药亦可通过温补脾胃以消痰湿之源。故《古今医统大全》言噎膈成因："嗝噎多因饮食不节，痰饮停滞，或因七情过用，脾胃内虚。"而《景岳全书》认为治噎膈当从脾治，"故上焦之噎膈，其责在脾……治脾者，宜从温养"。

表 2 功效频次表

序号	功效	频数	频率
1	理气类（行气、理气、降气、行滞、下气），止痛类（止痛、镇痛、缓急止痛），解毒	21	27.63%
2	补中类（健脾、补脾、健胃）	18	23.68%
3	清热类（清热、解热、泄热），温里类（温中、温脾、温胃）	17	22.37%
4	化痰类（化痰、消痰、祛痰、逐痰、坠痰）	16	21.05%
5	除湿类（除湿、化湿、利湿、祛湿、燥湿、消肿）	14	18.42%

续 表

序号	功效	频数	频率
6	散寒类（散寒、逐寒），消积类（消积、化积、破积）	12	15.79%
7	化瘀类（化瘀、散瘀、行瘀、破瘀、化癥、消癥、止呕）	11	14.47%
8	和中类（和胃、和中），散结类（散结、消痞）	10	13.16%
9	降逆类（降逆、镇逆），生津	9	11.84%
10	活血类（活血、散血、破血），利水类（利水、行水、泻水、止血），通经类（通经、通络、通脉）	8	10.53%
11	软坚类（软坚、消坚止泻、止渴）	7	9.21%
12	开胃、消食、杀虫、凉血、润燥	6	7.89%
13	补阳类（补火、回阳、助阳），暖肾类（暖肾、温肾），泻火类（泻火、散火），止咳、利尿、养血类（养血、益血、和血），镇静类（定痫、解痉、镇惊、镇痉、重镇）	5	6.58%
14	清肺开郁类（开郁、解郁、舒郁、通淋）	4	5.26%
15	补气类（大补元气、益气、祛风），固精类（固精、涩精、安神、安胎、除烦、除翳），治疮类（敛疮、治疮），补肺类（补肺、益肺）	3	3.95%
16	补肾、补虚类（补虚、补虚损），补阴类（补阴、养阴），解表类（解表、发表），平肝、滋养、化饮类（化饮、逐饮），截疟、清肝、缩尿、益智、安心类（安心、宁心）	2	2.63%
17	其他类：敛肺、复脉固脱、救逆、暖肝、潜阳、涩肠、息风、引火归原、防腐、化腐、利咽、强心、安蛔、化浊降脂、开结、明目、强筋骨、收敛、通乳、消斑、止痢、平喘、温经、消骨鲠、制酸、疏肝、行滞、化石、摄唾、消炎、解鱼蟹毒、消痈、凉心、润肺、提神、透疹、除积冷、降血压、润肠、止汗、润肤	1	1.32%

第三章　抗食管癌中药常见的药理成分

抗食管癌中药的化学成分依据是否含碳，可分为无机成分和有机成分两类。无机成分在植物体内广泛存在，作用相对简单；有机成分种类相对复杂，作用多种多样。

不同的化学成分具有不同的特性，一般可将药材的形、色、气味等作为初步检查判断的手段之一。如药材折断后，断面有油点或挤压后有油迹者，多含油脂或挥发油；有粉层的多含淀粉、糖类；嗅之有特殊气味者，大多含有挥发油、香豆素、内酯；有甜味者多含糖类；味苦者大多含生物碱、萜类、糖苷类等；味酸者含有有机酸；味涩者多含有鞣质等。另外中药化学成分也可依据是否发挥关键作用，分为普通成分和有效成分两种。普通成分一般指水分、无机盐、蛋白质、酶等；有效成分一般指苷类、挥发油、生物碱、鞣质等。现将抗食管癌中药化学成分分类介绍于下。

一、多糖类

多糖是由 10 个以上的单糖分子组成的，通常由几百到几千个单糖基通过苷键连接而成。根据组成是否为单一的多糖可分为均多糖和杂多糖。多糖类具有抗肿瘤、免疫调节、抗氧化与衰老、影响肠道菌群等诸多药理作用。灵芝、黄芪、茯苓、银杏叶、枸杞、金钗石斛、党参、人参、女贞子等都含有多糖。

二、苷类

苷类又称配糖体，由糖和非糖物质结合而成。苷的共性在糖的部分，不同类型的苷类有不同的生理活性，具有多方面的功能。如洋地黄叶中含有强心作用的强心苷，人参中含有补气、生津、安神作用的人参皂苷等。苷类具有抗肿瘤、抗病毒、抑菌、抗炎、镇痛、护肝等药理活性。重楼、红豆杉、皂角刺、急性子等都含有苷类。

三、生物碱

生物碱是一类复杂的含氮有机化合物，具有特殊的生物活性和药理作用，如麻黄中含有治疗哮喘的麻黄碱，莨菪中含有解痉镇痛作用的莨菪碱等。生物碱具有抗菌消炎、镇痛、松解平滑肌、平喘的作用。红豆杉、苦参、山豆根、北豆根、喜树果、防己、山慈菇等都含有生物碱。

四、挥发油

挥发油又称精油，是具有香气和挥发性的油状液体，是由多种化合物组成的混合物，具有一定的生物活性，在医疗上有多方面的作用，如止咳、平喘、发汗、解表、祛痰、祛风、镇痛、抗菌。含有挥发油的中药有陈皮、藿香、蛇床子、莪术、薄荷、大风子等。

五、萜类

萜类分为单萜类、倍半萜类、二萜类、三萜类，可参与形成酯类，具有抗肿瘤、抗病毒、增强免疫力、杀菌消炎、祛痰止咳、驱虫发汗的作用。穿心莲、青蒿、冬凌草、半枝莲、白花蛇舌草、红豆杉、甘遂、黄药子、金钗石斛、三七、枇杷叶、蒲公英、猕猴桃根、石见穿、皂角刺等均含有萜类。

六、木脂素类

木脂素是由二分子苯丙酸聚合而成的化合物，由二聚物、三聚物或四聚物构成，多数呈游离状态，少数与糖结合成苷而存在于植物的木部和树脂中，故而得名。木脂素类具有抗肿瘤、抗病毒、抗菌、保肝、保护心血管、保护中枢神经系统等作用。五味子、厚朴、连翘、党参等都含有木脂素类。

七、黄酮类

黄酮类化合物泛指两个苯环通过中央三碳链相互连接而成的一类化合物。大部分黄酮类化合物为山奈酚和槲皮素黄酮的衍生物，其抗肿瘤作用机制与干扰肿瘤细胞的能量代谢、诱导肿瘤细胞的凋亡等有关。黄酮类化合物还具有神经保护、抗心肌缺血、降压、改善学习记忆、抗胃溃疡、保护生殖组织、抗炎以及降血糖等药理作用。葛根、甘草、槐米、银杏、陈皮、黄芪、满山红、水飞蓟、化橘红等都含有黄酮类成分。

八、香豆素类

香豆素属于顺式邻羟基桂皮酚内酯,具有芳香气味,是自然界非常重要的一类天然化合物,在医学方面应用广泛,具有抗癌、抗炎、抗凝血及抗菌等多方面生物活性。化橘红、皂角刺等都含有香豆素类成分。

九、脂类

脂类是人体需要的重要营养素之一,供给机体所需的能量和必需脂肪酸,是人体细胞组织的组成成分,具有抗多种耐药菌、抗炎、提升免疫力的作用。羚羊角、全蝎、蛤蚧、蜈蚣等均含有脂类。

十、鞣质

凡是具有涩味的植物,几乎都含有鞣质。如茶叶中的茶多酚;柿子、核桃内皮等很多植物皮中都富含鞣质。鞣质不是单一化合物,化学成分比较复杂,可分为水解鞣质、缩合鞣质和复合鞣质三大类。鞣质具有防晒、防腐、保湿、收敛的作用。红豆杉、五倍子、地榆、诃子等都含有鞣质。

十一、酚酸类

酚酸是一类分布很广的芳香类次生代谢产物,广泛分布于种子、叶、根、茎中。该成分不仅是植物生存的基础物质,还具有抗肿瘤、抗氧化、抗自由基、抗病毒、抗炎、抗凝血等作用。白花蛇舌草、金银花、丹参、三七、蒲公英、皂角刺等均含有酚酸。

十二、甾体

甾体是广泛存在于自然界中的一类天然化学成分,包括植物甾醇、胆汁酸、C_{21}甾类等,具有抗菌、抗炎、抗病毒、扰乱细胞周期、促进细胞凋亡的作用。知母、麦冬、天冬、七叶一枝花等均含有甾体。

第四章　抗食管癌中药的加工及储藏

一、抗食管癌中药的加工

中药材采收后，除少数要求鲜用外，绝大多数均需进行产地加工，促使干燥，以符合商品规格，保证药材质量，便于包装储运。唐代孙思邈著《千金翼方》中说："夫药采取，不知时节，不以阴干暴干，虽有药名，终无药实。"这就说明了药材采收后加工的重要性。

由于中药的品种繁多，来源不一，其形、色、气、味、质地及含有的物质不完全相同，因而在产地进行加工的要求也不一样。一般说来都应达到体形完整、含水分适度、色泽好、香气散失少、不变味、有效物质破坏少的要求，才能确保药物质量。

常见的加工方法：

1. 拣、洗　将采收的新鲜药材除去泥沙杂质和非药用部分，如牛膝去芦头、须根，牡丹皮去木心，白芍、山药刮去外皮等。具有芳香气味的药材一般不用水淘洗，如薄荷、细辛、木香、防风等。

2. 切片　较大的根及根茎类、藤木类和肉质的果实类药材大多需趁鲜切成块、片，以利干燥，如大黄、土茯苓、鸡血藤、大血藤、木瓜、山楂等。近年产地趁鲜切片干燥的药材品种日益增多，这不仅使医疗单位用药时减去了烦琐的加工操作过程，而且能缩小药材体积，便于运输和储存。但某些具有挥发性成分或有效成分容易氧化的药材，则不宜切成薄片干燥或长期储存，否则会降低药材质量，如当归、川芎、常山、槟榔等。

3. 蒸煮　含浆汁、淀粉或糖分多的药材，用一般方法不易干燥，须先经蒸、煮或烫的处理，才易干燥，采取何种加热方法及加热时间的长短，视药材的性质而定，如白芍、白及煮至透心，天麻、红参蒸透，红大戟、太子参置沸水中略烫等。药材经加热处理后，不仅容易干燥，有的还便于刮皮抽心；有的能杀死虫卵，防止虫卵孵化，保持药效，如桑螵蛸、五倍子等；有的熟制后能起滋润作用，如黄精、玉竹等。

4. 熏硫 有些药材为使色泽洁白，防止霉烂，常在干燥前后用硫黄熏制，如山药、白芷、川贝母等。

5. 发汗 有些药材在加工过程中为了促使变色，增强药性或减小刺激性，有利于干燥，常将药材堆积放置，使其发热、回潮，内部水分向外挥散，这种方法称为"发汗"，如厚朴、杜仲、玄参、续断等。

6. 干燥 干燥的目的是除去新鲜药材中的大量水分，避免发霉、变色、虫蛀以及有效成分的分解和破坏，保证药材质量，利于储藏。干燥的方法通常有晒干、烘干、阴干等，有些药材可放置于石灰缸中吸湿干燥，有条件的地方还可采用远红外干燥机或微波干燥机进行干燥。含挥发油成分的花类、叶类及全草类药材，或易变色、变质的药材，均不宜在烈日下暴晒或高温烘干，一般均放置于通风处阴干，如薄荷、金银花、红花等。烘干法干燥的温度一般以 50～60℃为宜，此温度对一般药材的成分没有大的影响，同时又能抑制植物体中酶的活动。对于含维生素 C、多汁的果实类药材可以 70～90℃的温度干燥。

根据不同要求，根及根茎类药材有的要进行撞击加工，以除去须根、粗皮和泥沙，如黄连、泽泻、姜黄等；有的在干燥过程中要进行揉搓或打光，如党参、山药等。种子类药材要筛去果壳。

二、抗食管癌中药的储藏

中药品质的好坏，除与采收加工得当与否有密切的关系外，储藏保管对其品质亦有直接的影响。如果储藏不当，药材就会产生不同的变质现象，降低质量和疗效。

（一）中药材常见变质现象

1. 虫蛀 药材经虫蛀后，有的形成蛀洞，有的被毁成蛀粉，破坏性甚强，应注意防治。中药害虫的来源，主要是药材在采收中受到污染，干燥时未能将虫卵消灭而带入储藏的地方；或者是储藏的地方和容器本身不清洁，内有害虫附存；或在储藏过程中，害虫由外界进入繁殖。

2. 霉变 大气中存在的霉菌孢子散落在药材表面，在适当的温度和湿度条件下，即萌生菌丝、分泌酵素，溶蚀药材的内部组织，使药材腐败变质，失去药效。

3. 变色 各种药材有其固有的色泽，如储存不当，则色泽改变，导致变质。药材变质变色的原因有的是因药材本身含有的成分经过氧化、聚合等作用，产生了变化，使原来色泽加深，如含鞣质的药材变黑；有的药材因储存日久或某些外界因素，如温度、湿度、日光等变化，导致色泽发生变化。

4. 走油　药材的"走油"，并非单指含油药材储藏不当时油分向外溢出，如柏子仁等；有些药材受潮、变质后表面呈现油样物质的变化，也称"走油"，如天冬等。一般含油脂或挥发油的药材，如杏仁、当归等也会发生走油现象。产生走油与储藏时温度过高、储藏过久或长期受日光照射，与空气接触而引起变质有关。防止走油的办法是将容易走油的药材干燥后放至阴凉处保存，放入密闭容器中保存效果更好。

5. 其他　有些药材本身不耐储藏，所含有效成分常在储存过程中自然分解或产生化学变化而降低质量，如贯众；有些药材则易挥发，如樟脑、冰片等。这类药物都得密封保存。

（二）中药材储藏保管的措施

1. 仓库的管理　应有严格的日常管理制度，保持经常性的检查，保证库房干燥、清洁、通风。注意温度、湿度的变化，及时采取有效措施调节室内温度和湿度。药材入库前应详细检查有无虫蛀、霉变等情况。凡有问题的包件都应进行适当的处理，只有合格的包件才能入库储藏。储藏的方法可根据药材的特性分类保管。剧毒药如马钱子、生乌头、生半夏、信石等必须与非毒性中药分开，专人管理；容易吸湿霉变的中药材应特别注意通风干燥，必要时可翻晒或烘烤；含淀粉、蛋白质、糖类等成分容易虫蛀的中药，应储存于容器中，放至干燥通风处，并经常检查，必要时进行灭虫处理；少数贵重药材如降香、天然牛黄、鹿茸、羚羊角、西红花、人参等也应与一般药材分开，专人管理，有的应密闭储存，勤于检查，防霉、防蛀。在中药储藏保管方面，人们积累了很多好的经验，如牡丹皮与泽泻一起存放，牡丹皮不易变色，泽泻不易虫蛀；花椒或细辛与有腥气的动物药一起存放，可防止动物药虫蛀；有些药材可暂时放入石灰缸或埋入谷糠中保存，能避免受潮。

2. 虫害的防治　通常采用化学药品进行熏蒸灭虫。大量药材的杀虫可在密闭的房间里进行，小量药材可在密闭的容器中进行，成垛的药材也可采用天幕密封法进行。熏蒸灭虫后，要注意通风，以免药材因长期密闭而发热变质。

用于药材杀虫的药剂必须挥发性强，有强烈的渗透性，能渗入包装内部，效力确实，作用迅速，可在短时间内杀灭一切害虫和虫卵，杀虫后能自动挥散而不永远附在药材上，并且对人的毒性小，对药材的质量没有影响。

（三）较常用的杀虫剂

1. 氯化苦（CCl₃NO₂） 化学名为三氯硝基甲烷，是一种无色或略带黄色的液体，有强烈的气味，几乎不溶于水。当室温在20℃以上时能逐渐挥发，其气体比空气重，渗透力强，无爆炸燃烧危险，为有效的杀虫剂。通常采用喷雾法或蒸发法密闭熏蒸2~3天，用量一般为每立方米25g。本品对人体有剧毒，对上呼吸道有刺激性，有强烈的催泪性，使用者应戴防护面具。

2. 二氧化硫（SO₂） 可由燃烧硫黄而得，系黄褐色有毒气体，过去在中药界较为常用。本品渗透力较氯化苦小，对成虫的毒杀作用较强，密闭熏蒸的时间要长。本品用后能使药材褪色，且遗留其气味，对金属有侵蚀作用，现已少用。

3. 溴甲烷（CH₃Br） 在常温下为无色气体，接近4℃时成为无色易流动的透明液体，在4℃以下可形成结晶性水合物，在空气中不可燃。常用作仓库和害虫的杀虫剂，用时密闭熏蒸，每立方米用量13.5~27g，熏蒸时间16~24小时。但应注意，本品通常无臭，高浓度时有氯仿的气味，对人体有毒，能产生致死性肺水肿。

（四）药材的气调养护

气调养护是近几年来储藏保管药材的新技术，其原理是对影响药材变质的氧气浓度进行有效的控制，人为制造一个低氧环境，使害虫不能生长，霉菌的繁殖受到抑制，还可消除和避免因长期使用杀虫药对药材的污染，确保药材的质量。气调养护的方法是用特制的塑料帐将药材密封起来，抽出空气，利用制氮机充入氮气，或充入二氧化碳，定时检查气体浓度、温度和湿度等。需要注意，气调养护的药材宜充分干燥，防止罩帐内壁凝结水珠，避免药材发霉。

第五章　抗食管癌中药的剂型

中药在临床使用中有各种不同的制剂形式，常用的有以下几种剂型。

一、汤剂

将药材放入冷水加热煎煮，亦称煎药，煎药宜掌握煎煮火候和时间，然后倒取药汁，滤去药渣，这样煎煮出来的药汁就是汤剂。汤剂是供内服的最常用的剂型。一般来说，汤剂内服后容易吸收，作用比较快。因此，一般病情比较急的，可以服用汤剂。汤剂除供内服外，有时也可用于熏洗。

二、丸剂

丸剂是圆球形的丸药，是把中药研磨成细粉，再加入适量的蜂蜜、水（冷开水）或其他赋形剂，泛制或塑制后做成的丸药。丸药体积大小不一，普通供内服的丸药大都做成绿豆或黄豆样大小，比较容易吞服；大的丸药可以嚼服。丸药放在洁净的瓶子内，在干燥的地方可以储存几个月，不容易变质，而且可以随身携带，长期服用比较方便。一般的丸药，内服后吸收比较缓慢，所以适用于慢性疾病。

三、散剂

散剂是粉末状的药粉，是把中药研磨成细粉，可以直接应用。供内服的散剂，一般用开水调服。外用的散剂，往往是加酒或水调和后应用，也有用散剂吹在咽喉或鼻内应用的。

四、煎膏剂

煎膏剂是一种稠厚状半流体剂型。中药加水，用小火煎煮，煮取浓汁，弃去药渣，浓缩使水分逐渐蒸发，再加入蜂蜜或冰糖等调味。俗语所说的"膏滋药"就是煎膏剂。煎膏剂像丸药一样，服用时比较方便，可以用开水冲服。煎膏剂适用于慢性疾病需要长久服药的情况。一般的膏滋药在寒冷的冬天可以储存一两个月，但天气变暖后很容易变质。煎膏剂又有作为外用的，如外科用的膏药及油膏等，是用麻油或蜂蜡等作为赋形剂，煎炼而成的。

五、丹剂

丹剂就是丸药或块状的药饼，也有少数特殊的丹剂是研成粉状的。丹剂有些适用于慢性疾病，有些适用于急性疾病。其有内服和外用两类。

六、花露

花露俗称"吊花露"。将芳香性的药物放在蒸馏器内，用蒸汽蒸馏，集取馏出的水分，叫作花露，如金银花露、藿香露等，一般作为饮料。

七、酒剂

酒剂俗称"药酒"。将中药浸在酒中（通常多用白酒，也有用黄酒的），经过相应时间的浸泡，有效成分溶解在酒内，滤去药渣，即成药酒，如风湿药酒、虎骨木瓜酒等，可供饮用，亦可外用。

上述不同剂型的采用，主要是根据病情决定的。至于内服中药的具体服法，也要根据病情的需要来考虑。如汤剂多数情况是温服的；因病情需要，也有把汤剂放冷后再服的。一般的汤剂在饭后两三个小时服用比较适宜。而驱虫药和泻下药则应在饭前空腹时服用，这样效果较好。服药后最好能够休息。丸药可在早上空腹服和晚上临睡时服，在下午服也可以。

第六章　抗食管癌中药的煎煮方法和服用方法

煎煮中药最好用砂锅，先将砂锅内部洗净，放入中药，再加冷水，浸 20 分钟以上，让水分浸透药物，使药物的有效成分先溶解一部分在水里，以便有效成分煎出。加水的多少要根据具体情况决定，一般是将水加至高出中药饮片两指为宜，不要太多，也不要太少。

首先，煎煮时必须注意砂锅的外面要保持干燥，如果砂锅外面潮湿，加热之后，容易爆裂；其次，在煎药时要注意一开始火力不要太大，火焰保持均匀，慢慢加热，以防冷的砂锅在遇到高热时突然爆裂。如果砂锅有一些微细的裂纹或有一些隐漏，可以用面粉少许，加水调和，敷在外面裂纹处，在火上慢慢烘干，可以防止漏水。如砂锅裂纹很大，就不能用了。煎药如无砂锅，可用锅壁较厚的不锈钢锅代替，但不宜用铁锅或铝锅。

煎煮中药的火力和时间也有讲究。一般在煎煮发汗药时，火力要大（即所谓武火），应采取快速煎煮的办法，通常在煮沸数分钟至十几分钟后即可停火，倒出过滤服用。某些不宜久煎的药物，应该在其他药物将要煎好的时候再加入（即所谓后下），以免降低药效。至于补气、补血等滋补性的药物，则应该用小火（即所谓文火）慢慢地煎煮，煎煮时间可适当久一些，使它们的有效成分能更好地溶解在药汁里。而某些有效成分不易煎出来的药物，需要先行煎煮一会儿（即所谓先煎），然后再加入其他药物。普通一剂中药，可以煎煮二次或三次，即头煎、二煎或三煎，混合后再分次服用。

第七章　抗食管癌中药的常见毒副作用

抗食管癌中药同其他中药一样有一定的毒副作用，只是发生概率较低。常见毒副作用有以下几种。

一、过敏反应

抗食管癌中药引发的不良反应中，最常见的就是过敏反应，轻者表现为皮疹、荨麻疹、红斑、皮肤黏膜水疱，严重者出现剥脱性皮炎、过敏性休克等。常见的药物有蜈蚣、僵蚕、丹参等。蜈蚣的化学成分主要有蛋白质、脂肪酸、氨基酸、酶和胆甾醇等，其中活性物质绝大部分为蛋白多肽类，少数为小分子化合物或多糖类。研究表明，蜈蚣毒性主要是由组胺样物质、溶血性蛋白质及多肽毒素等引起，可引起变态反应、溶血反应、神经毒性、肝肾毒性、过敏性休克和心肌麻痹，并可抑制呼吸中枢。临床应用蜈蚣制剂常量治疗时，部分患者可出现灼热感、头胀、头晕、面孔潮红。剂量过大可引起中毒，中毒潜伏期为30分钟到4个小时，主要表现为恶心、呕吐、腹痛、腹泻、全身无力、不省人事、心跳及脉搏缓慢、呼吸困难、体温及血压下降等。另外，抗食管癌中药内的动植物蛋白、多肽等可直接使人体致敏，从而刺激机体产生相应的抗体或致敏淋巴细胞，使机体呈敏感状态。

二、神经系统毒性

患者临床表现主要为抽搐、神志模糊、昏迷、麻木、眩晕等，严重时会导致死亡。患者中毒后会出现中枢神经兴奋表现，若药物用量较大则会导致患者出现心律失常，引发室颤。常见的药物有山豆根、附子等。山豆根的有效成分为多种生物碱和黄酮类化合物，其中所含的苦参碱（含量最高，推测是主要的毒性化学成分）、氧化苦参碱与金雀化碱有类似烟碱样作用，中毒后可致有机磷农药中毒样临床症状，即恶心、呕吐，重者可致肌肉痉挛或全身抽搐，甚至呼吸停止而死亡。附子的主要成分为乌头碱，对中枢神经系统可产生先兴奋后抑制的作用。其中毒的机制主要是：①兴奋迷走神经，表现为出汗、流涎、恶心、呕吐、腹痛、腹泻、心动过缓、血压下降、瞳孔缩小、大小便失禁及肺水肿；②对周围神经的损害，表现为口舌及全身麻木、紧束感，严重者运动失灵；③心脏损害，表现为各种心律失常。

三、肝肾系统损伤

患者临床可表现为肝功能异常、黄疸、蛋白尿、血尿、肾功能减退等。王丽哲通过实验研究发现：在药典法定剂量内，细辛、威灵仙、北豆根水煎剂对肾脏功能及组织结构无影响；而以上药物大剂量长期单用可引起肾脏功能及组织结构的改变。部分中药可引起全身性过敏反应或溶血反应，而致急性过敏性间质性肾炎及肾功能衰竭，如水蛭、蜈蚣等引起患者溶血性反应而损害肾功能，表现为大量血尿。另外，全蝎的主要活性成分为蝎毒素，可引起全身中毒反应，引起肝肾损伤。黄药子的有毒成分为薯蓣皂苷、薯蓣毒皂苷，久服可引起肝功能损害。研究表明，黄药子对肝脏的损害属于对肝细胞的直接毒性作用，是药物或其代谢产物在肝脏内达到一定浓度时干扰细胞代谢的结果。

四、消化系统损伤

患者服药后可出现恶心、呕吐、腹泻、食欲不振、便秘等表现。常见的药物有北豆根、急性子、水蛭等。其中，北豆根含山豆根碱、汉防己碱等有毒成分。临床出现的肠道反应，多为大便次数增多，一般反应为食欲减退或嗜睡，少数患者有腹胀、腹痛。严重者有全身中毒症状，如头晕、恶寒、昏迷、心跳加快、血压下降、肺水肿、呼吸抑制，甚者因呼吸衰竭而死亡。急性子中所含的化学成分主要有甾醇类化合物，长期应用急性子，少数患者出现喉干、恶心、食欲不振等，但减量或停药后可消失。水蛭如用量不当，也会产生毒性。水蛭的中毒量为 15~30g，中毒潜伏期为 1~4 小时，中毒时可出现恶心、呕吐、子宫出血，严重时可引起胃肠出血、剧烈腹痛、血尿、昏迷等。

五、呼吸系统损伤

患者可出现咳嗽、胸痛、呼吸困难、呼吸衰竭等表现。如生半夏对口腔、喉头和消化道黏膜有强烈的刺激作用，可致上述部位肿胀、疼痛，以及失音、流涎、呼吸困难，甚至窒息。

六、血液系统损伤

抗食管癌中药对血液系统的不良反应表现为白细胞减少、粒细胞缺乏、弥散性血管内凝血（DIC）、过敏性紫癜和再生障碍性贫血等，严重者可引起死亡。蜈蚣含组胺样物质、溶血性蛋白质、亮氨酸、蚁酸、脂肪油、胆固醇等。因组胺样物质、溶血性蛋白质可引起溶血反应，故服用本品易出现头昏、乏力、尿呈酱油色等溶血性贫血症状。

七、五官部位损伤

半夏因含有 β-谷甾醇、挥发油、胆碱等有毒成分，对局部有强烈的毒性，生用或过量使用易引起舌、咽、口腔麻木和肿痛、流涎、张口困难等，严重者可窒息。威灵仙含有的原白头翁素具有刺激性，可使皮肤发疱、黏膜充血。

八、循环系统损伤

治疗食管癌的黄药子、山慈菇、皂角莢等均属于皂苷类药物。其中黄药子、山慈菇具有很强的毒性，可对局部产生强烈的刺激，常引起广泛心脏出血。三七具有活血化瘀、止血定痛的作用，目前广泛应用于食管癌的治疗中。有文献报道，三七皂苷对大鼠具有心脏毒性作用，皂苷类成分是三七的主要生物活性成分，大剂量的三七总皂苷有可能导致心肌的损伤，从而影响左心室顺应性，改变心脏的收缩和舒张功能，引起大鼠左室内压和左室压力变化速率下降。因此，大剂量使用三七时应监测患者的心脏功能。常用处理方法：对使用有毒中药的患者，用药前告知可能出现的不良反应，及时发现，尽早处理。对长期服用中药的患者，就诊时应注意询问有无不良反应，定期检查血常规、肝功能、肾功能等，出现异常应停止服用药物，查明原因，立即就医。患者及医务人员不可过度追求治愈，治疗剂量应循序渐进，有毒类药物避免长时间应用，以免造成毒素蓄积。

下篇

阿魏　Awei

《新修本草》

【基原】

本品为伞形科植物新疆阿魏 *Ferula sinkiangensis* K. M. Shen 或阜康阿魏 *Ferula fu-kanensis* K. M. Shen 的树脂。

主产于新疆。

【别名】

熏渠，魏去疾，阿虞，形虞，哈昔泥，五彩魏，臭阿魏。

【性味归经及毒性】

《中国药典》：辛、苦、温。归脾、胃经。

《中药大辞典》：归肝、脾、胃经。

《全国中草药汇编》：辛，微温。

【功效】

《中国药典》：消积，化癥，散痞，杀虫。

《中药大辞典》：截疟。

【主治】

《中国药典》：用于肉食积滞，瘀血癥瘕，腹中痞块，虫积腹痛。

《中药大辞典》：主治癥瘕痞块，食积，小儿疳积，疟疾，痢疾。

《中华本草》：主治胸腹胀满，冷痛。

【用量】

《中药大辞典》：内服入丸散 1～1.5g。

《中华本草》：外用适量。

《中医大辞典》：内服入丸散 0.9～1.5g。

【应用方法】

《中药大辞典》：内服入丸散。外用熬膏或研末入膏药内敷贴。

《中医大辞典》：内服或制成药膏外敷（治疟疾敷于合谷穴）。不入汤剂。

【警戒与禁忌】

《中国药典》：孕妇禁用。

《中药大辞典》：脾胃虚弱禁服。

《本草经疏》：凡脾胃虚弱之人，虽有痞块坚积，不可轻用。

《本草新编》：宜于外治而不宜于内治也。

《医林纂要》：多服耗气，昏目。

【古籍论述】

《本草纲目》：痞块有积以阿魏五钱，五灵脂（炒烟尽）五钱，为末，以黄雄狗胆汁和，丸黍米大，空心唾津送下三十丸，忌羊肉、醋、面（《扶寿精方》）。五噎膈气：方同上（《圣济总录》）。

《本草述钩元》：阿魏，痞块有积。阿魏五钱，五灵脂（炒烟尽）五钱，为末，以黄雄狗胆汁和丸，黍米大，空心，唾津送下三十丸，忌羊肉、醋、面，此方治五噎膈气同。

《得配本草》：阿魏配五灵脂、狗胆汁，治噎膈痞积。

《本草撮要》：阿魏味辛，入足太阴厥阴经，得灵脂、黄狗胆治噎膈痞积。

【现代药理研究】

现代研究表明，阿魏主要含有挥发油、树脂、树胶和多糖等成分，对食管癌、胃癌和肝癌等均有抑制作用，表现在对肿瘤细胞的直接作用以及与其他抗肿瘤药的协同增效作用等方面。有研究发现，新疆阿魏乙酸乙酯部位、正丁醇部位对人结肠癌细胞 HCT116、人结肠腺癌细胞 Caco-2、人肝癌细胞 HepG2、小鼠肾癌细胞 MFC 均有不同程度的增殖抑制和促凋亡作用。尚有研究表明，阿魏酸可以通过改善黄独素 B 诱导的氧化应激损伤从而抑制肝毒性，同时还可以协同增加黄独素 B 的抗肿瘤活性。此外，还有研究表明，阿魏酸锗对小鼠移植瘤 U14 有抑制作用，且毒性较小。

阿魏还具有抗炎、抗氧化、抗过敏、抗凝血、抑菌杀虫等多种药理作用，临床上常用来治疗心血管疾病、消化性胃溃疡、解热镇痛等。

【毒理】

在毒理学方面，阿魏可致呼吸系统、神经系统中毒症状。有研究发现，阿勒泰多伞阿魏挥发油 LD_{50} 为 10.240g/kg，五彩阿魏挥发油 LD_{50} 为 0.49161g/kg，实验动物出现呼吸系统、神经系统中毒症状，相比之下，阿勒泰多伞阿魏挥发油急性毒性较小，中毒症状较轻。

【临床应用】

临床研究发现含阿魏的回生口服液（人参、益母草、红花、三棱、大黄、香附、当归、川芎、水蛭、丁香、鳖甲、阿魏、乳香、五灵脂），具有益气补血、健脾补肾、化癥消痞之功效，方中阿魏具有消积散痞杀虫的作用。夏金等用回生口服液联合化疗治疗晚期食管癌的研究发现，合并回生口服液可增强患者机体免疫功能，抑制肿瘤增殖及转移，提高化疗疗效，改善患者生活质量。王中苏等令患者在放化疗的同时口服回生口服液，结果发现回生口服液不但能改善患者的免疫功能，还对放化疗有增效的作用。

白豆蔻　Baidoukou
《本草拾遗》

【基原】

本品为姜科植物白豆蔻 *Amomum kravanh* Pierre ex Gagnep. 或爪哇白豆蔻 *Amomun compactum* Soland ex Maton 的干燥成熟果实。

按产地不同分为"原豆蔻"和"印尼豆蔻"。原豆蔻主产于泰国、柬埔寨；印尼豆蔻主产于印度尼西亚爪哇岛，中国云南、广东、广西亦有栽培。

【别名】

多骨，壳蔻，白蔻，圆豆蔻，扣米，豆蔻，紫蔻，十开蔻，原豆蔻。

【性味归经及毒性】

《中药大辞典》：辛、温。归肺、脾、胃经。

【功效】

《中药大辞典》：化湿行气，温中止呕，开胃消食。

《中医大辞典》：暖胃，消滞，解酒。

【主治】

《中药大辞典》：主治湿阻气滞，脾胃不和，脘腹胀满，不思饮食，湿温初起，胸闷不饥，胃寒呕吐，食积不消。

《中医大辞典》：治胸闷腹胀，脘腹冷痛，宿食不消，噫气，呃逆，呕吐，反胃。

【用量】

《中华本草》：内服煎汤 3 ~ 6g。

《中医大辞典》：煎服 1.5 ~ 6g。

【应用方法】

《中药大辞典》：内服煎汤，后下；或入丸、散。

【警戒与禁忌】

《中药大辞典》：阴虚血燥者禁服。

《本草经疏》：凡火升作呕，因热腹痛，法咸忌之。

《本草汇言》：凡喘嗽呕吐，不因于寒而因于火者；疟疾不因于瘴邪，而因于阴阳两虚者；目中赤脉白翳，不因于暴病寒风，而因于久眼血虚血热者，皆不可犯。

《本草备要》：肺胃火盛及气虚者禁用。

《药性集要》：津枯忌。

【古籍论述】

《本草纲目》：仁，治噎膈，除疟疾寒热，解酒毒。

《本草通玄》：散肺中滞气，祛胃中停积，退目中云翳，通噎膈，除疟疾，解酒毒，止吐逆。

《本草易读》：治噎膈而除寒疟，疗反胃而收脱气。退白睛之翳膜，除红筋于目眦。

《本草正》：治噎膈，除疟疾，解酒毒，祛秽恶，能退翳膜，亦消痰气。

《要药分剂》：治噎膈。除疟疾寒热。解酒毒。

《玉楸药解》：降肺胃之冲逆，善止呕吐，开胸膈之郁满，能下饮食，噎膈可效，痎疟亦良，去睛上翳障，消腹中胀疼。

《中国药物学大纲》：治噎膈。除疟疾寒热。解酒毒。

《医学摘粹》：噎膈可效，痎疟亦良。

《景岳全书》：散胸中冷滞，温胃口止疼，除呕逆翻胃，消宿食膨胀，治噎膈，除疟疾，解酒毒，祛秽恶，能退翳膜，亦消痰气。

《罗氏会约医镜》：治翻胃、宿食，膨胀、噎膈，胃寒气滞。祛疟疾，去白睛翳膜，解酒毒，胃口冷痛。

【现代药理研究】

现代研究表明，白豆蔻主要含挥发油成分。本品能促进胃液分泌，增强胃肠蠕动，抑制肠内异常发酵，祛除胃肠积气，故有良好的芳香健胃作用，并能止呕。尚有研究表明白豆蔻还有保护肾脏、抑菌抗炎、改善哮喘等作用。白豆蔻精油对亚硝酸钠具有一定的清除作用，且能起到等同或优于维生素 C 和 BHT 抗氧化剂清除亚硝酸钠的效果。此外还有研究表明桉油精对补骨脂素的体外抗肿瘤活性具有协同作用。

【毒理】

本品挥发油中所含的 α-萜品醇具有一定毒性，如 α-萜品醇在幼虫体内积累可显著影响幼虫体内超氧化物歧化酶、过氧化物酶和过氧化氢酶活性，降低虫体内自由基的清除能力，从而对其产生毒害作用。α-萜品醇对黄粉虫有较高的生物活性，能有效干扰其体内酶系统，扰乱其正常生理代谢，表现出较高的毒杀效果。

【临床应用】

白豆蔻具有化湿行气、温中止呕、开胃消食的功效，常用于痰湿为重或痰浊结聚的食管癌治疗。

含白豆蔻的中药复方在食管癌的临床治疗中有所应用。张鹳一认为食管癌在发生发展过程中常出现虚实相间、错综复杂的病理变化，据此自制通润利膈汤［白豆蔻 10g，太子参 30g，灵芝 30g（先煎），茯苓 20g，当归 30g，川贝母 15g，厚朴 12g，枳实 12g，藿香 10g，代赭石 30g（先煎），旋覆花 30g（布包），蜈蚣 2 条］治疗食管癌。全方立法中正，药性平和，补消结合，通润兼施，屡获显效。

白螺粉　Bailuofen

《滇南本草》

【基原】

本品为田螺科动物方形环棱螺 *Bellamya quadrata*（Benson）或其同属动物的陈旧螺壳。于破败的墙壁内及螺壳堆积处，收集年久色白者，洗净晒干。

【别名】

白螺壳，鬼眼睛。

【性味归经及毒性】

《中华本草》：甘、淡、平。归肺、心、胃经。

【功效】

《中华本草》：化痰，和胃，敛疮。

《中药大辞典》：化痰，散结，止痛，敛疮。

【古籍论述】

《滇南本草》：消痞积，治五积六聚，肚腹寒冷久痛，噎膈，饮食不下。烧酒为引，冲服。

【现代药理研究】

研究表明，白螺粉主要含碳酸钙。本品可用于中和胃酸，在消化道溃疡面形成保护膜，治疗溃疡。

百草霜　Baicaoshuang
《本草图经》

【基原】

本品来源为杂草经燃烧后附于锅底或烟筒中所存的烟墨。

【别名】

灶突墨，灶突中尘，灶额上墨，灶烟煤，灶煤，月下灰，釜下墨，釜脐墨，釜月中墨，铛墨，锅底黑，铛底煤，灶额墨，釜煤，釜焰，锅底灰，锅烟子。

【性味归经及毒性】

《中药大辞典》：苦、辛、温。归肝、肺、脾、胃经。

《中医大辞典》：辛、温。入肺、胃、大肠经。

【功效】

《中药大辞典》：止血，消积，解毒散火。

《中医大辞典》：止泻。

【主治】

《中药大辞典》：主治吐血，衄血，便血，血崩，带下，食积，痢疾，黄疸，咽喉肿痛，口舌生疮，臁疮，白秃头疮，外伤出血。

《中医大辞典》：泻痢、咽喉口舌诸疮。

【用量】

《中药大辞典》：内服煎汤，3~9g；或入丸、散，1~3g。

《中医大辞典》：内服煎汤，0.9~4.5g。

【应用方法】

《中药大辞典》：内服煎汤，或入丸、散。外用研末撒，或调敷。

《中医大辞典》：内服煎汤，包煎，或冲服。

【警戒与禁忌】

《中药大辞典》：阴虚内热者慎服。

《开宝本草》：铛墨，金疮在面，慎勿涂之，黑人肉为印。

《本草经疏》：虽能止血，无益肠胃，救标则可，治本则非，故不宜多服。

《本草汇言》：阴虚火燥，咳嗽肺损者，勿用。

《本草骈比》：无瘀滞者忌用。

【古籍论述】

《本草纲目》：【附方】新二十。咽中结块，不通水食，危困欲死：百草霜，蜜和丸芡子大。每新汲水化一丸灌下。甚者不过二丸，名百灵丸。（《普济方》）

《要药分剂》：【主治】止上下诸血，妇人崩中带下，胎前产后诸病，伤寒阳毒发狂，黄疸，疟痢，噎膈，咽喉口舌一切诸疮。（汪机）

《本草详节》：主消化积滞，止上下诸血，崩中带下，伤寒阳毒发狂，黄疸，噎膈，疟痢，及咽喉口舌一切诸疮。

【现代药理研究】

百草霜主要含硅酸、三氧化铁、三氧化铝、氧化镁、氧化钙、钾、钠等多种微量元素。本品对金黄色葡萄球菌、大肠杆菌、乳酸杆菌等有抑制作用。此外，研究表明百草霜可治疗急性扁桃体炎、肠炎泄泻，具有解毒作用等。

【临床应用】

百草霜为杂草经燃烧后附于锅底或烟筒中所存的烟墨，可止血消积、解毒散火。百草霜在食管癌临床治疗中的应用较少，《浙江中医学院学报》曾刊登治食管癌方（三棱、夏枯草、凤尾草、百草霜、青苔末各9g，地稔根15g，草河车6g）。水煎服，每日1剂，30天为1个疗程，可服2~3个疗程。

半夏 Banxia

《神农本草经》

【基原】

本品为天南星科植物半夏 *Pinellia ternata*（Thunb.）Breit. 的干燥块茎。

【别名】

地文，水玉，守田，示姑，羊眼半夏，和姑，蝎子草，地珠半夏，麻芋果，三步跳，泛石子，地鹧鸪，地茨菇，老黄嘴，老和尚头，野芋头，老鸹头，捉嘴豆子，地巴豆，无心菜根，天落星，老鸹眼，麻芋子，地雷公，老瓜蒜，狗芋头，珠半夏，裂刀菜。

【性味归经及毒性】

《中国药典》：辛、温，有毒。归脾、胃、肺经。

【功效】

《中国药典》：燥湿化痰，降逆止呕，消痞散结。

《全国中草药汇编》：生用消疖肿。

【主治】

《中国药典》：用于湿痰寒痰，咳喘痰多，痰饮眩悸，风痰眩晕，痰厥头痛，呕吐反胃，胸脘痞闷，梅核气；外治痈肿痰核。

《中药大辞典》：主治胸脘痞满，夜卧不安，瘿瘤，痈疽肿毒。

《中医大辞典》：①治眩晕不眠，恶心呕吐，腹胀。②治痈肿未溃，鸡眼，子宫颈糜烂，外伤出血，乳腺炎，急、慢性化脓性中耳炎，蛇咬伤。

《中药学》：胃气上逆。

《全国中草药汇编》：适用于胸闷胀满；生用、外用适用于疖肿。

【用量】

《中国药典》：内用炮制后 3~9g，外用适量。

《中医大辞典》：煎服 4.5~9g。

【应用方法】

《中国药典》：内服炮制后使用，外用磨汁涂。

《中药大辞典》：内服煎汤或入丸散。外用：生品研末，水调敷，或用酒、醋调敷。

《中医大辞典》：外用治痈肿未溃、鸡眼，研末调敷；子宫颈糜烂、外伤出血，研末撒患部；乳腺炎早期，和葱白同捣，塞鼻，每日两次，每次半小时；急、慢性化脓性中耳炎，研末，白酒浸24小时，取上清液滴耳；蛇咬伤，鲜品捣敷。

《全国中草药汇编》：内服用时捣碎。

【警戒与禁忌】

《中国药典》：不宜与川乌、制川乌、草乌、制草乌、附子同用；生品内服宜慎。

《中药大辞典》：阴虚燥咳、津伤口渴、血证及燥痰者禁服，孕妇慎服。半夏使用不当可引起中毒，表现为口舌咽喉痒痛麻木，声音嘶哑，言语不清，流涎，味觉消失，恶心呕吐，胸闷，腹痛腹泻，严重者可出现喉头痉挛，呼吸困难，四肢麻痹，血压下降，肝肾功能损害等，最后可因呼吸中枢麻痹而死亡。

《本草经集注》：恶皂荚，畏雄黄、生姜、干姜、秦皮、龟甲，反乌头。

《药性论》：忌羊血、海藻、饴糖。

《珍珠囊》：与乌羊血、鳖甲、皂荚、雄黄相反。

《医学启源》：渴则忌之。

《本草品汇精要》：妊娠不可服。

《本草经疏》：古人立三禁，谓血家、渴家、汗家也。故凡一切吐血、衄血、咯血、齿衄、舌上出血、金创、产后失血过多、尿血、便血，肾水真阴不足发渴、中暑发渴，阳虚自汗、阴虚盗汗、内热烦躁出汗诸证，皆所当禁者也。

《本草求真》：肺部咳嗽，痨瘵吐痰，阴虚血少，痰因火动，孕妇并禁用。

《药义明辨》：凡病有干于阴气之不足者，皆宜慎之，岂独为血家、渴家、汗家之禁药已哉。

《药性集要便览》：生半夏有毒，误服失音不语，多饮生姜汁即响矣。

《四圣心源》：茯苓三钱，泽泻三钱，甘草两钱，桂枝三钱，半夏三钱，干姜三钱，生姜三钱，芍药三钱。水煎大半钟，温服。可治噎膈。

【现代药理研究】

半夏主要含半夏蛋白、半夏醇、生物碱、脂肪酸和氨基酸、半夏多糖等成分。

本品对食管癌、胃癌、肝癌等多种癌症均有抑制作用，主要抗癌机制包括生半夏可抑制人胃癌 BGC823 细胞的增殖，抑制人胃癌 BGC823 细胞侵袭力，可能与其降低 HIF-1α 蛋白表达有关。姜半夏乙醇提取物可抑制人胃癌 SGC7901 细胞的增殖，促进其凋亡，抑制细胞 ATP 酶活性。半夏醇提物、半夏蛋白对肝癌 HepG2 细胞有抑制作用，可周期调控相关蛋白 cyc-lin D1、c-myc 和 β-catenin 的表达，并使 HepG2 细胞周期阻滞于 G_0/G_1 期。

其他药理作用包括止咳、抗炎、镇静等。

【毒理】

生半夏对口腔、喉头和消化道黏膜有强烈的刺激性，可导致失音、呕吐、水泻等不良反应，严重的喉头水肿可致呼吸困难，甚至窒息。但这种刺激作用可能通过煎煮而去除。实验证明，半夏对动物遗传物质具有损害作用，故用于妊娠呕吐应持慎重态度。久用半夏制剂口服或肌注，少数病例会出现肝功能异常和血尿。

半夏中毒后一般会出现声音嘶哑或失音、口舌麻木、咽喉干燥、呕吐、腹泻等症状，严重者可引起呼吸麻痹、心律失常、心衰，甚至死亡。半夏药材中所含有的草酸钙针晶具有强烈的刺激性，所产生的刺激性炎症反应是其毒性反应的具体表现；半夏蛋白类物质是其生殖毒性和细胞毒性的主要物质。半夏中含有的生物碱、甾醇类和辛辣醇等对中枢及周围神经有抑制作用，半夏中的 2,5-二羟基苯乙酸及葡萄糖苷对黏膜有强烈刺激作用。

小鼠灌胃给生半夏混悬液的 LD_{50} 为 42.7g/kg，小鼠腹腔注射半夏浸膏的 LD_{50} 为生药 0.325g/kg。生半夏经漂、姜浸、蒸、矾浸及煎煮后毒性降低。怀孕 7 天的小鼠皮下注射半夏蛋白 250μg 可引起流产，小鼠致畸敏感期（孕 6 ~ 15 天）灌胃给生半夏（9g/kg）对妊娠母鼠和胚胎均有非常显著的毒性。孕大鼠灌胃高剂量半夏提取物（2g/kg），结果导致输尿管水肿、胎位不正、骨骼畸形等变化。

【临床应用】

半夏是治疗食管癌常用且重要的药物。半夏具有燥湿化痰、降逆止呕、消痞散结之作用（《中药大辞典》），可以减轻或消除食管癌患者咽食不顺、呕吐痰涎等症状。古今众多医家对半夏及含半夏复方治疗食管癌进行了深入研究，发现其在单药治疗以及与手术、放化疗协同增效等方面疗效明显而可靠，值得临床参考应用。

一、单药半夏治疗食管癌临床应用

（一）生半夏治疗食管癌

赵付芝等用生半夏、生胆南星为主治疗失去手术及放化疗机会的晚期食管癌患者取得显著疗效。生半夏、生胆南星均先煎 2 小时，再混入他药，以减轻或消除毒性。生半夏善于燥湿化痰浊，兼有和胃降逆、消痞散结之功，与生胆南星共用消除痰涎效果最佳，同时，两者的水提物有抑制食管癌细胞生长的作用。

（二）鲜半夏治疗食管癌梗阻

黎同山等用鲜半夏制丸治疗食管癌。鲜半夏系天南星科植物半夏块茎。取鲜品剥去外皮，捣成糊状制丸，每次用 2g，置于舌根部咽下，日服 3 ~ 4 次。若能使梗阻缓解，可继续用药，但一般不超过 30 天。

二、以半夏为主的复方治疗食管癌的临床应用

（一）减轻食管癌主要症状

吴茂林等研究发现，以半夏为主的复方对减轻咽食哽噎不顺、胸背疼痛、纳差食少、呕吐痰涎方面疗效突出。此方主要运用了半夏祛痰、镇痉、散结、软坚、消肿之功效。现代药理研究发现半夏具有抗炎、止呕、镇痛、抗溃疡、抗癌的作用，对于癌细胞有针对性的抑制作用，能明显缩小肿瘤。半夏泻心汤加味能提高晚期食管癌患者的生存质量和生存期，减轻进食哽噎感。

（二）提高放疗效果

许利纯等在放疗基础上加服中药半夏沙参代赭石汤治疗中上段食管鳞癌，疗效明显优于单纯采用放疗。中药配合放疗治疗食管癌，对患者不仅有抗癌的作用，而且对维护患者生存质量以及延长生存期很有帮助。方药组成：姜半夏 12g，北沙参15g，代赭石 30g，旋覆花 12g，麦冬 15g，石斛 15g，竹茹 12g，川厚朴 9g，广木香9g，瓜蒌 12g，丹参 10g，川贝 10g，茯苓 15g，当归 10g，急性子 15g。水煎 200mL，每日 1 剂，分两次服。方中麦冬、石斛、北沙参益胃养阴；姜半夏、竹茹、代赭石、旋覆花降逆止呕；川贝、茯苓、瓜蒌化痰；川厚朴、广木香、丹参、当归行气化痰散瘀；急性子抗癌解毒。全方共奏益胃养阴、化痰祛瘀、降逆止呕之功效。

三、含半夏之复方治疗食管癌的临床应用

（一）联合放化疗的临床应用

李俊荣等用加味三生散外敷联合化疗治疗食管癌颈部淋巴结转移效果明显优于单纯化疗。三生散组成：生半夏、生草乌、生川乌、生胆南星。此方不仅发挥了生半夏散结消肿的作用，还利用了其抗肿瘤作用。

李志刚等用含半夏之"培正散结通膈汤"与化疗联合应用治疗食管鳞癌。结果表明，半夏联合其他药物有协同治疗作用，可以提高疗效，降低化疗不良反应，提高患者的生活质量。

陈涛等应用含半夏之化痰破瘀方（陈皮15g，制半夏9g，制胆南星9g，莪术9g，白花蛇舌草18g，半枝莲12g，山慈菇30g，茯苓15g，海藻30g，五灵脂12g，郁金9g）联合化疗治疗晚期食管癌，其综合疗效明显优于单纯化疗，表现在增强化疗作用、降低化疗毒副作用、预防化疗导致的免疫功能低下等方面。成无己曰："辛者散也，半夏之辛以散逆气，以除烦呕，辛入肺而散气，辛以散结气，辛以发声音。"半夏块茎含挥发油等多种成分，生半夏和制半夏煎剂均有镇咳祛痰、镇吐作用。半夏新鲜鳞茎中分离的外源性凝集素（PTA，低分子蛋白）可凝集人肝癌细胞、艾氏腹水癌和腹水型肝癌细胞；半夏多糖组分也有抗肿瘤作用。

张晓丽等用半夏泻心汤联合化疗治疗老年食管癌，药用党参、黄芪各20g，制半夏10g，干姜、黄连各6g，黄芩10g。取得了CR（完全缓解）10例（10/25）的效果。

董明娥等以含半夏之健脾散结汤（山豆根10g，半夏、冬凌草、茯苓、鸡内金各15g，郁金、莪术、生黄芪、半枝莲各30g）配合介入疗法治疗中晚期食管鳞癌。结果显示此种疗法可以使中药与化疗协同增效，提高患者的生存质量。

赵国华等用半夏泻心汤配合化疗治疗食管癌，结果显示该方法可以明显降低患者恶心、呕吐、痞满等症状。半夏在此发挥了辛开苦降之性，作用为降逆止呕、和胃消痞。

（二）纯中药治疗食管癌的临床应用

詹行闻等用人参半夏汤联合六神丸方案治疗Ⅲ～Ⅳ期食管癌，发现该方案较单

药替吉奥方案可较好改善Ⅲ、Ⅳ期食管癌患者临床症状，提高生活质量，稳定并增加体重，是治疗中晚期食管癌的有效方案之一。半夏在此方案中主要起到燥湿化痰、降逆止呕、消痞散结的作用。

柳建华等针对不适合手术与放化疗的晚期食管癌患者，自拟扶正消癌汤（党参15g，当归12g，生地黄15g，石斛15g，天花粉15g，三七10g，威灵仙15g，僵蚕15g，半夏12g，茯苓20g，柴胡10g，白术10g，甘草10g）以养血滋阴、化痰散结，提高患者免疫力，总有效率达88%。

陈中岩等用经验方莲蛇十味饮（半夏15g，旋覆花15g，代赭石20g，半枝莲30g，白花蛇舌草30g，山慈菇12g，海藻12g，昆布12g，郁金12g，丹参15g）治疗食管癌，对疼痛和梗阻症状疗效尤佳。

黄志华等用含半夏之通幽汤加味治疗晚期食管癌（生地黄、熟地黄、当归、制半夏、白花蛇舌草、七叶一枝花各30g，桃仁、厚朴、枳实各15g，红花、炙甘草、升麻、大黄各10g，生姜汁、韭菜汁各6g）。水煎取汁并浓缩至300mL，冲入姜、韭汁，每日1剂，分6~8次频服。本方重用半夏，大批养阴药与破血通降药相伍是获效之关键，三者缺一不可。

王天虎用含半夏之加味通幽汤治疗晚期食管癌，加味通幽汤组成：生地黄30g，熟地黄30g，桃仁12g，红花12g，当归30g，甘草10g，升麻10g，法半夏30g，厚朴20g，制附片30g，麦冬15g，吴茱萸10g，竹茹15g，白花蛇舌草50g。结果显示好转率为48.84%。晚期食管癌患者中，多有形体进行性消瘦，甚者骨瘦如柴，肌肤枯燥，面色晦暗，舌质紫暗或青紫，脉象细涩或细弱等表现。由于患者本已吞咽不利或兼呕恶，服药时注意勿一次性服完，以少量频服药汁为佳。

（三）纯中药治疗食管梗阻等并发症的临床应用

吞咽梗阻是食管癌的主要症状，其病机为本虚标实。本虚是指阴津损伤以致干涸，标实为痰、气、火、瘀阻塞食管。在发病初期，多数患者舌偏红、苔偏黄腻，提示中焦湿热蕴结壅滞，故用半夏泻心汤。方中主要用半夏降逆止呕，配干姜增强辛开散结除痞之力；黄连、黄芩清热燥湿除痞，干姜助半夏之辛，黄芩协黄连之苦，痞硬自散。

王庆才等重用生半夏、生胆南星组成复方治疗食管癌梗阻取得满意疗效，具体药物为：生半夏、生胆南星各30g，瓜蒌20g，黄药子、旋覆花各10g，代赭石、石打穿、急性子各30g，蜈蚣30g。食管癌以吞咽困难、泛吐痰涎为主症，"痰"为主要病理特征，故拟定半夏南星汤，重用生胆南星、生半夏燥湿化痰、散结开道为主药，再结合其他药物共同取得疗效。

孙建红等用半夏泻心汤治疗食管癌术后反流，组方：姜半夏12g，川黄连9g，党参18g，黄芩15g，干姜、甘草各6g，大枣7枚，浙贝母、海螵蛸、藤梨根、山豆根各15g，半枝莲、白花蛇舌草、蒲公英各30g，吴茱萸3g。结果显示中药组明显优于西药组，而且未见到明显毒副作用。结论：中药能够明显改善临床症状和胃镜下食管黏膜炎症。

荸荠　Biqi

《日用本草》

【基原】

莎草科荸荠属植物荸荠 *Eleocharis dulcis*（Burm. f.）Trin. ex Hensch.，以球茎及地上部分入药。

我国主要分布于台湾、江苏、广东、海南等地。

【别名】

芍，凫茈，葧菇，水芋，乌芋，乌茨，（蒠）茨，葧脐，黑山棱，地栗，铁葧脐，马蹄，红慈姑，马薯，凫茨，黑三棱，地梨，芶荠，通天草。

【性味归经及毒性】

《中药大辞典》：甘、寒。归肺、胃经。

《中医大辞典》：入肺、胃、肝经。

《全国中草药汇编》：甘，平。

【功效】

《中华本草》：清热生津，化痰，消积。

《中医大辞典》：清热凉血，除翳。

《全国中草药汇编》：清热止渴，利湿化痰，降血压。

【主治】

《中药大辞典》：治温病消渴，黄疸，热淋，痞积，目赤，咽喉肿痛，赘疣。

《中华本草》：主治温病口渴，痰热咳嗽，痢疾，食积。

《中医大辞典》：治热病烦渴，矽肺，咽喉肿痛，口腔炎，瘰疬。治膈气，血痢，便血，血崩，高血压病。治目赤热痛及障翳。

《全国中草药汇编》：适用于热病伤津烦渴，麻疹，肺热咳嗽，湿热黄疸，小便不利，痔疮出血。

【用量】

《中药大辞典》：内服煎汤2～4两。

《中华本草》：内服煎汤60～120g，外用适量。

《全国中草药汇编》：2～4个。

【应用方法】

《中药大辞典》：内服煎汤；捣汁、浸酒或煅存性研末。外用煅存性研末撒，或澄粉点目，或生用涂擦。

《中华本草》：内服，或嚼食，或澄粉。

《中医大辞典》：取汁滴目或澄粉配眼药点目。

【警戒与禁忌】

《中药大辞典》：虚寒及血虚者慎服。

《食疗本草》：有冷气，不可食，令人腹胀气满。

《医学入门》：得生姜良。

《本经逢原》：虚劳咳嗽切禁。以其峻削肺气，兼耗营血，故孕妇血渴忌之。

《随息居饮食谱》：中气虚寒者忌之。

《中药学》：孕妇及月经过多者禁用。

【古籍论述】

《本草备要》：益气安中，开胃消食（饭后宜食之），除胸中实热。治五种噎膈（五膈，即忧膈、恚膈、气膈、热膈、寒膈。噎亦五种，即气噎、食噎、劳噎、忧噎、思噎），消渴黄疸，血证蛊毒（末服辟蛊）。能毁铜。

《本草从新》：甘寒而滑。消食攻积，除胸中实热，治五种噎膈（五噎，即气噎、食噎、劳噎、忧噎、思噎。膈亦有五，即忧膈、恚膈、气膈、热膈、寒膈），消渴黄疸，血证蛊毒（末服辟蛊）。能毁铜。

《本草撮要》：味甘寒滑。入足太阴阳明经。功专消食攻积。除胸中实热，治五种噎膈消渴，黄疸血症虫毒。能毁铜。

《玉楸药解》：荸荠甘寒清利，治热烦消渴，化宿谷坚癥，疗噎膈黄疸，解金石蛊毒，医吞铜便血，止下利崩中。攻坚破聚，是其所长，但寒胃气，脾弱者食之，则脐下结痛。

《罗氏会约医镜》：治黄疸，疗下血，解噎膈，能毁铜。或单食，或同胡桃食，使铜即化，可见为消坚之物，故能开噎膈，消宿食也。然寒凉克削，孕妇忌之。

《寿世传真》：荸荠益气安中，开胃消食；除胸中实热，止五种噎膈。能消坚削积，和铜钱嚼之，则钱碎。

《寿世编》：荸荠益气安中，开胃消食，除胸中结实，治五种噎膈。

【现代药理研究】

荸荠主要含有荸荠素、淀粉、蛋白质、脂肪等多种成分。本品有一定的抑菌作用，其提取物对 G^+（革兰阳性）菌有较强的抗菌作用，对酵母菌、霉菌也有一定的抑制作用。本品还有一定的抗氧化、清除自由基等作用。

荜澄茄　Bichengqie

《雷公炮炙论》

【基原】

本品为樟科植物山鸡椒 *Litsea cubeba*（Lour.）Pers. 的干燥成熟果实。

【别名】

澄茄，毗陵茄子，毕茄，山苍子，山香椒，山香根，山胡椒。

【性味归经及毒性】

《中国药典》：辛、温。归脾、胃、肾、膀胱经。

《中医大辞典》：入脾、胃、肾经。

《全国中草药汇编》：辛、微苦、温。

【功效】

《中国药典》：温中散寒，行气止痛。

《中药大辞典》：暖肾。

【主治】

《中国药典》：用于胃寒呕逆，寒疝腹痛，寒湿郁滞。

《中药大辞典》：主治脘腹胀满冷痛，肠鸣泄泻，寒湿小便淋沥浑浊。

《中医大辞典》：治积滞气胀，呕吐，呃逆，泄泻痢疾。

《全国中药汇编》：根，治疗风湿骨痛，四肢麻木。适用于腰腿痛，跌打损伤，感冒头痛，胃痛。叶，外用治痈疖肿痛，乳腺炎，虫蛇咬伤，预防蚊虫叮咬。种子，治疗感冒头痛、消化不良、胃痛。

【用量】

《中药大辞典》：内服煎汤，1～5g。

《中医大辞典》：煎服，1.5～3g。

《中药学》：生用，煎服，1～3g。

《全国中草药汇编》：根60g，叶外用适量。

【应用方法】

《中药大辞典》：内服煎汤，或入丸、散。外用研末擦牙或搐鼻。

《全国中草药汇编》：果实和根煎服。叶外用，鲜叶捣碎敷患处。

【警戒与禁忌】

《中药大辞典》：阴虚火旺及实热火盛者禁服。

《本经逢原》：阴虚血分有热，发热咳嗽禁用。

《得配本草》：得豆蔻仁，治噎食；配荆芥、薄荷，治鼻塞；佐良姜，治寒呃。

《本草撮要》：得荜茇为末擦牙，治齿浮热痛。多食损肺发疮。

《全国中草药汇编》：有临床报道，在一定用量内，荜澄茄的果实和根水煎服用和外洗均未见毒副作用。个别患者由于不适应果实辛香气味，服后稍有恶心感，但仍能坚持服用。

【古籍论述】

《玉楸药解》：澄茄温燥之性，甚宜脾胃寒湿，下气降浊，进食消谷，治霍乱吐泄，反胃噎膈之病。

【现代药理研究】

荜澄茄主要含有挥发油、生物碱、甾醇及其苷类成分。本品对食管癌、胃癌和肝癌等均有抑制作用。本品有广泛的抗肿瘤作用，另有研究表明荜澄茄叶子挥发油和果实挥发油对人类的肺、肝、口腔癌细胞均有对抗作用。此外其挥发油中柠檬醛有体外抗真菌作用、抗白色假丝酵母机制、抗黄曲霉机制、抗黄曲霉素和抗念珠菌等。本品还具有抗过敏、平喘、祛痰、抗血小板聚集、抗心肌梗死等作用。

草豆蔻　Caodoukou

《雷公炮炙论》

【基原】

本品为姜科植物草豆蔻 *Alpinia katsumadai* Hayata 的干燥近成熟种子。

主产于云南、广西。

【别名】

豆蔻，漏蔻，草果，草蔻，大草蔻，偶子，草蔻仁，飞雷子，弯子。

【性味归经及毒性】

《中国药典》：辛、温。归脾、胃经。

【功效】

《中国药典》：燥湿行气，温中止呕。

《中药大辞典》：温中燥湿，行气健脾。

《中医大辞典》：开郁破滞。

【主治】

《中国药典》：用于寒湿内阻，脘腹胀满冷痛，嗳气呕逆，不思饮食。

《中药大辞典》：主治寒湿阻滞脾胃之脘腹冷痛，痞满作胀，呕吐，泄泻，食谷不化，痰饮，脚气，瘴疟。

《中医大辞典》：治食欲不振，噎膈反胃，痰饮积聚，寒疟，瘴疟寒多热少证，口臭湿热秽浊之。

《中药学》：适用于脾胃气滞，寒湿内盛，清浊不分而腹痛泻痢者。

【用量】

《中药大辞典》：内服煎汤 3～6g。

【应用方法】

《中药大辞典》：内服煎汤，宜后下，或入丸、散。

《中药学》：生用，用时捣碎。

【警戒与禁忌】

《中药大辞典》：阴虚血少，津液不足者禁服，无寒湿者慎服。

《本草纲目》：过多亦能助脾热，伤肺损目。

《本草经疏》：凡疟不由于瘴气；心痛、胃脘痛由于火而不由于寒；湿热瘀滞，暑气外侵而成滞下赤白，里急后重，及泄泻暴注口渴，湿热侵脾，因作胀满，或小水不利，咸属暑气湿热，皆不当用。

《本草备要》：忌铁。

《本经逢原》：阴虚血燥者忌之。

《得宜本草》：得熟附子，治寒疟；得乌梅，治久疟不止。

《中药学》：阴虚血燥者慎用。

【古籍论述】

《本草纲目》：仁，治瘴疠寒疟，伤暑吐下泄痢，噎膈反胃，痞满吐酸，痰饮积聚，妇人恶阻带下，除寒燥湿，开郁破气，杀鱼肉毒。制丹砂。

《本草征要》：散寒止心腹之痛，下气驱逆满之疴，开胃而理霍乱吐泻，攻坚而破噎膈癥瘕。

《本草正》：能破滞气、开痰饮、积聚、噎膈、杀鱼肉毒、开郁、燥湿、辟除口臭及妇人恶阻气逆、带浊。

《要药分剂》：主噎膈、反胃、痞满吐酸、痰饮积聚、女人恶阻带下、杀鱼肉毒。

《本草备要》：一名草果，治瘴疠寒疟，寒客胃痛，霍乱泻痢，噎膈反胃，痞满吐酸，痰饮积聚。

《本草从新》：治寒客胃痛，霍乱泻痢，噎膈反胃。痞满吐酸。

《本草述钩元》：治一切冷气心腹痛，去客寒心与胃痛，健脾消食，止霍乱呕吐。治瘴疠寒疟泄痢，噎膈痞满，痰饮积聚。

《玉楸药解》：草豆蔻，反胃噎膈之佳药，呕吐泄利之良品，化鱼肉停留，断赤白带下。

《中国药物学大纲》：治瘴疠寒疟，伤暑，吐下泄痢噎膈，反胃痞满，吐酸痰饮积聚，妇人恶阻带下。除寒燥湿，开郁破气，杀鱼肉毒，制丹砂。

《医学摘粹》：草豆蔻，反胃噎膈之佳药，呕吐泄利之良品。化鱼肉停留，断赤白带下。

《景岳全书》：草果，亦名草豆蔻。治瘴疠寒疟，伤暑呕吐，泻痢胀满，反胃吐酸，开痰饮积聚噎膈，杀鱼肉毒，开郁燥湿，辟除口臭，及妇人恶阻气逆带浊。

《罗氏会约医镜》：治胀满、吐酸、积聚、噎膈、霍乱、泻痢。

《医宗必读》：开胃而理霍乱吐泻，攻坚而破噎膈癥瘕。辛能破滞，香能达脾，温能散寒。

【现代药理研究】

草豆蔻主要含有挥发油类成分。本品对胃癌、肝癌等有抑制作用。现代研究表明草豆蔻挥发油成分 α-蒎烯、1，8-桉叶油素，黄酮类成分山姜素、小豆蔻明、松属素、蜡菊亭、乔松素、柚皮素、高良姜素和白杨素等能阻滞细胞周期进而抑制肿瘤细胞增殖。草豆蔻中总黄酮对人胃癌细胞株 SGC-7901 有较强抑制作用，对人肝癌细胞株 HepG2、人慢性粒细胞白血病细胞株 K562 和人肝癌细胞株 SMMC-7721 也有一定的抑制作用。而查耳酮类化合物豆蔻明则具有较强的 NF-κB 激活抑制作用和细胞毒活性，二苯基庚烷类成分对 NF-κB 具有一定激活抑制作用，其中桤木酮具有一定的抗肿瘤细胞增殖活性，可显著抑制 Bel7402 和人肝细胞株 L0-2 的细胞增殖。

此外草豆蔻有抑菌作用，挥发油对离体肠管有抑制作用，对大鼠醋酸性胃溃疡有较好的治疗作用。

【临床应用】

草豆蔻具有燥湿行气、温中止呕的功效。含草豆蔻的复方与食管癌放化疗同用，可以减轻放射性食管炎的症状，降低高级别食管炎的发生率，提高患者的免疫力。

放化疗与含草豆蔻的中药结合治疗食管癌

周霞、王准等让放射性食管炎患者在放化疗的同时服用中药上消合剂，药物组成：旋覆花 57g，楤木 114g，石斛 38g，急性子 38g，代赭石 114g，麦冬 38g，沉香曲 38g，当归 38g，草豆蔻 38g，川楝子 38g（炒），半夏 34g（姜制），竹茹 34g（姜制），木香 23g，厚朴 23g（姜制），仙鹤草 57g，丁香 12g，南沙参 38g，猫人参 114g。结果显示该方法可以减轻放射性食管炎的症状，降低高级别食管炎的发生率，提高患者的免疫力，对近期疗效无明显影响。

草果　Caoguo

《饮膳正要》

【基原】

本品为姜科植物草果 *Amomum tsao-ko* Crevost et Lemaire 的干燥成熟果实。秋季果实成熟时采收，除去杂质，晒干或低温干燥。

主要分布于云南、广西、贵州等地。

【别名】

草果仁，草果子，老蔻。

【性味归经及毒性】

《中国药典》：辛、温。归脾、胃经。

【功效】

《中国药典》：燥湿温中，截疟除痰。

《中药大辞典》：祛痰截疟。

《中医大辞典》：消食化积。

【主治】

《中国药典》：适用于寒湿内阻，脘腹胀痛，痞满呕吐，疟疾寒热，瘟疫发热。

《中药大辞典》：主治脘腹冷痛，恶心呕吐，胸膈痞满。

《中医大辞典》：治痰饮痞满，反胃呕吐，肠鸣泄泻，下痢赤白，食积。

【用量】

《中药大辞典》：内服，煎汤 3～6g。

【应用方法】

《中药大辞典》：内服，煎汤，或入丸、散。

【警戒与禁忌】

《中药大辞典》：阴虚血少者禁服。

《本草蒙筌》：大耗元阳，老弱虚羸，切宜戒之。

《本草汇言》：凡疟疾由于阴阳两虚，不由于瘴气者；心痛胃脘，由于火而不由于寒湿饮食瘀滞者；泄泻暴注、口渴由于暑热，不由于鱼腥生冷伤者；痢疾赤白、后重里急，小水不利因作胀满，由于暑气湿热，不由于暑气湿寒者。皆不当用，用之增剧。

《本草备要》：忌铁。

《中医大辞典》：气血虚少及素体阴虚者慎用。

《中药学》：阴虚血燥者慎用。

【现代药理研究】

草果主要含有桉油精、2-癸烯醛、香叶醇等挥发油及原儿茶酸、对羟基苯甲酸、香草酸、芦丁、金丝桃苷等物质。本品有抗肿瘤作用，作用机制是通过 H_{22} 荷瘤小鼠实验发现能够抑制肿瘤细胞生长，上调 Bax 蛋白表达，下调 Bcl-2 蛋白表达诱导细胞凋亡。

此外草果有镇咳祛痰的作用，可以镇痛、解热、平喘、抗真菌和抗炎，大鼠口服香叶醇能抑制胃肠运动，小量口服有轻度利尿作用。

【毒理】

大剂量香叶醇成分具有毒性。

【临床应用】

草果归脾胃经，具有燥湿健脾、除痰截疟的作用，是治疗食管癌常用且重要的药物，主要用于治疗津亏痰结型食管癌。在临床中常配伍砂仁，增强化湿浊、温脾阳、和胃气之功效；配伍厚朴，起化湿浊、健脾胃、行气和胃之作用，主治食管癌术后、放化疗后出现的脘腹胀满、反胃呕吐、食积等不良反应。

黄献钟等认为津亏痰结型食管癌患者治宜养阴生津、散结化痰，临床选用达原饮治疗。药物组成：知母、白芍、黄芩、瓜蒌、银柴胡、生地黄各 10g，太子参 20g，厚朴、泽泻各 8g，草果、生甘草各 3g。

孙太振等认为噎膈因阳结无以化津，津聚成痰，贯穿食管癌病程始终。因此选用达原饮治疗津亏痰结型食管癌，达原饮具有养阴生津、散结化痰的功效，可帮助患者顺利完成化疗。

古人认为噎膈之初痰湿偏多，取附子粳米汤化裁治疗。其中附子散寒湿、利咽膈；半夏、草果燥湿化痰；枳实、瓜蒌、生大黄、芒硝涤痰通腑，有承气之意。袁道生临床以生紫菀、桔梗各 5g，白檀香、芒硝、青皮、陈皮各 6g，制附片、煨草果、砂仁、蔻仁各 3g，制半夏、杜藿梗、瓜蒌仁、枳壳、枳实各 9g 治疗。

沉香　Chenxiang

《名医别录》

【基原】

本品为瑞香科植物白木香 *Aquilaria Sinensis*（Lour.）Gilg 含有树脂的木材。

主产于广东、广西。

【别名】

蜜香，栈香，沉水香，白木香，土沉香，女儿香，牙香树，莞香，六麻树。

【性味归经及毒性】

《中国药典》：辛、苦、温。归脾、胃、肾经。

《中药学》：辛、苦，微温。

【功效】

《中国药典》：行气止痛，温中止呕，纳气平喘。

《中药大辞典》：温中降逆，暖肾纳气。

【主治】

《中国药典》：用于胸腹胀闷疼痛，胃寒呕吐呃逆，肾虚气逆喘急。

《中药大辞典》：主治腰膝虚冷，大肠虚秘，小便气淋，经冷早泄。

《中药学》：寒凝气滞。

【用量】

《中药大辞典》：研末 0.5 ~ 1g。

《中医大辞典》：内服煎汤 2 ~ 5g，研末冲服 0.6 ~ 0.9g，一日 2 次。

《中药学》：煎服 1 ~ 5g。

【应用方法】

《中药大辞典》：内服，煎汤，后下，研末或磨汁服。

【警戒与禁忌】

《中药大辞典》：阴虚火旺，气虚下陷者慎服。

《本草经疏》：中气虚，气不归元者忌之；心经有实邪者忌之；非命门真火衰者，不宜入下焦药用。

《本草汇言》：阴虚气逆上者切忌。

《本经逢原》：气虚下陷人，不可多服，久服每致失气无度，面黄少食，虚证百出矣。

《本草从新》：阴亏火旺者，切勿沾唇。

《中药学》：本品辛温助热，阴虚火旺者慎用。

《全国中草药汇编》：有2例过量服用沉香粉致腹泻的报道。

【古籍论述】

《本草纲目拾遗》：治噎膈用一二厘，酒磨服下，咽即开。

【现代药理研究】

沉香主要含有倍半萜和色酮类化合物，对肿瘤有抑制作用。据报道，从国产沉香分离得到的单体化合物对肿瘤细胞系（SGC-7901）具有抑制活性，IC_{50}值为14.6μg·mL^{-1}。

此外，沉香水煎液对肠道平滑肌有解痉作用，可止呕，其作用机制可能与调节神经递质有关；还有抗心绞痛、保护心肌缺血等作用。

【毒理】

研究表明，通体香提取物在实验剂量下对大鼠无急性毒性，也无遗传毒性。

【临床应用】

沉香在食管癌治疗中多与他药配伍使用，历代文献均有记载。该药具有行气止痛、温中止呕、纳气平喘的作用。众多医家对含沉香的复方治疗食管癌进行了深入研究，发现其可明显减轻或消除食管癌咽食不顺、呕吐痰涎等症状，疗效显著而可靠。

一、含沉香之复方治疗食管癌的临床应用

陈允望等人治疗不能手术或放化疗的老年中晚期食管癌患者，使用含有沉香的鹅管通膈汤（鹅管石30g，母丁香5g，代赭石20g，旋覆花12g，急性子15g，女贞子15g，党参20g，当归12g，麦冬12g，沉香6g，炙甘草6g，生黄芪30g，北沙参24g，威灵仙30g，仙鹤草30g，枸杞子15g，生薏苡仁40g，蛤蚧10g，王不留行10g，升麻6g）以降逆化痰、益气养阴、扶正固本。结果显示该方可明显缓解吞咽困难、吐黏液及疼痛诸症，延缓局部肿瘤生长速度。

王新杰等治疗食管癌用豆根管食通口服液（山豆根、沉香、急性子、黄药子、姜半夏、三七、制天南星、郁金）以解毒散结、化痰祛瘀，能明显改善患者吞咽哽噎不适、胸骨后闷胀感等症状，缩小或稳定肿瘤病灶，临床疗效显著。

钟天仕等使用开关化瘤丸（麝香、沉香、三七粉、儿茶、血竭、冰片）治疗食管癌，该方具有活血化瘀、生肌排毒、通腑等功效，可提高临床治愈率，降低不良反应发生率。

詹行闻等使用人参半夏汤（人参 10g，半夏 10g，当归 10g，茯苓 10g，郁金 10g，沉香 6g，砂仁 3g，佩兰 5g，薏苡仁 15g，牛膝 10g）联合六神丸治疗Ⅲ～Ⅳ期食管癌，结果显示该方案可明显改善吞咽梗阻、胸膈痞满、呕吐痰涎、食欲减退等症状，患者生存质量明显提高。

李华自拟龙蛭通噎汤［蛤蚧 9g，水蛭、急性子、甘草各 10g，黄药子、山慈菇各 12g，代赭石 30g，冬虫夏草 6g（分冲），沉香 4g（分冲），重楼 20g，威灵仙 15g］治疗中晚期食管癌，该方具有化痰软坚、通噎散结的功效，临床完全缓解率为 6.36%，有效率为 45.5%。

二、含沉香之复方治疗食管梗阻等并发症的临床应用

汪寄岩使用"开关"验方——开导散（硼砂、礞石、火硝、沉香、梅冰片、硇砂）治疗食管堵塞、滴水难下者可起速效。

孙亚波等人制备蓝天丸（麝香、硇砂、制马钱子、血竭、皂角刺、冰片、沉香、蜈蚣）改善患者吞咽困难等症状，总有效率为 85.0%，患者生活质量明显提高。

杨振江使用定方合开管散（牛黄、麝香、沉香、磁石、硇砂、火硝、硼砂、冰片）治疗壅阻型食管癌，以疏壅透膈，开道通管。研究发现该方对阻断食管癌前病变，改善食管哽塞症状疗效确切。

杵头糠　Chutoukang

《本草纲目》

【基原】

本品为禾本科植物稻 *Oryza sativa* L. 的颖果经加工而脱下的种皮。

【别名】

春杵头细糠，谷白皮，细糠，米秕，米糠，米皮糠。

【性味归经及毒性】

《中药大辞典》：甘，平。归胃、大肠经。

《中华本草》：味甘、辛，性温。

【功效】

《中药大辞典》：开胃，下气，消积。

【主治】

《中药大辞典》：主治噎膈，反胃，脚气。

【用量】

《中药大辞典》：9～30g。

【应用方法】

《中华本草》：内服煎汤，或入丸、散。

【古籍论述】

《本经逢原》：春杵头糠能治噎膈，取其运动之性，以消磨胃之陈积也，然惟暴噎为宜。

《本草易读》：杵头细糠，气膈噎塞，刮取含之，亦可煎呷之，亦可蜜丸含咽。咽中如有物，吞吐不利，杵头糠、台参、莲肉煎服。

【现代药理研究】

现代研究表明杵头糠主要含蛋白质、膳食纤维、米糠油等成分，对肿瘤有抑制作用，从稻梗壳或糠麸中提取的抗癌物质对抑制小鼠艾氏腹水癌及肉瘤 S180 有效，多糖类成分与环磷酰胺（CTX）合用，能增强 CTX 的作用，减轻毒副作用。米糠黄酮类成分能诱导人肺癌 A549 细胞的凋亡。米糠粗多糖（RBP）和米糠多糖纯化组分（RBP2a）可通过增强机体的免疫功能而间接抑制肿瘤细胞。γ-谷维醇可以使小鼠血清和肝脏 MDA 明显下降、脾指数明显升高。

此外杵头糠还有抗炎、抗氧化、降血糖、降胆固醇等作用。

【临床应用】

杵头糠在临床上可用来辅助治疗食管癌，早在《名医别录》中就有记载，指其"主猝噎"。其味甘，性平，偏于补气，具有益气健脾、养血安神、补肾健脑的功效。现代医家多应用于食管癌进食哽噎不顺的治疗。

启膈散是治疗食管癌的常用方剂，方中含有杵头糠，在临床中应用广泛。

一、纯中药治疗食管癌的临床应用

裴正学教授应用大承气汤合三黄泻心汤、启膈散加味治疗食管癌吞咽困难、胃脘胀满等症状，取得一定疗效。常用药物有：大黄、黄连、黄芪、枳实、厚朴、芒硝、茯苓、郁金、丹参、牡丹皮、木香、浙贝母、砂仁、杵头糠、荷叶。通过加减三黄泻心汤、丹参饮等可以治愈食管癌。

陈玉锟等应用启膈散加减治疗痰气交阻型食管癌4例。症状为咽下哽噎、食入即吐，或朝食暮吐、胃脘胀痛等。药物组成：丹参、沙参、茯苓、郁金各15g，砂仁、川贝母各9g，杵头糠5g。临床取得满意疗效。

二、联合放化疗的临床应用

张鹤等采用启膈散联合放疗治疗食管癌，缓解率为38.18%，明显高于单纯放疗，可显著提高临床疗效。

杨国武等运用启膈散加减联合化疗治疗中晚期食管癌患者，临床疗效优于单纯化疗。

陈高阳等也发现启膈散联合放化疗可以减轻不良反应，较单独应用放化疗效果好。

刺猬皮　Ciweipi

《神农本草经》

【基原】

本品来源为刺猬科动物刺猬 *Erinaceus europaeus* L. 或短刺猬 *Hemichianus dauricus* Sundevall 的干燥外皮。

全国大部分地区均产。

【别名】

猬皮，仙人衣，刺鼠皮，刺球子皮。

【性味归经及毒性】

《中药大辞典》：苦，平。归胃、大肠、肾经。

《中华本草》：味苦、涩，性平。

【功效】

《中药大辞典》：散瘀。

《中华本草》：化瘀止痛，收敛止血，涩精缩尿。

《中医大辞典》：固精缩尿。

【主治】

《中药大辞典》：主治胃脘疼痛，反胃吐食，疝气腹痛，痔漏，遗尿，脱肛，烧烫伤。

《中华本草》：主治便血，肠风下血。

《中医大辞典》：治痔疮出血。

《中药学》：适用于遗精滑精，遗尿尿频，呕吐。

【用量】

《中医大辞典》：内服煎汤 3～10g；研末吞，每次 1.5～3g，每日 2～3 次。

【应用方法】

《中药大辞典》：内服煎汤，研末，或入丸剂。外用研末调敷。

《中医大辞典》：内服并研末撒。

《中药学》：切片，炒用。

【警戒与禁忌】

《中药大辞典》：孕妇慎服。

《本草经集注》：畏桔梗、麦门冬。

《四川中药志》1960 年版：无湿瘀者忌用。

【古籍论述】

《本草求真》：①如湿在于脾胃不清，宜用扁蓄、茵陈、苦参、刺猬皮之类。但扁蓄、苦参则除湿热杀虫，茵陈则除湿热在胃发黄，刺猬皮则治噎膈反胃之不同耳。②刺猬皮：何书又载能治噎膈反胃。普济治反胃，用猬皮烧灰酒服或煮汁，或五味淹炙食。以猬属兽，兼味辛苦，故能散邪泄热，使其胃气调和而不上逆故耳。

【现代药理研究】

现代研究表明，刺猬皮主要含有角蛋白，真皮层由弹性蛋白和脂肪等组成，短刺中还含有苏氨酸、缬氨酸等多种氨基酸，此外还含有钾、钠等多种微量元素。有报道称，炙刺猬皮、煅瓦楞子是治疗胃癌特有的对药。另有报道治疗胃癌瘀热则多用藤梨根配刺猬皮。此外刺猬皮还有清热、解毒、凉血、消炎、生肌的功效，可用于治疗前列腺肥大及痔疮。

【临床应用】

刺猬皮具有化瘀止痛、收敛止血、固精之功效。早在《普济方》中就提到"猬皮烧灰，酒服或煮汁，或五味腌炙食可治疗反胃吐食"。近代医家也不断总结经验，用其治疗食管癌，取得了一定效果。

沈舒文认为食管癌放化疗后常表现为气阴两虚，出现恶心、呕吐、呃逆、纳差等消化道症状，治疗上应注重润降和胃，常用太子参、石斛、麦冬与刺猬皮、半夏配伍以润降胃气、和胃降逆，减轻症状。

刺猬皮主要含角蛋白、胶原蛋白、弹性硬蛋白、脂肪等，有散瘀止痛的功效。刺猬皮苦泄，和胃降逆，还可用于胃气上逆之反胃呕吐。在临床中常与石见穿配伍，治疗噎膈、吞酸，临床取得一定疗效。国医大师周仲瑛教授根据多年临床用药体会，认为刺猬皮是治疗食管癌常用的抗癌解毒药，有显著疗效，但需注意不能盲目抗癌解毒，要辨证论治，以达到最好的效果。

大蒜　Dasuan

《本草经集注》

【基原】

本品为百合科植物大蒜 *Allium sativum* L. 的鳞茎。

全国各地均产。

【别名】

胡蒜，葫，独蒜，独头蒜，大蒜，蒜头。

【性味归经及毒性】

《中国药典》：辛，温。归脾、胃、肺经。

《中华本草》：归脾、胃、肺、大肠经。

【功效】

《中国药典》：解毒消肿，杀虫，止痢。

《中华本草》：温中行滞。

《中药学》：健脾温胃，增强食欲。

【主治】

《中国药典》：用于痈肿疮疡，疥癣，肺痨，顿咳，泄泻，痢疾。

《中华本草》：主治脘腹冷痛，百日咳，感冒，痈疖肿毒，肠痈，癣疮，蛇虫咬伤，钩虫病，蛲虫病，带下阴痒，疟疾，喉痹，水肿。

《中药学》：能用治脘腹冷痛，食欲减退或饮食不消。

《全国中草药汇编》：适用于细菌性痢疾，阿米巴痢疾；外用治阴道滴虫，急性阑尾炎。此外，还可预防流行性感冒、流行性脑脊髓膜炎。

【用量】

《中华本草》：内服煎汤 5～10g；煮食、煨食，宜大量；生食，宜小量。外用适量。

《中药学》：煎服 9～15g。外用适量。

【应用方法】

《中华本草》：内服煎汤，生或煮、煨食，或捣烂为丸。外用捣敷，做栓剂，取汁涂或切片灸。

《中药学》：外用捣烂外敷，或切片外擦，或隔蒜灸。

【警戒与禁忌】

《中华本草》：阴虚火旺，肝热目疾，口齿、喉舌诸患及时行病后均禁服生品，慎服熟品。敷脐、做栓剂或灌肠均不宜于孕妇。外用对局部有强烈的刺激性，能引起灼热、疼痛、发疱，故不可久敷。

《名医别录》：久食伤人，损目明。

《本草经集注》：以合青鱼鲊食，令人发黄。

《千金食治》：生葫合青鱼鲊食之，令人腹内生疮，肠中肿，又成疝瘕。多食生葫行房，伤肝气，令人面无色。四月八月勿食葫，伤人神，损胆气，令人喘悸，胁肋气急，口味多爽。

《日用本草》：久食伤肝胆，损目光，生痰，助火，昏神。

《医学入门》：生食、久食，伤肝损目，伤肺引痰，伤肾竭精，伤心清血，伤脾损气，四八月食之伤神，损胆肾气。有目疾者，尤宜忌之，损性伐命，莫以为甚。

《本草经疏》：凡肺胃有热，肝肾有火，气虚血弱之人，切勿沾唇。

《本经逢原》：脚气、风病及时行病后忌食。

《药性通考》：同犬肉食杀人。服地黄、何首乌、丹皮、钟乳者忌之。

《医林纂要》：为害同酒。命火上炎之过，壮火食气，火热生湿成痰，且阳盛阴亏，火盛水散，则散而昏瞀矣。

《药性集要》：服云母、钟乳石者禁之。

《随息居饮食谱》：阴虚内热，胎产，痧痘，时病，疮疟，血证，目疾，口齿喉舌诸患，咸忌之。

【古籍论述】

《本经逢原》：蒜齑水顿服二升，吐腹中虫积。噎膈食不得下，腹热如火，手不可近者，皆效。但胃虚少食者，误投是速其咎也。

【现代药理研究】

大蒜主要含挥发性化合物及大蒜素等成分，其中大蒜素能抑制胃癌细胞增殖，诱导其凋亡。研究表明本品可能通过抑制 VEGF、uPAR 及 HPA mRNA 的表达而抑制人结肠癌细胞的迁移运动、黏附、侵袭转移能力。此外，烯丙基硫具有抗癌作用，与抑制肿瘤致癌基因的表达有关。另有报道，大蒜中的二烯丙基三硫可诱导胃癌细胞凋亡，其作用机制与细胞内活性氧产生增加有关。

此外，大蒜还有抗炎、止痒、抗氧化、抑菌等作用。

【毒理】

大蒜产生蒜臭味，引起皮肤灼伤、接触性皮炎和支气管哮喘等病证是由于大蒜素的存在，其中二烯丙基硫醚是最致敏的化合物。

【临床应用】

大蒜辛、温，归脾、胃、肺经，具有解毒消肿、暖脾胃等功效，还可以驱虫、消癥积等，可用于治疗痈疖、肿毒、癣疮等。现代药理研究证实大蒜具有抗菌、抗炎及抗癌作用，多应用于防癌肿。

大蒜多用于临床，例如大蒜粥：取净大蒜 50g，粳米 100g，先将大蒜煮汤，再把大蒜汤与粳米同煮成粥。大蒜中的脂溶性挥发油等有效成分有激活巨噬细胞的功能，对癌细胞有抑制作用，并能增强免疫力，有利于癌症患者的康复。

有文献研究表明经常吃大蒜可以预防胃肠癌。最新研究证实，常吃大蒜的人，体内白细胞消灭癌细胞的能力比不吃大蒜的人高 16 倍。

代赭石　Daizheshi

《神农本草经》

【基原】

本品为氧化物类矿物刚玉族赤铁矿，主要含三氧化二铁。

主产于山西、河北等地。

【别名】

须丸，赤土，代赭，血师，紫朱，代赭石，土朱，铁朱，红石头，赤代赭石。

【性味归经及毒性】

《中国药典》：苦，寒。归肝、心、肺、胃经。

《中药大辞典》：苦、甘，微寒。归肝、胃、心经。

《中医大辞典》：苦、甘，寒。入肝、胃经。

【功效】

《中国药典》：平肝潜阳，重镇降逆，凉血止血。

《中医大辞典》：降逆平肝。

【主治】

《中国药典》：用于眩晕耳鸣，呕吐，噫气，呃逆，吐血，衄血，崩漏下血。

《中药大辞典》：主治头痛，眩晕，心悸，癫狂，惊痫，噎膈，咳喘，鼻衄，便血，尿血。

《中医大辞典》：治嗳气，噎膈反胃，气逆喘息。

《中药学》：血热吐衄。

【用量】

《中药大辞典》：内服煎汤，15～30g；研末，每次3g。

《中华本草》：外用适量。

《中医大辞典》：煎服 9～30g。

《全国中草药汇编》：9～15g。

【应用方法】

《中药大辞典》：内服煎汤，打碎先煎，研末；或入丸、散。外用研末撒或调敷。一般生用，止血煅用。

《中医大辞典》：煎服，先煎。潜降多生用。

《中药学》：平肝潜阳、重镇降逆宜生用。

《全国中草药汇编》：作散剂服量可酌减。

【警戒与禁忌】

《中国药典》：孕妇慎用。

《中药大辞典》：虚寒证慎服。

《本草经集注》：畏天雄。

《药性论》：干姜为使。

《日华子本草》：畏附子。

《本草蒙筌》：孕妇忌服，恐坠胎元。

《本草经疏》：下部虚寒者不宜用；阳虚阴痿者忌之。

《慎疾刍言》：醋煅代赭石，能伤肺，令人声哑而死。

《得配本草》：气不足，津液燥者，禁用。

《中药学》：本品苦寒，易伤脾胃，故脾胃虚寒，食少便溏者慎用。

【古籍论述】

《要药分剂》：代赭石，心肝二经，怯则气浮，重所以镇之。故仲景治伤寒汗吐下后心下痞硬噫气，用旋覆代赭汤，取其能镇逆养阴也，今人用治噎膈效。

《本草从新》：代赭石治吐衄崩带，胎动产难，翻胃噎膈。

《本草求真》：代赭石，凡因血分属热，崩带泻痢，胎动产难，噎膈痞硬，惊痫金疮等症，治之即能有效。（仲景治伤寒汗吐下后，心下痞硬，噫气不除者，旋覆代赭汤主之，用旋覆花三两，代赭石一两，人参三两，生姜五两，甘草三两，半夏半升，大枣十二枚，水一斗，煮六升，去渣再煎三升，温服一升，日三服。噎膈病亦用此。）

《本草求真》：噎膈气逆之有赖于代赭石。

《本草衍句》：代赭石除五脏血热（血）瘀（血）痹；止吐衄痞鞕噎膈；女子

赤白带下；小儿疳疾惊痫，难产堕胎，精遗溺。

【现代药理研究】

代赭石主要含有三氧化二铁（Fe_2O_3）及镉、钴、铬、锰、镁、铜等多种微量元素。现代研究表明，代赭石所含铁质能促进红细胞及血红蛋白的新生。内服能收敛胃肠壁，保护黏膜，并可兴奋肠道，使肠蠕动亢进。另有报道以代赭石为主治疗胆汁反流性胃炎，效果较好。

代赭石还具有镇静、抗惊厥、抗炎、止血、防脱发及降气平喘的作用。

【毒理】

本品苦寒，易伤脾胃，故脾胃虚寒、食少便溏者慎用。孕妇慎用。

代赭石含十万分之一的砷盐，不宜长时间使用，以防慢性砷中毒。

【临床应用】

代赭石归肝、胃、心经，具有平肝潜阳、重镇降逆、凉血止血之功效，可用于治疗呕吐、嗳气、呃逆、噎膈等疾病。

一、联合放化疗的临床应用

李志刚用含代赭石之培正散结通膈汤与化疗联合应用治疗食管鳞癌，可提高治疗效果，降低化疗不良反应，提高患者的生活质量。

二、纯中药治疗食管癌的临床应用

李建华、李懋研究发现，含代赭石的中药复方在减轻吞咽困难方面疗效突出。此方由黄芪、代赭石、浙贝母、蛤蚧等50多种中药组成，具有益气补血、健脾养胃、软坚散结、消散痰瘀的作用，治疗食管癌有一定的远期疗效。

三、纯中药治疗食管癌并发症的临床应用

张学海等提出食管癌患者放疗后会出现吞咽时疼痛加重、口干咽燥、大便干结、胸背灼痛、胃脘灼热、咳嗽等副反应，从中医辨证看，这些现象多由热毒之邪（射线）伤津耗液所致，临床采用白虎加人参汤加减改善放疗后出现的这一系列症状。其中代赭石含有金气而兼重坠之性，故最善平肝、降胃、镇冲，与人参相伍，可以制约人参补升之性，使其补益之力下行至涌泉穴，取得显著疗效。

　　李爱国、王鑫认为消化道不良反应是化疗带来的主要副作用，临床应用含代赭石的旋覆代赭汤合香砂六君子汤（旋覆花、代赭石、半夏、生姜、人参、白术、炙甘草、大枣、茯苓、陈皮、木香、砂仁），同时给予止吐散穴位贴敷治疗，可明显改善患者恶心、呕吐等症状。代赭石在此方中起到降逆下气、善镇冲逆的作用，且具有明显促进肠蠕动的功能。

丹参　Danshen

《神农本草经》

【基原】

本品为唇形科植物丹参 *Salvia miltiorrhiza* Bge. 的干燥根和根茎。

主产于四川、山东、河北。

【别名】

郄蝉草，赤参，木羊乳，逐马，奔马草，山参，紫丹参，红根，山红萝卜，活血根，靠山红，红参，烧酒壶根，野苏子根，山苏子根，大红袍，蜜罐头，血参根，多多花根，蜂糖罐，红丹参，血山根。

【性味归经及毒性】

《中国药典》：苦，微寒。归心、肝经。

《中药大辞典》：归心、心包、肝经。

《中医大辞典》：苦，凉。

【功效】

《中国药典》：活血祛瘀，通经止痛，清心除烦，凉血消痈。

《中药大辞典》：调经止痛，除烦安神。

《中华本草》：养血安神。

《中医大辞典》：安神宁心。

【主治】

《中国药典》：用于胸痹心痛，脘腹胁痛，癥瘕积聚，热痹疼痛，心烦不眠，月经不调，痛经经闭，疮疡肿痛。

《中药大辞典》：主治产后瘀滞腹痛，心腹疼痛，跌打损伤，热入营血，烦躁不安，痈疮肿毒。

《中医大辞典》：治冠心病心绞痛，风湿痹痛，心悸。治乳腺炎，痈肿。

【用量】

《中国药典》：10～15g。

《中药大辞典》：内服煎汤5～15g，最多可用至30g。

《中医大辞典》：煎服9～15g。

【应用方法】

《中药大辞典》：内服煎汤。

《中医大辞典》：内服并捣敷。

《中药学》：活血化瘀宜酒炙用。

【警戒与禁忌】

《中国药典》：不宜与藜芦同用。

《中药大辞典》：妇女月经过多及无瘀血者禁服；孕妇慎服；反藜芦。

《本草经集注》：畏碱水，反藜芦。

《本草经疏》：妊娠无故，勿服。

《药品辨义》：忌醋。

《本经逢原》：大便不实者忌之。

《药性切用》：血虚无瘀者勿用。

《重庆堂随笔》：行血宜全用，入心宜去梢用。

【现代药理研究】

丹参主要含丹参酮Ⅰ、Ⅱ、ⅡA、ⅡB、Ⅲ、Ⅴ、Ⅵ，异丹参酮Ⅰ、ⅡA、ⅡB，隐丹参酮，丹参新酮，二氢丹参酮等醌类成分；丹酚酸A、B，丹参素，原儿茶醛，原儿茶酸，迷迭香酸，琥珀酸等有机酸类成分；亚油酸、亚麻酸、油酸、棕榈酸等脂肪酸类成分。本品对宫颈鳞癌、乳腺癌、肺腺癌均有抑制作用。隐丹参酮对宫颈鳞癌Siha细胞有较强的细胞毒性，可阻滞Siha细胞处于G_0/G_1期，并诱导细胞凋亡，使S期细胞比例降低；抑制E6蛋白表达，使P53功能恢复，从而起到杀伤肿瘤细胞的作用。尚有研究发现，丹参酮ⅡA经GPER途径介导可以抑制乳腺癌SK-BR3细胞增殖。另有研究发现，二氢丹参酮（DTS）可能与下调Bcl-2蛋白的表达、上调Caspase-3蛋白的表达有关，从而对人肺腺癌GLC-82细胞有较强的抑制作用。

另外，丹参还有抗心律失常，扩张冠脉，增加冠脉血流量，保护心肌，保护肝细胞损伤，促进肝细胞再生，改善肾功能，保护缺血性肾损伤等作用。

此外，丹参还有一定的镇静、镇痛、抗炎、抗过敏作用。

【临床应用】

丹参，性味苦寒，《本草正义》言其"专入血分，其功在活血行血，内之达脏腑而化瘀滞"。丹参含丹参酮甲、丹参酮乙、丹参酮丙、维生素 E，具有活血化瘀，扩张血管，疏通微循环，解除血管痉挛，降低血液黏稠度，抗凝，抗纤溶的作用。临床中常用于中晚期食管癌的辅助治疗。

一、提高放疗效果

崔桂敏等采用放化疗及丹参治疗中晚期食管癌，随访患者 1 年、2 年、3 年局部控制率及生存率均优于单纯放化疗。丹参活血化瘀、改善循环，可提高肿瘤细胞含氧量，从而提高放疗效果。

临床中应用大剂量丹参辅助放疗治疗食管癌可起到提高近期疗效、增强机体免疫机能、刺激骨髓造血、辅助升白细胞的效果，同时可改善肿瘤组织的血液供应，增加乏氧细胞的氧含量，进而增加癌细胞对放射线的敏感性，从而达到提高疗效的目的，确保治疗顺利进行。

二、含丹参之复方治疗食管癌的临床应用

联合放化疗的临床应用

马纯政等研究发现化痰散瘀方(姜半夏 9g，桃仁 15g，威灵仙 30g，胆南星 9g，黄药子 10g，川贝母 10g，瓜蒌 15g，丹参 9g，红花 15g，茯苓 15g，郁金 15g，当归 15g)联合化疗能改善中晚期食管癌患者的临床症状，提高肿瘤稳定率，减轻化疗对骨髓的毒性。

张鹤应研究发现启膈散结汤（沙参、川贝、丹参、桃仁、红花、枳壳、郁金、生胆南星、黄药子、白花蛇舌草、半枝莲、茯苓、白术、甘草）联合放疗，对食管癌患者异常的高凝状态及低下的免疫功能具有明显改善作用，可提高患者自身抗肿瘤能力，对肿瘤的转移有一定抑制作用，对提高临床疗效和延长患者生存期有较好的作用。

冯玉龙等运用启膈散（丹参 12g，郁金 12g，茯苓 15g，沙参 15g，川贝 12g，荷叶 6g，砂仁 6g）联合化疗治疗食管癌，不仅可明显改善患者吞咽困难的症状，减轻其痛苦，而且在提高机体免疫功能、降低复发率、减少西药的毒副反应等方面也有较好效果。

王振祥等使用含有丹参的散结通膈汤（蛤蚧 10g，三七 6g，全瓜蒌 30g，法半夏 10g，陈皮 10g，茯苓 15g，急性子 15g，三棱 10g，莪术 10g，昆布 10g，海藻 10g，半枝莲 15g，丹参 15g，白花蛇舌草 30g）联合替吉奥治疗中晚期痰气互阻型食管癌，该方法可抑制肿瘤生长，减少毒副作用的发生率，改善患者吞咽困难、胸骨后疼痛、呕吐黏液、神疲乏力、纳差等不适症状，提高生存质量。

张寅刚等使用健脾通络方（丹参、黄芪各 20g，夏枯草、砂仁、莪术、枳实、重楼、黄连、党参、三棱各 15g，半夏、木香、陈皮、厚朴、甘草各 6g，吴茱萸 3g）联合 TP 方案治疗中晚期食管癌，能有效改善患者临床症状和中医证候，增强机体免疫功能。其中丹参、莪术、半夏、陈皮、砂仁为臣药，具有行气止痛、破血祛瘀、燥湿化痰、降逆止呕之功。

王玉强等以自拟方（白花蛇舌草、半枝莲、玉竹、太子参、山慈菇、茯苓、红花、当归、丹参）联合放疗治疗中晚期食管癌，发现该方法对老年患者、Ⅲ期食管癌合并其他疾病及近期疗效较差者有较好疗效。

刘利利等应用通幽汤（生地黄 15g，熟地黄 15g，当归 15g，桃仁 12g，红花 6g，炙甘草 3g，三七 12g，丹参 12g，玄参 10g，延胡索 10g，赤芍 12g，贝母 6g，瓜蒌 6g）联合放射性^{125}I 粒子植入治疗瘀血内结型食管癌，该方案可提高患者近期疗效和生活质量，减少放射性^{125}I 粒子植入术后血象及全身的不良反应。其中，丹参具有活血祛瘀、凉血消肿、清心安神等作用。

在食管癌放疗期间采用中药复方（人参 10g，法半夏 15g，麦冬 15g，枸杞子 20g，熟地黄 20g，丹参 15g，佛手 10g，白花蛇舌草 20g，沙参 15g，桔梗 15g，白术 15g，黄芪 20g，甘草 10g）治疗后，放射性食管炎程度轻于单纯放疗，而在白细胞下降、皮肤反应及胃肠道反应等方面程度明显低于放疗患者。说明采用中药配合治疗可减轻放疗毒副作用、提高近期疗效及减轻放疗对生存质量的影响。

薛婷等应用含有丹参的中药复方（半枝莲 20g，白花蛇舌草 20g，太子参 18g，茯苓 15g，红花 15g，当归 15g，柴胡 10g，玉竹 10g，制半夏 10g，川芎 10g，丹参

9g）联合放疗治疗食管癌，能明显缩小中晚期食管癌患者的肿瘤体积，减少放疗的不良反应，同时可以提高患者的生存率和中位生存时间。

三、联合食管支架置入术治疗食管癌并食管狭窄

覃晓雾以启膈散（丹参、沙参、川贝、茯苓、郁金、砂仁壳、荷叶、杵头糠）联合食管支架置入术治疗晚期食管癌并食管狭窄，该方案可减少支架置入术后的并发症，特别是可降低反流性食管炎食管再狭窄的发生率。从症状上看，启膈散在改善患者的中医证候、饮食情况及体重等方面均具有优势。

四、纯中药治疗食管癌临床应用

姚德蛟认为食管癌的基本病机为气、痰、瘀交结，故治疗以丹参饮为基础方加减，以行气、化痰、活血。

马纯政认为痰瘀互结型食管癌的主要病理因素为气、痰、瘀，病理性质属本虚标实，运用化痰散瘀法治疗，具体药物为姜半夏、桃仁、威灵仙、胆南星、黄药子、川贝母、瓜蒌、红花、丹参、茯苓、当归、郁金等，可增强消肿散结的作用，使癌瘤缩小或消失，提高机体免疫力，改善患者的临床症状，提高生存质量，延长生存期。

许亚培等应用含有丹参的启膈化瘀汤（沙参 15g，麦冬 15g，郁金 10g，砂仁 10g，丹参 10g，当归 10g，黄芩 9g，黄连 6g，清半夏 10g，浙贝母 10g，茯苓 15g，白术 10g）治疗中晚期痰瘀互结型食管癌，患者吞咽困难、呕吐痰涎、消瘦乏力、胸背疼痛、声音嘶哑等症状较前改善，肿瘤标志物较治疗前明显降低，血清免疫球蛋白较治疗前明显升高。其中，丹参、当归活血化瘀，助方中气药以收气血并治之功。

白淑萍等研究发现夏星汤（天南星、丹参、蟾皮、露蜂房各 10g，法半夏 12g，代赭石 20g）治疗中晚期食管癌，临床效果优于顺铂联合氟尿嘧啶化疗，且安全性高。

张志敏以芦根 60～120g 煎汤代水泡山栀、干姜、丹参、莪术、水蛭等为基本方治疗食管癌，不仅可以明显改善患者吞咽困难等主要症状，而且可以提高生存质量和治愈率。

曾建军以自拟活血制癌汤〔丹参、生地黄、黄芪各15g，桃仁、红花各10g，喜树、当归各12g，蜣螂3个（与巴豆同炒后去巴豆），马钱子粉1g（冲服），炙甘草6g〕口服治疗晚期食管癌，临床有效率达84%。其中丹参、桃仁、红花、蜣螂具有祛瘀通络、消肿散结之功。

五、含丹参的中药复方治疗放射性食管炎、肺炎、吻合口炎、黏液痰等并发症的临床应用

中晚期食管癌患者在放化疗治疗2~3周后，可能会出现放射性食管炎症，主要是因放疗对迅速增殖的黏膜上皮细胞造成损害所致，临床以进食疼痛、烧灼感等症状为主。相对而言，同步化疗患者出现食管炎风险更高，且病情更重，随着照射剂量增加，病情会进一步加重。

俞淑花研究发现，在食管癌患者同步放化疗期间服用含有丹参的中药复方（丹参15g，太子参30g，云苓15g，麦冬20g，白芍20g，沙参15g，法半夏15g，赤芍15g，白花蛇舌草30g，大枣10g，枸杞子15g，薏苡仁30g，佛手12g，天花粉20g），可在一定程度上防治食管炎，提高治疗的安全性。

崔珍等在食管癌同步放化疗同时应用解毒生肌方（黄芪20g，枳壳10g，生地黄12g，赤芍12g，白芍12g，浙贝母20g，元参15g，牡蛎30g，砂仁6g，木香10g，丹参20g，牡丹皮15g，半枝莲20g，白花蛇舌草30g，威灵仙30g，青果10g，玉竹10g，白及10g，石膏15g，甘草8g）防治急性放射性食管炎，较单纯西药有更好的效果，Ⅱ级以上放射性食管炎的发生率明显降低，推迟了急性放射性食管炎的发生时间，且缩短了食管炎症状的持续时间，提高了临床获益率，改善了患者的生活质量，同时也降低了患者同步放化疗的不良反应发生率，使患者能更好地完成放疗。

崔珍等在食管癌同步放化疗期间应用清肺祛瘀汤（丹参15g，黄芪20g，知母12g，沙参15g，麦冬15g，葶苈子10g，大枣3枚，杏仁10g，川贝母12g，桃仁10g，丹皮10g，甘草6g）可以降低放射性肺炎的发生率，减轻放射性肺损害的程度，提高临床获益率，改善患者生活质量。

钱穗毅等通过临床观察发现含有丹参的中药复方（太子参30g，白术20g，茯苓15g，法半夏15g，麦门冬20g，沙参15g，天花粉20g，枸杞子15g，佛手12g，赤芍15g，丹参15g，白花蛇舌草30g，生薏苡仁30g，大枣10g）对同期放化疗引起的食

管炎能起到较好的防治作用，而且中药治疗不影响食管癌放疗和化疗的近期疗效。

食管癌术后吻合口炎是食管癌复发的危险因素，必须予以积极治疗。由于手术创伤，器官组织结构改变，疤痕形成，患者情绪紧张，上消化道功能紊乱，胃液、胆汁反流及放化疗的影响，致吻合口微循环障碍，缺血缺氧，极易出现吻合口炎。张聚府等采用自拟固本消瘀汤治疗食管癌术后吻合口炎，总有效率为93.4%。固本消瘀汤组成：党参20g，生薏苡仁40g，茯苓20g，丹参10g，郁金10g，川贝母10g，白及10g，赤芍10g，甘草6g。

食管癌患者大部分都有较顽固的咳吐黏痰的症状，过多地排痰消耗了津液，影响了水谷精微的吸收，这是造成患者营养不良的原因之一，最终导致生存质量下降。因此，及时应用中药祛除痰液是非常必要的。运用夏星方（生半夏15~30g，生胆南星15~30g，陈皮9g，丹参15~30g，三棱9~12g，莪术15g，王不留行15g，急性子15~30g，石见穿30g，藤梨根30g，半枝莲30g，蜈蚣3条）治疗食管癌持续性咳吐黏痰患者，总有效率为90%。

丁香　Dingxiang

《雷公炮炙论》

【基原】

本品为桃金娘科植物丁香 *Eugenia caryophyllata* Thunb. 的干燥花蕾。

主产于坦桑尼亚、马来西亚、印度尼西亚等地。我国广东有少数出产。

【别名】

丁子香，支解香，雄丁香，公丁香。

【性味归经及毒性】

《中国药典》：辛，温。归脾、胃、肺、肾经。

《中药大辞典》：归脾、胃、肾经。

【功效】

《中国药典》：温中降逆，补肾助阳。

《中医大辞典》：暖肾助阳，杀虫。

《中药学》：散寒止痛，温肾助阳。

【主治】

《中国药典》：用于脾胃虚寒，呃逆呕吐，食少吐泻，心腹冷痛，肾虚阳痿。

《中药大辞典》：主治胃寒呃逆，反胃，泻痢，疝癖，疝气，奔豚气，癣症。

《中医大辞典》：①治脘腹冷痛。②治疝瘕，子宫虚冷，寒湿带下。③治体癣，足癣，跌打损伤。

《全国中草药汇编》：适用于腰膝酸冷，阴疽。

【用量】

《中药大辞典》：内服煎汤 2～5g。

《中医大辞典》：煎服 1.5～4.5g。

《中药学》：煎服 1～3g。

《全国中草药汇编》：外用适量。

【应用方法】

《中药大辞典》：内服煎汤，或入丸、散。外用研末撒或调敷。

《中医大辞典》：酒浸涂擦。

《中药学》：生用。

【警戒与禁忌】

《中国药典》：不宜与郁金同用。

《中药大辞典》：阳热诸证及阴虚内热者禁服。

《雷公炮炙论》：不可见火。畏郁金。

《本草纲目》引张洁古：气血盛者勿服。

《本草经疏》：一切有火热诸证忌之，非属虚寒，概勿施用。

《本草用法研究》：扁桃腺炎、胃出血、脑充血均忌。

《中医大辞典》：畏郁金。忌见火。

【古籍论述】

《药性论》：丁香，噎膈翻胃赖为劫剂，奔豚疝气藉兹引经。

【现代药理研究】

丁香主要含有丁香酚、乙酰丁香酚等挥发油类，齐墩果酸、熊果酸类有机酸等成分。本品对前列腺癌、肺癌和皮肤癌等均有抑制作用。丁香酚可能通过与 TLR4 受体结合，触发内源性凋亡通路，诱导髓源抑制性细胞（MDSCs）凋亡，减少 MD-

SCs 的数量，在一定浓度下可选择性抑制 MDSCs。研究发现挥发油对人前列腺癌细胞系 PC-3 和人肝癌细胞系 Hep G2 具有细胞毒性，抑制肿瘤细胞生长增殖并诱导癌细胞凋亡。水提取物还可以抑制化学诱导的肺癌和皮肤癌。还有研究表明，水提取物可抑制 MMP-14 和 MMP-13（在肿瘤侵袭和转移过程中具有重要地位）的活性。

此外，本品能促进胃液分泌保肝，另有解热镇痛、抗炎、抗惊厥、抑菌、麻醉、抗血小板聚集、抗凝、抗血栓形成、抗腹泻、利胆和抗缺氧等作用。

【临床应用】

丁香是治疗食管癌的常用药物，历代文献对其均有记载。该药具有温中降逆、补肾助阳的作用。古今众多医家对丁香及含丁香的复方治疗食管癌进行了深入研究，发现其可明显减轻或消除食管癌患者进食哽噎、吞咽困难等症状，疗效显著而可靠。与手术及放化疗同用，有良好的协同增效作用。

一、以丁香为主的复方治疗食管癌的临床应用

徐丽霞等认为晚期食管癌患者大多虚实夹杂，补气同时要兼以理气降逆，丁香恰好发挥此作用。她在临床应用丁香透膈汤治疗中晚期食管癌效果较好，患者进食哽噎症状减轻，且病灶及转移灶较前均缩小。

二、含丁香之复方治疗食管癌的临床应用

（一）联合放化疗的临床应用

夏金等用回生口服液（含丁香）联合化疗治疗晚期食管癌。结果表明，丁香与其他药物同用可以提高疗效，增强机体免疫功能，抑制癌细胞增殖及转移，达到抗肿瘤的作用。

高侃等应用含有丁香的碎岩散联合化疗治疗气虚阳微型食管癌，能明显改善气虚阳微型中晚期食管癌患者的临床症状，减轻化疗毒副反应，提高生存质量，延长生存期。方中丁香与其他药物同用，具有行气止痛、温中止呕的作用。

陈雪等应用康力欣胶囊治疗进行放化疗的中晚期食管癌患者，发现康力欣胶囊可改善患者生活质量，提高免疫功能。康力欣胶囊组成：冬虫夏草、九香虫、阿魏、姜黄、大黄、诃子、丁香、木香。其中丁香、木香配伍可理气止痛，缓解肿瘤患者疼痛。

（二）纯中药治疗食管癌的临床应用

叶淑华等人应用抗癌通道丸治疗晚期食管癌，可明显改善患者食管梗阻的症状。抗癌通道丸（硼砂、丁香、姜半夏、蛤蚧、乳香、人参、三七粉、白矾、麝香、皂角刺、儿茶、全蝎、雄黄等）中丁香降逆温中，与诸药合用，使痰消瘀化，毒解结散，正气恢复，因而治疗晚期食管癌引起的食管梗阻能收到良好效果。

徐景藩教授认为鹅管石能治胸膈痞满，与母丁香同用，具有扩张食管的功用，且母丁香能降逆化痰，明显改善患者症状。陈允望在此基础上应用鹅管通膈汤治疗不能手术和放化疗的老年中晚期食管癌患者，获得较好的疗效。鹅管通膈汤药物组成：鹅管石30g，母丁香5g，代赭石20g，旋覆花12g，急性子15g，女贞子15g，党参20g，当归12g，麦冬12g，沉香6g，炙甘草6g，生黄芪30g，北沙参24g，威灵仙30g，仙鹤草30g，枸杞子15g，生薏苡仁40g，蛤蚧10g，王不留行10g，升麻6g。

（三）纯中药治疗食管梗阻等并发症的临床应用

张代钊认为，食管癌患者梗阻的根本原因是痰瘀互结，因此降气化痰、活血化瘀、软坚散结是主要的治疗方法，常应用苍术、黄连、硇砂、硼砂、丁香、冰片、蛤蚧、三七、乳香、没药等药物，改善患者梗阻症状。

赵国岑根据自身临床经验，自制癌痛散（蟾酥20g，生川乌50g，生草乌50g，制马钱子50g，急性子50g，延胡索20g，丁香20g，乳香20g，没药20g，细辛20g，生半夏20g，雄黄20g，冰片20g，生大黄50g）外敷病变相应体表处，使药力直达食管肿瘤病灶处，达到杀灭癌细胞、软坚散结、活血化瘀、消肿去腐、消瘤止痛的目的，快速消除食管病位处的堵塞和梗阻，尽快改善食管癌患者不能正常进食的困境。

东蔷子（沙米） Dongqiangzi

《本草拾遗》

【基原】

本品为藜科植物沙蓬 *Agriophyllum squarrosum*（L.）Moq. 的种子。

主要分布于我国东北、华北、西北及西藏等地。

【别名】

沙蓬米，登相子，登粟，吉刺儿。

【性味归经及毒性】

《中药大辞典》：甘，平。归肺、脾、胃经。

【功效】

《中药大辞典》：健脾消食。

《中华本草》：发表解热，利水。

【主治】

《中药大辞典》：主治食积，噎膈，反胃。

《中华本草》：主治饮食积滞，感冒发烧，肾炎。

【用量】

《中药大辞典》：内服煎汤 9～15g。

【应用方法】

《中药大辞典》：内服煎汤，或煮食。

【古籍论述】

《本草纲目拾遗》：味甘性温，通利大肠，消宿食，治噎隔反胃，服之不饥。

莪术　Ezhu

《药性论》

【基原】

本品为姜科植物蓬莪术 *Curcuma phaeocaulis* Val.、广西莪术 *Curcuma kwang-siensis* S. G. Lee et C. F. Liang 或温郁金 *Curcuma wenyujin* Y. H. Chen et C. Ling 的干燥根茎。

主产于四川、广西、浙江。

【别名】

蓬莪，温莪术，山姜黄，芋儿七，臭屎姜，蓝心姜，黑心姜，姜七。

【性味归经及毒性】

《中国药典》：辛、苦，温。归肝、脾经。

【功效】

《中国药典》：行气破血，消积止痛。

【主治】

《中国药典》：用于癥瘕痞块，瘀血经闭，胸痹心痛，食积胀痛。

《中药大辞典》：主治血气心痛，饮食积滞，脘腹胀痛，血滞经闭，痛经，跌打损伤。

《中医大辞典》：治癥瘕积聚。

《中药学》：食积气滞。

【用量】

《中国药典》：6~9g。

《中药大辞典》：内服煎汤 3~10g。

《中医大辞典》：4.5~9g。

【应用方法】

《中药大辞典》：内服煎汤，或入丸、散。外用煎汤洗，或研末调敷。行气止痛多生用，破血祛瘀宜醋炒。

《中药学》：醋制后可增强祛瘀止痛作用。

【警戒与禁忌】

《中国药典》：孕妇禁用。

《中药大辞典》：月经过多禁服。

《雷公炮制药性解》：虚人禁之。

《本草正》：性刚气峻，非有坚顽之积，不宜用。

《药性通考》：乃攻坚之药，可为佐使，而不可久用。

《本草害利》：凡经事先期，及一切血热为病者忌之。

《全国中草药汇编》：莪术油注射液不良反应主要表现为过敏性休克（34.6%），其余依次为全身过敏反应（26.2%），皮肤及附件损害（19.6%），消化系统反应（14.1%），鼻出血（2.8%），血尿（1.9%）等。

【现代药理研究】

莪术主要含莪术醇、莪术二酮、β-榄香烯等挥发油成分。本品对口腔癌、宫颈癌等均有抑制作用。研究表明，莪术油中主要的抗肿瘤活性成分为莪术醇、莪术二酮、β-榄香烯、吉马酮、莪术酮。

另有研究发现，莪术水提物具有体内外抑制口腔癌细胞增殖的作用，其作用机制与促进口腔癌细胞凋亡、上调 notch1 基因表达有关。此外，莪术油可通过上调宫颈癌 HeLa 细胞 HLA-1、TAP1、TAP2 的基因表达，从而加强宫颈癌细胞表面的抗原呈递，避免病变细胞免疫逃逸，帮助机体清除 HPV 感染及癌变细胞。

莪术挥发油还有抑菌、抗炎、抗胃溃疡、保肝和抗早孕等作用，可以抑制血小板聚集，促进微动脉血流恢复，促进局部微循环恢复等作用。

【毒理】

莪术可影响正常大鼠和血瘀证模型大鼠的神经行为发育，对正常大鼠的毒性效应更明显。

莪术醇提取物：小鼠口服的半数致死量为 $86.8 \pm 12g/kg$（生药）。大鼠灌胃不同剂量的莪术醇，在中、低剂量下，对大鼠肾脏器官造成了尿素指标稍微偏高的影响；在高剂量下，对大鼠肾脏器官造成了尿素指标稍微偏高而肌酐指标和尿酸指标偏高较大的影响，对大鼠表现出一定的毒害作用，但致死作用不明显。

【临床应用】

莪术性辛、苦，温，归肝、脾经，具有行气止痛、消积散结、破血祛瘀之作用。古今众多医家对莪术及其复方治疗食管癌进行了深入研究，发现其治疗痰瘀互结型食管癌效果显著。

一、含莪术之复方联合放化疗治疗食管癌

白学章等人应用含有莪术的扶正固本汤联合化疗治疗中晚期食管癌，发现该方可减少化疗毒副反应，提高疗效。其中莪术具有固本散结消瘤的功效，联合其他药物在促进化疗药物杀伤肿瘤细胞的同时，又可改善机体免疫功能。

戴聪军认为手术及放化疗等治疗方法可使食管癌患者机体受到损伤，免疫功能降低，并且手术及术后辅助治疗也难以解决潜在转移或可能脱落播散的肿瘤细胞。因此他在临床采用扶正消癌之法，用扶正消癌汤辅助治疗食管癌术后化疗的患者，可减轻食管癌手术及化疗所致的不良反应，提高患者生存质量，提高机体免疫力。扶正消癌汤药物组成：人参 10g，黄芪 30g，茯苓 20g，厚朴 10g，砂仁 6g，玄参 20g，莪术 10g，全蝎 6g，蜈蚣 6g，白花蛇舌草 30g，仙鹤草 30g，威灵仙 15g。其中莪术活血化瘀，与其他药物合用可益气养阴、化痰活血、清热解毒，以扶正消癌。

王新杰等认为食管癌病机实者多系气、血、痰互结于食管，虚者系津血日渐枯

槁，以正虚为本，气滞、痰凝、瘀结为标，属本虚标实证，治宜扶正祛邪、标本兼治，应用复方斑蝥胶囊联合 TP 方案治疗 121 例晚期食管癌患者，取得了较满意的疗效。复方斑蝥胶囊方由斑蝥、人参、黄芪、刺五加、三棱、半枝莲、莪术、山茱萸、女贞子、熊胆粉、甘草等组成。其中，莪术具有破血祛瘀、行气止痛之功，对肿瘤细胞有抑制作用。

黄代鸿应用自拟方（全瓜蒌、莪术及半夏各 15g，浙贝母 12g，干蟾皮 6g，水蛭、山慈菇各 3g）联合化疗治疗晚期食管癌患者，效果显著。其中莪术补气升阳，健脾生肌，能有效消除消化道水肿，减轻胃肠道不适。

王文钰等用化噎汤联合西药治疗中晚期食管癌，取得较好效果。化噎汤组成：制半夏 9g，木香 9g，白花蛇舌草 30g，炒麦芽 30g，制胆南星 9g，茯苓 15g，白术 15g，青礞石 24g，青皮 15g，苏梗 12g，莪术 12g，陈皮 15g，生甘草 9g。方中莪术有抗菌、抗肿瘤的作用，诸药合用治疗中晚期食管癌，能有效改善临床症状和预后。

陈爱飞等用红乌合剂联合化疗治疗晚期食管癌患者，可提高化疗疗效，改善患者生存质量，且未加重毒副反应，安全可靠。红乌合剂由红豆杉、乌骨藤各 100g，莪术、薏苡仁各 60g 组成。莪术行气破血、消积止痛，与诸药同用，共奏活血行气、散结止痛、健脾渗湿之功。

张秋枫等人认为中晚期食管癌患者多为痰瘀互结，在治疗上应用膈气散行气消滞、化痰散瘀消癥、解毒消肿的同时配合放化疗，能明显改善患者临床症状和体征，减轻放化疗的毒副反应，提高机体的免疫功能和患者生活质量。膈气散组成：三棱、莪术、木香、槟榔、枳壳、郁金、旋覆花、急性子各 10g，厚朴、姜半夏、陈皮、制天南星、山豆根各 15g，半枝莲 30g，蜈蚣、全蝎各 6g。

袁文俊等人应用中药减癥通噎方与放化疗协同治疗食管癌患者，临床效果十分满意。减癥通噎方组成：旋覆花 30g（另包），代赭石 30g，太子参 20g，血竭 10g，三七 10g，莪术 15g，延胡索 20g，石见穿 20g。其中莪术苦泄辛散温通，既入血分，又入气分，能破血散瘀、消癥化积、行气止痛，且莪术具有抗癌、升白细胞疗效。

二、纯中药治疗食管癌

黄献钟根据自身临床经验，应用自拟方（桃仁、赤芍、红花、青皮、远志、竹茹、莪术、瓜蒌、胆南星、半夏）治疗痰瘀互结型食管癌，使患者进食困难症状较前明显改善，涎沫减少，胸痛减轻。

陈美云认为食管癌晚期最常见的症状在于饮食不下，膈咽不通，证属阳气亏虚、痰瘀互结，治疗当以通畅食管，使饮食得下，气血津液才能有化生之源。故治疗选择温阳益气、活血化痰之法。药用制附片、肉桂、威灵仙、党参、黄芪、法半夏、莱菔子、白芥子、皂角刺、川芎、莪术、延胡索、血余炭、炙甘草，临床效果显著。其中莪术活血化瘀可调节机体免疫功能，降低血小板的黏附聚集，降低纤维蛋白含量，促进纤维蛋白溶解，增加血流量，改善微循环及高凝状态，使肿瘤细胞处于免疫监控之下，病情得到较好控制。

刘健美等人应用中药外敷联合中医情志护理干预晚期食管癌疼痛患者，临床效果较好、不良反应轻、使用方便。中药外敷药物组成：大黄10g，黄柏10g，姜黄10g，蟾酥3g，冰片3g，马钱子10g，红花10g，桃仁10g，乳香10g，没药10g，血竭10g，细辛6g，莪术10g，全蝎10g，蜈蚣2条，桂枝10g。其中莪术与其他药配伍以行气活血破瘀、通经止痛，治疗食管癌所致疼痛效果显著，毒副作用小，更无成瘾性，在镇痛的同时对肿瘤本身也有治疗作用，达到标本兼治的目的。

陈涛应用含莪术之化痰破瘀方（陈皮15g，制半夏9g，制胆南星9g，莪术9g，白花蛇舌草18g，半枝莲12g，山慈菇30g，茯苓15g，海藻30g，五灵脂12g，郁金9g）联合化疗治疗晚期食管癌，其综合疗效明显优于单纯化疗，表现在增强化疗作用，降低化疗毒副作用，预防化疗导致的免疫功能低下等方面。

董明娥以含莪术之健脾散结汤（山豆根10g，半夏、冬凌草、茯苓、鸡内金各15g，郁金、莪术、生黄芪、半枝莲各30g）配合介入疗法治疗中晚期食管鳞癌，可使中药与化疗协同增效，提高患者的生存质量。

鹅毛　Emao

《名医别录》

【基原】

本品为鸭科动物家鹅 *Anser cygnoides orientalis* L. 的毛。

以华东、华南地区饲养较多。一般饲养于河湖近旁。

【性味归经及毒性】

《中华本草》：味咸，性凉。

《岭表录异》：性冷。

【功效】

《中药大辞典》：解毒消肿，收湿敛疮。

【主治】

《中药大辞典》：主治痈肿疮毒，风癣疥癞，湿疹湿疮，噎膈，惊痫。

【用量】

《中药大辞典》：内服入丸散 3～6g。

【应用方法】

《中药大辞典》：内服煅存性研末，或入丸散。外用研末撒或调敷。

【古籍论述】

《本草撮要》：噎膈病白鹅尾毛烧灰米汤下，每服一钱，数次即愈。

鹅血　Exue

《本草经集注》

【基原】

本品为鸭科动物家鹅 *Anser cygnoides orientalis* L. 的血。

以华东、华南地区饲养较多。一般饲养于河湖近旁。

【性味归经及毒性】

《饮食须知》：味咸，微毒。

《中华本草》：味咸，性平。

《中医大辞典》：微毒。

《全国中草药汇编》：归肝经。

【功效】

《中药大辞典》：解毒，散血，消坚。

【主治】

《中药大辞典》：主治噎膈反胃，药物中毒。

《中医大辞典》：治白细胞减少症。

《全国中草药汇编》：解毒。

【用量】

《中药大辞典》：内服100～200mL。

【应用方法】

《中药大辞典》：内服趁热生饮，或制成糖浆、片剂服。

《中医大辞典》：开水冲服。

【古籍论述】

《本草分经》：温有毒，发疮动风，火熏者尤甚。血治反胃噎膈。

《本草撮要》：鹅血愈噎膈反胃。

《本草从新》：甘温有毒，发风发疮，火熏者尤毒，鹅血愈噎膈反胃。

《药性切用》：开血膈噎塞，乘热生饮。

【现代药理研究】

鹅血主要含有铁、钾、钠等微量元素及蛋氨酸、苏氨酸等氨基酸成分。鹅血对胃癌有抑制作用，可以激活黏附补体，对肿瘤细胞有杀伤作用；同时，有研究表明因红细胞膜上有 C_3b 受体，激活黏附补体的肿瘤细胞易被红细胞围攻杀伤，红细胞膜内含有丰富的过氧化物歧化酶（SOD）以及过氧化物酶，可通过黏附接触，杀伤肿瘤细胞。另有研究表明鹅血清的蛋白组分具有一定的抑制胃癌肿瘤细胞生长的作用，其主要成分集中于10kD组分。

鹅血还具有抑菌和调节机体免疫的作用，能激活吞噬细胞的吞噬作用和提高抗病能力。

【临床应用】

鹅血具有解毒、散血、软坚之功效。常用于治疗噎膈反胃。

一、单味鹅血治疗食管癌的临床应用

中医古籍中早有利用鹅血治疗噎膈的记载，《张氏医通》记载："合用生鹅血，乘热饮之……凡噎膈呕逆，用之辄效。当知噎膈呕逆，虽属胃中血枯，若中无瘀结，何致捍格不入，故取同气相感之力，一涌而荡散无余，真补中寓泻之良法。详鹅血可以激发胃中宿滞……总取以血攻血，而无峻攻伤胃之虞。"《续名医类案》曰：

"血膈症，饮生鹅血，当吐血块而愈。"现代医学研究发现鹅血中含有较高浓度的免疫球蛋白，具有抗癌作用。单兆伟常建议食管癌患者热饮新鲜鹅血 10mL，每日 1 次，2 周为 1 个疗程。

二、含鹅血复方治疗食管癌

胡国泰用自拟方［生晒参 6g（另煎），生地黄 15g，当归 15g，麦冬 15g，桃仁 10g，红花 10g，三棱 10g，莪术 10g，山豆根 10g，制胆南星 10g，龙葵 30g，半枝莲 30g，白花蛇舌草 30g，蛇莓 20g，石打穿 20g，山慈菇 20g］治疗食管癌的同时，嘱患者每日趁热饮用鲜鹅血 100mL，鹅血凉润，可抗癌，使患者进食梗阻情况明显好转，生存期亦得到延长。

周宜强对食管癌梗阻的患者尝试用鹅血热饮，生半夏合醋制紫硇砂含咽等法，可有效缓解梗阻症状，配合全身治疗，可提高患者生存质量。

冀汝文自拟治噎方加饮鸭血治疗中晚期食管癌患者 28 例，治噎方药物组成：生牡蛎 30g，元参 10g，浙贝母 10g，夏枯草 30g，海藻 12g，昆布 12g，番木鳖 1.5g，山慈菇 5g，水蛭 5g（分冲），白花蛇舌草 30g，半枝莲 30g，西洋参 10g，沙参 10g，当归 10g，肉苁蓉 10g，代赭石 30g，生半夏 1.5g。白鸭一只，杀鸭取血温饮，7 日 1 次，临床取得显著疗效。

蜂蜜　Fengmi

《神农本草经》

【基原】

本品为蜜蜂科昆虫中华蜜蜂 *Apis cerana* Fabricius 或意大利蜂 *Apis mellifera* Linnaeus 所酿的蜜。春至秋季采收，滤过。

全国大部分地区均产。

【别名】

蜂糖，石蜜，石饴，食蜜，蜜，白蜜，白沙蜜，蜜糖，沙蜜，蜂糖。

【性味归经及毒性】

《中国药典》：甘，平。归肺、脾、大肠经。

《中药大辞典》：归脾、胃、肺、大肠经。

【功效】

《中国药典》：补中，润燥，止痛，解毒；外用生肌敛疮。

《中华本草》：调补脾胃，缓急止痛，润肺止咳，润肠通便，润肤生肌。

《中医大辞典》：滋养。

【主治】

《中国药典》：用于脘腹虚痛，肺燥干咳，肠燥便秘，解乌头类药毒；外治疮疡不敛，水火烫伤。

《中药大辞典》：主治肺燥咳嗽，疮疡，手足皲裂。

《中华本草》：主治目赤，口疮，风疹瘙痒。

《中医大辞典》：①治胃、十二指肠溃疡。②涂治汤火烫伤，鼻炎。

《中药学》：适用于脾气虚弱，脘腹挛急疼痛。

【用量】

《中华本草》：外用适量。

《中医大辞典》：温开水冲服 15～30g。外用涂敷。

【应用方法】

《中药大辞典》：内服冲调，或入丸剂、膏剂。外用涂敷。

《中医大辞典》：温开水冲服。

【警戒与禁忌】

《中药大辞典》：痰湿内蕴、中满痞胀及大便不实者禁服。

《千金方》：七月勿食生蜜，令人暴下，发霍乱。

《食疗本草》：忌生冷、醋、滑臭物。

《医学入门》：中寒有湿者禁用。

《本草纲目》：多食亦生湿热虫，小儿尤为戒之。

《本草经疏》：石蜜，生者性寒滑，能作泄，大肠气虚、完谷不化者不宜用，呕家酒家不宜用，中满蛊胀不宜用，湿热脚气不宜用。

《本经逢原》：脾胃不实，肾气虚滑，及湿热痰滞，胸痞不宽者，咸须忌之。

《中药学》：本品有助湿满中之弊，又能滑肠，故湿阻中满，湿热痰滞，便溏泄泻者慎用。

【古籍论述】

《本草述钩元》：蜂蜜同芦根汁人乳牛羊乳童便，治噎膈大便燥结，有痰加竹沥。

【现代药理研究】

蜂蜜主要含有糖类、氨基酸、挥发油、有机酸、蜡质、酶类等化合物。本品对口腔癌、结肠癌和白血病等均有治疗作用。研究表明蜂蜜中的酚酸类物质对不同类型的白血病细胞株都具有抗性，能增强化疗药物如氟尿嘧啶和环磷酰胺等的抗肿瘤活性。尚有研究表明蜂蜜对多种癌症细胞系和组织，如乳腺癌、结肠癌、肾癌、前列腺癌、宫颈癌和口腔癌等都具有一定作用，这在临床试验中也得到了证实。绿原酸通过诱导产生活性氧而治疗结肠癌，通过影响细胞凋亡相关基因的表达而发挥抑制肺癌细胞生长的作用。

此外蜂蜜还能促进实验动物小肠的推进运动、促进创伤组织愈合，具有解毒、抗菌、抗氧化、调节免疫以及保肝、降血糖、降血脂、降血压等作用。

【临床应用】

蜂蜜是治疗食管癌的常用中药，可调补脾胃，外用对创面有收敛、促进愈合等作用，内服有营养、润滑等作用。临床常用来与中药散剂同服，使散剂进入消化道后能保留在黏膜上，延长其发挥局部治疗作用的时间。

一、单味蜂蜜治疗食管癌的临床应用

张丽丽运用蜂宝素（蜂王浆、蜂蜜、蜂胶醇化液制剂）治疗食管癌，饭前服，日服 3 次，每次 20mL，治疗 10 天后患者呕吐停止，能喝一碗粥；治疗 1 个月后，汤水难下、呕吐症状消失，饮食正常，体力恢复。

二、含蜂蜜复方治疗食管癌的临床应用

（一）联合化疗的临床应用

姜玲在化疗基础上加服中药百口开关饮，药物组成：代赭石、川牛膝、鹅管石、威灵仙、柿霜、急性子各 10g，硼砂、硇砂各 6g，青礞石 5g。川牛膝、威灵仙、急性子先水煎煮取汁，其他药物均碾成粉末后加入汁液中，趁热放入蜂蜜、藕粉混合均匀至糊状，慢慢吞服，3 小时内服完，每日 1 剂。治疗中晚期食管癌，疗效明显

优于单纯化疗。

李翠华等利用食管通合剂辅助化疗综合治疗中晚期食管癌，食管通合剂组成：太子参、当归、丹参、黄芪、玉竹、半枝莲、鸡血藤、白术、山豆根、沙参、旋覆花、代赭石、菟丝子、熟地黄、女贞子、全瓜蒌、生蜂蜜。结果显示 1 年生存率为 68.5%，特效率与显效率为 82.45%。经中药治疗，患者临床症状得到改善，治疗依从性增加，能积极配合治疗。通过中医药综合疗法，为患者提供更加满意的治疗方案，为患者设置个性化治疗方案，从根本上改善食管癌不良症状。

（二）联合放疗的临床应用

秦善文等人采用通噎丸配合放疗治疗食管癌，疗效较为满意。通噎丸方中三七化瘀止血、活血定痛，为方中主药。辅以熟地黄滋阴补血，填精益髓；黄芪补气升阳，托疮生肌；冰片开窍化瘀，清热止痛。佐以山慈菇消痈散结，清热解毒；硇砂祛瘀消肿，软坚散结，抗癌抑瘤；硼砂化痰消肿，清热解毒。蜂蜜补中缓急，调和诸药，且能矫正药味，便于服用。诸药合用，共奏化瘀理气、化痰散结、滋阴益气之功。

三、纯中药治疗食管癌临床应用

孙亚波等采用蓝天丸治疗晚期食管癌吞咽困难患者 40 例，收到良好效果。蓝天丸制备方法：麝香、硇砂、制马钱子、血竭、皂角刺、冰片、沉香、蜈蚣，研为细末，加适量蜂蜜，调制成丸。蜂蜜补中、止痛、解毒为使药，且能增强机体免疫功能，有保肝、抗肿瘤等作用。对于改善中晚期食管癌患者吞咽困难症状、提高生活质量有确切疗效。

尤建良认为虫类药能搜络祛邪、散结逐瘀，治疗食管癌疗效显著。自组散剂：全蝎20g，蛤蚧20g，蜈蚣20g，僵蚕10g，蝉衣10g。研末加蜂蜜调服，每次1g，早晚各 1 次，并嘱患者服药后翻身数次，使散剂进入消化道后能保留在黏膜上，延长其发挥治疗作用的时间。

四、纯中药治疗食管癌并发症的临床应用

放射性食管炎是食管癌放疗后的主要并发症，常给患者带来局部疼痛，吞咽、进食困难加重等痛苦，生活质量明显下降，重者需终止放疗。蜂锡合剂中蜂蜜有清热、解毒、润燥的作用，能止疮疡之痛，促进创面愈合。锡类散能解毒化腐，两者

合用可在食管黏膜表面形成一层保护膜而保护食管。

苏雪峰等认为放射性食管炎属中医学的"噎膈"，中医学认为放疗的副作用是火邪外侵、灼伤阴液，可辨证为阴亏火热、瘀血内结，予以滋阴清热、消瘀止痛之汤剂可取效，故应用白药蜂蜜饮治疗放射性食管炎。白药蜂蜜饮制法：将云南白药4g去保险子后倒入50g蜂蜜中充分搅拌。用法：在患者放疗过程中出现疼痛症状后开始用药，先喝一些温开水，含一大口药徐徐咽下，在床上适当做一些左右翻滚的动作，使药物充分黏附于食管壁，2小时内禁食、水。每日1次，配一份药可用3天，疗效显著。云南白药止血定痛、祛瘀活血，为活血镇痛之良药，而蜂蜜益气补中、止痛解毒，对创面有收敛和促进愈合的作用，不仅可疗疾，又因其质黏稠，也是良好的黏附剂，长时间作用于发炎部位，疗效十分显著。

穿孔是中晚期食管癌常见的严重并发症之一，姚毅波等采用放疗配合中药白及蜂蜜煎剂，治疗中晚期食管癌患者126例，疗效满意，有效地预防了穿孔的发生，并有利于小瘘口的闭合。

茯苓　Fuling

《神农本草经》

【基原】

本品为多孔菌科真菌茯苓 *Poria cocos*（Schw.）Wolf 的干燥菌核。

主产于安徽、云南、湖北。

【别名】

茯菟，松腴，不死面，松薯，松苓，松木薯，茯菟，白茯苓，云苓，赤茯苓。

【性味归经及毒性】

《中国药典》：甘、淡，平。归心、肺、脾、肾经。

《中医大辞典》：入心、脾、肾经。

【功效】

《中国药典》：利水渗湿，健脾。

《中药大辞典》：健脾和胃，宁心安神。

《中医大辞典》：赤茯苓行水利窍。

《全国中草药汇编》：分利湿热。茯苓皮利水消肿。

【主治】

《中国药典》：用于水肿尿少，痰饮眩悸，脾虚食少，便溏泄泻，心神不安，惊悸失眠。

《中药大辞典》：主治小便不利、水肿胀满、痰饮咳逆、呕吐、心悸不安、失眠健忘、遗精白浊。

《中医大辞典》：治食少脘闷、大便泄泻、眩晕、梦遗、白浊、小便余沥、带下。赤茯苓治淋浊，泄痢。

【用量】

《中药大辞典》：内服煎汤 10~15g。

《中医大辞典》：煎服 9~15g。

《全国中草药汇编》：茯苓皮 15~30g。

【应用方法】

《中药大辞典》：内服煎汤，或入丸散。宁心安神用朱砂拌。

【警戒与禁忌】

《中药大辞典》：阴虚而无湿热、虚寒滑精、气虚下陷者慎服。

《本草经集注》：马蔺为之使。得甘草、防风、芍药、紫石英、麦门冬，共疗五脏。恶白敛，畏牡蒙、地榆、雄黄、秦艽、龟甲。

《药性论》：忌米醋。

《医学启源》：如小便利或数服之，则损人目；如汗多人服之，损元气，夭人寿。

《汤液本草》：酒浸，与光明朱砂同用，能秘真。

《本草正》：若以人乳拌晒，乳粉既多，补阴亦妙。

《本草经疏》：患者肾虚，小水自利或不禁或虚寒精清滑，皆不得服。

《得宜本草》：得人参能下气，得半夏能涤饮。

《得配本草》：上热阳虚（虚阳上浮故热），气虚下陷，心肾虚寒，汗多血虚，水涸口干，阴虚下陷俱禁用。

【古籍论述】

《长沙药解》：茯苓利水燥土，泻饮消痰，善安悸动，最豁郁满，除汗下之烦躁，止水饮之燥渴，淋癃泄痢之神品，崩漏遗带之妙药，气鼓与水胀皆灵，反胃共噎膈俱效，功标百病，效著千方。

《医学摘粹》：茯苓利水燥土，泄饮消痰，善安悸动，最豁郁满，除汗下之烦躁，止水饮之燥渴，淋癃泄利之神品，崩漏遗带之妙药。气鼓与水胀皆灵，反胃共噎膈俱效。功标百病，效著千方。

【现代药理研究】

茯苓主要含有多聚糖、三萜类及甾醇类成分。本品对胃癌和乳腺癌等均有治疗作用，茯苓抗胃癌和乳腺癌的活性组分为茯苓多糖和乙酸乙酯组分。尚有研究表明硫酸化茯苓多糖（PS）可以通过增强自然杀伤细胞的杀伤活力，促进淋巴细胞增殖，增强机体特异性免疫功能而发挥抗肿瘤作用，另有研究表明 PS 还可以拮抗免疫抑制药所致的免疫抑制。

此外，茯苓还具有利尿、镇静、增加心肌收缩力、增强免疫功能、护肝、降血糖、延缓衰老、抗胃溃疡等作用。

【临床应用】

茯苓是治疗食管癌的常用药物，该药具有利水渗湿、健脾宁心的作用。古今众多医家对含茯苓的复方治疗食管癌进行了深入研究，发现其可明显改善食管癌患者的临床症状和生存质量。与手术及放化疗同用也有良好的协同增效作用，值得进一步研究并开发应用。

一、放化疗联合含茯苓的中药复方治疗食管癌的临床应用

马纯政等人运用化痰散瘀法治疗中晚期食管癌，具体药物：制半夏 9g，桃仁 15g，威灵仙 30g，制胆南星 9g，黄药子 10g，川贝母 10g，瓜蒌 15g，丹参 9g，红花 15g，茯苓 15g，郁金 15g，当归 15g。结果显示化痰散瘀法能提高接受放疗的中晚期食管癌患者临床缓解率及肿瘤稳定率，改善临床症状和生存质量，减轻放疗对骨髓的毒性。

临床研究发现在放化疗治疗中晚期食管癌时加用健脾消瘀的中药（党参 20g，茯苓 10g，白术 10g，炙甘草 6g，黄芪 30g，陈皮 10g，法半夏 10g，半枝莲 20g，熟地黄 10g，沙参 15g，麦冬 15g，猫爪草 10g，川贝母 15g，穿山甲 15g，煅牡蛎 30g）可在获得稳定疗效的同时，减轻放化疗的毒副反应。

临床运用中医益气清毒法（具体药物：党参 30g，白术 12g，茯苓 12g，甘草

10g，黄芪 30g，鳖甲 30g，重楼 6g，半枝莲 30g，白花蛇舌草 30g，藤梨根 30g，肿节风 12g，柴胡 10g）联合化疗可明显提高中晚期食管癌患者的生活质量，在改善中医临床症状及稳定患者体重方面效果显著，且能较好地抑制化疗期间毒副反应的发生以及降低肿瘤标志物 CEA 的水平。

培正散结通膈汤药物组成：太子参、黄芪、茯苓、半枝莲、冬凌草、急性子、全瓜蒌、丹参、代赭石各 30g，半夏、旋覆花（包煎）、莪术、三棱、蛤蚧各 10g，三七粉 2g（冲），联合 TP 方案治疗中晚期食管癌具有协同作用，可增强疗效，减少化疗的不良反应，综合改善患者预后。

中晚期食管癌，采用内镜下治疗联合益气养血汤剂〔石斛、枸杞子、沙参、代赭石各 35g，茯苓、木贼草、旋覆花、佩兰、象牙屑各 20g，半夏、苏梗、陈皮、枳实、木香各 15g，生黄芪 50g，阿胶 15g（烊化），熟大黄 4～7g，白豆蔻 7g〕能够显著改善患者的临床症状，提高预后生活质量。

含有茯苓的中药复方八珍汤（党参 20g，熟地黄 15g，白术 10g，茯苓 10g，当归 12g，白芍 15g，川芎 10g，甘草 6g，生姜 3 片，大枣 2 枚）辅助放化疗治疗中晚期食管癌能减轻放化疗的毒副反应，增强机体免疫功能，提高近期疗效和生活质量。

茯苓汤（茯苓 15g，人参 9g，橘皮 10g，白术 10g）联合放疗治疗中晚期痰气交阻型食管癌有较好的疗效，可以改善患者临床症状，提高患者生活质量，延长患者远期生存率。

二、手术联合含茯苓的中药复方治疗食管癌的临床应用

运用启膈散加减（沙参 9g，茯苓 3g，丹参 9g，郁金 15g，川贝母 4.5g，砂仁壳 12g，荷叶蒂 2 个，蒲黄 6g，杵头糠 1.5g，黄连 6g）联合支架置入术治疗食管癌并食管狭窄，近期疗效确切，可改善临床症状，减少术后并发症，改善进食状况，提高生活质量。

三、含茯苓的中药方剂治疗食管癌术后腹泻的临床应用

临床运用逍遥散加减（柴胡、甘草各 6g，白芍、茯苓各 20g，当归、炒白术、炒扁豆、莲子肉、党参、诃子、乌梅、干姜、五味子、炒芡实、玫瑰花、桂枝各 10g，炒鸡内金 15g，炒薏苡仁、山药、炒麦芽各 30g）治疗食管癌术后腹泻，有疏

肝健脾、益气温阳止泻的效果。

釜脐墨　Fuqimo

《四声本草》

【基原】

本品为杂草经燃烧后，附于锅脐或锅底部之烟灰。

【别名】

釜月中墨，锅底墨，锅底灰。

【性味归经及毒性】

《中药大辞典》：苦、辛，温。归肝、肺、脾、胃经。

《中医大辞典》：入肝、脾经。

《全国中草药汇编》：辛，温。归肝、肺、胃经。

【功效】

《中药大辞典》：止血，消积，解毒散火。

《中医大辞典》：敛疮解毒。

《全国中草药汇编》：止泻。

【主治】

《中药大辞典》：主治吐血，衄血，便血，血崩，带下，食积，痢疾，黄疸，咽喉肿痛，口舌生疮，臁疮，白秃头疮，外伤出血。

《中医大辞典》：①治咯血。②治聤耳。

《全国中草药汇编》：适用于功能性子宫出血，食积泻痢；外用适用于外伤出血，衄血。

【用量】

《中药大辞典》：内服煎汤3~9g。

《中医大辞典》：治吐血、咯血，内服0.9~1.2g。

《全国中草药汇编》：外用适量。

【应用方法】

《中药大辞典》：内服煎汤，或入丸、散。外用研末撒，或调敷。

《中医大辞典》：①治吐血咯血内服。②治聤耳，研末吹耳；治口疮，调搽。

《全国中草药汇编》：包煎。外用撒敷患处。

【警戒与禁忌】

《中药大辞典》：阴虚内热者慎服。

《开宝本草》：铛墨，金疮在面，慎勿涂之，黑人肉为印。

《本草经疏》：虽能止血，无益肠胃，救标则可，治本则非，故不宜多服。

《本草汇言》：阴虚火燥，咳嗽肺损者，勿用。

《本草骈比》：无瘀滞者忌用。

【古籍论述】

《本草述钩元》：釜脐墨一名釜月中墨。又名锅底墨……治噎膈，咽喉口舌一切诸疮，消化积滞。

【现代药理研究】

现代研究表明，釜脐墨主要含有硅酸、氧化钙等无机盐成分，具有治疗肠炎泄泻、咳嗽气喘等作用。

附子　Fuzi

《神农本草经》

【基原】

本品为毛茛科植物乌头 *Aconitum carmichaelii* Debx. 的子根的加工品。

主产于四川。

【别名】

附片，盐附子，黑顺片，白附片。

【性味归经及毒性】

《中国药典》：辛、甘，大热；有毒。归心、肾、脾经。

《中药大辞典》：辛、甘，热。

【功效】

《中国药典》：回阳救逆，补火助阳，散寒止痛。

《中药大辞典》：散寒除湿。

【主治】

《中国药典》：用于亡阳虚脱，肢冷脉微，心阳不足，胸痹心痛，虚寒吐泻，脘腹冷痛，肾阳虚衰，阳痿宫冷，阴寒水肿，阳虚外感，寒湿痹痛。

《中药大辞典》：主治阴盛格阳，大汗亡阳，吐泻厥逆，心腹冷痛，冷痢，脚气水肿，风寒湿痹，阴疽疮漏及一切沉寒痼冷之疾。

《中华本草》：主治亡阳欲脱，阳痿宫冷，心腹冷痛虚寒吐泻久痢，阴疽疮疡。

《中医大辞典》：治亡阳欲汗出，四肢厥冷，脉微欲绝。治脾胃虚寒，呕吐，泄泻，小儿慢惊，阳虚外感。治肾阳不足，畏寒肢冷，尿频。

【用量】

《中华本草》：内服煎汤 3 ~ 9g（炮制品），回阳救逆可用 18 ~ 30g。外用适量。

《中药学》：煎服 3 ~ 15g。

【应用方法】

《中药大辞典》：内服煎汤，或入丸、散。外用研末调敷，或切成薄片盖在患处或穴位上，用艾炷灸之。内服宜制用，宜久煎；外用多用生品。

《中药学》：煎服；先煎，久煎，口尝至无麻辣感为度。生品外用，内服须经炮制。

【警戒与禁忌】

《中国药典》：孕妇慎用；不宜与半夏、瓜蒌、瓜蒌子、瓜蒌皮、天花粉、川贝母、浙贝母、平贝母、伊贝母、湖北贝母、白蔹、白及同用。

《中药大辞典》：阴虚阳盛，真热假寒及孕妇均禁服。服药时不宜饮酒，不宜以白酒为饮。反半夏、瓜蒌、白蔹、白及、贝母。本品用之不当，可引起中毒，其症状为口舌、四肢及全身麻木，流涎，恶心，呕吐，腹泻，头昏，眼花，口干，脉搏减缓，呼吸困难，手足搐搦，神志不清，大小便失禁，血压及体温下降，心律紊乱，室性期前收缩和窦房结停搏等。中毒严重者，可死于循环、呼吸衰竭及严重的心律紊乱。

《本草经集注》：地胆为之使，恶蜈蚣，畏防风、黑豆、甘草、黄芪、人参、乌韭。

《珍珠囊》：与防风相反。

《汤液本草》：非身表凉而四肢厥者不可僭用。

《本草品汇精要》：妊娠不可服。

《本草纲目》：畏绿豆、乌韭、童溲、犀角，忌豉汁、稷米。

《本草经疏》：误用之于阴虚内热，血液衰少，伤寒、温病、热病阳厥等证，靡不立毙。

《中医大辞典》：内服过量或煎煮不当，易致中毒，出现唇舌、手足发麻，运动失灵，心律不整，甚至心脏及呼吸麻痹而死亡。孕妇忌服。服药时不宜饮酒，不宜以白酒为引。

《全国中草药汇编》：阴虚火旺的患者及孕妇忌服。本品因炮制或煎法不当，或用量过大，容易引起中毒。中毒症状：口腔灼热，发麻（从手指开始渐达全身），流涎，恶心，可能呕吐，疲倦，呼吸困难，瞳孔散大，脉搏不规律（弱而缓），皮肤冷而黏，面色发白，可能突然死亡。

【古籍论述】

《本草纲目》：附子治三阴伤寒，阴毒寒疝，中寒中风，痰厥气厥，柔痓癫痫，小儿慢惊，风湿麻痹，肿满脚气，头风，肾厥头痛，暴泻脱阳，久痢脾泄，寒疟瘴气，久病呕哕，反胃噎膈，痈疽不敛，久漏冷疮。合葱涕，塞耳治聋（时珍）。

《要药分剂》：附子治三阴伤寒，阴毒寒疝，中寒中风，痰厥气厥，柔痓癫痫，小儿慢惊风。疗头风，肾厥头痛，暴泻脱阳，久痢脾泄，寒疟，瘴气，久病呕哕，反胃噎膈，痈疽不敛，久漏冷疮。合葱涎塞耳治聋。

《本经逢原》：附子气味俱厚而辛烈，能通行十二经无所不至，暖脾胃而通噎膈，补命门而救阳虚，除心腹腰膝冷痛，开肢体痹湿痿弱。

《本草求真》：凡一切沉寒痼冷之症，用此无不奏效。故书皆载能治寒毒厥逆，呃逆呕哕，膈噎脾泄。食至喉即返，是槁在于吸间厌会，其症谓噎，食下胃脘，须臾吐出，是槁在于贲门。胃之上口，其症谓膈。食下良久吐出，是槁在于幽门，胃之下口，其症谓之反胃。历考诸书，皆以噎膈为有火。反胃为无火。而士材又谓但察脉大有力，呕吐酸臭，当作热治。脉小无力，呕吐清水，当作寒医。色之黄白而枯者为虚寒，色之红赤而泽者为实热，能合色脉，庶乎无误。

《本草择要纲目》：附子主治风寒咳逆，温中，散脏腑沉寒，拘挛膝痛，补虚散壅，脊强而厥，久病呕哕，反胃噎膈，痈疽不敛，下痢赤白，助阳退阴。

《景岳全书》：附子能除表里沉寒，厥逆寒噤，温中强阴，暖五脏，回阳气，除呕哕霍乱，反胃噎膈，心腹疼痛，胀满泻痢，肢体拘挛，寒邪湿气，胃寒蛔虫，寒痰寒疝，风湿麻痹，阴疽痈毒，久漏冷疮，格阳喉痹，阳虚二便不通，及妇人经寒不调，小儿慢惊等证。

《罗氏会约医镜》：凡中寒、中风、气厥、痰厥、咳逆、呕哕、噎膈、胃冷、脾泄、冷痢、霍乱转筋、拘挛、癥瘕、积聚、小儿慢惊、痘疮灰白、痈疽不敛、寒疝、胀满、蛔虫、麻木、格阳喉痹、阳虚二便不通，暖腰膝，坚筋骨，一切沉寒冷痼之病，无论在表在里，但脉细无神者，所宜急用。

《删补颐生微论》：附子主脏腑沉寒，三阴厥逆，心腹冷痛，积聚癥瘕，寒湿痿躄，暴泻脱阳，噎膈呕哕，痈疽不敛，小儿慢惊，痘疮灰白，胃寒蛔动，强阴堕胎，坚筋骨，益气力，为寒湿圣药。

《本草正》：附子能除表里沉寒，厥逆寒噤，温中强阴，暖五藏，回阳气，除呕哕，霍乱，反胃，噎膈，心腹疼痛胀满，泻痢，肢体拘挛，寒邪湿气，胃寒蛔虫，寒痰，寒疝，风湿麻痹，阴疽痈毒，久漏冷疮，格阳喉痹，阳虚二便不通及妇人经寒不调，小儿慢惊等证。

【现代药理研究】

附子主要含乌头碱、新乌头碱、次乌头碱、去甲乌头碱、去甲猪毛菜碱等生物碱成分，β-谷甾醇等甾醇类成分，腺苷（adenosine）、次黄嘌呤（hypoxanthine）、尿嘧啶（uracil）、棕榈酸（palmitic acid）、十三烷酸（tridecanoic acid）、亚油酸（linoleic acid）等成分。本品对胃癌和乳腺癌等均有治疗作用。附子提取物能显著抑制胃癌细胞 SGC-7901 的生长，使其有明显的凋亡改变。尚有研究表明附子总生物碱能改善二甲基苯蒽诱导的乳腺癌小鼠症状，阻止肿瘤进展。另有研究表明附子多糖（MPS）加长循环热敏脂质体（ALTSL）能进一步诱导肿瘤细胞凋亡，激活并促进 T 细胞转化和 NK 细胞的杀伤活性，增强机体的免疫功能，发挥抗肿瘤的协同作用。

附子还有强心、增加股动脉血流量、降低血管压力、扩张冠状血管和四肢血管、增强免疫与抗氧化、抗衰老、降低胆固醇、降糖、抗抑郁等作用。

【毒理】

附子中含有多种乌头碱类化合物，具有较强的毒性，尤其表现为心脏毒性。但经水解后形成的乌头碱，毒性则大大降低。乌头碱类结构属二萜类生物碱，既具有箭毒样作用，即阻断神经肌肉接头传导，还具有乌头碱样作用，表现为心律紊乱、血压下降、体温降低、呼吸抑制、肌肉麻痹和中枢神经功能紊乱等。附子大剂量粗制生物碱可导致多种动物全身性症状及呼吸麻痹，症状表现为呼吸停止先于循环紊乱。附子中毒原因主要是误食、用药不慎（如剂量过大，煎煮不当，配伍失宜等）或个体差异等，严重者可致死亡。

利福平作为肝药酶诱导剂可以显著减轻附子的毒性，但该作用呈剂量依赖性。

附子不同炮制品对妊娠虚寒腹痛大鼠的急性毒性不同，以盐附子毒性最大，且其毒性表现与附子对正常大鼠毒性表现相似；附子的毒性与疗效并存，辨证配伍准确，仍可用于妇产科。

心脏毒性：主要表现为心律失常、心悸、血压异常等，严重者可出现心源性休克甚至死亡。

神经系统毒性：不同浓度的乌头碱（0.5～100μmol/L）对神经细胞生长均有明显的抑制作用，并表现出浓度依赖性神经毒性作用，高浓度乌头碱（10～100μmol/L）的抑制强度高于低浓度乌头碱（0.5～5μmol/L）。体外实验证实了乌头碱对中脑多巴胺能神经元有神经毒性作用。乌头碱可破坏心肌细胞内钙离子稳态，引发心律失常。

呼吸系统毒性：实验发现乌头碱可损害肺成纤维细胞的 DNA，对肺成纤维细胞形成无氧化损伤，造成细胞凋零死亡，导致试验犬呼吸频率加快，呼吸幅度增大。

【临床应用】

附子具有回阳救逆、补火助阳、散寒止痛之功效。在食管癌的临床应用中，尤以治疗气虚阳微型疗效显著。

一、联合放化疗的临床应用

耿春霞认为中晚期食管癌患者常常不能耐受化疗的严重毒副反应，应用含有附子的扶正抗癌方可减轻不良反应，提高患者的生活质量。扶正抗癌方药物组成：红参 50g，白术 10g，蛇床子 20g，淫羊藿 30g，巴戟天 20g，山茱萸 10g，制附子 5g，枸杞子 20g，骨碎补 20g，熟地黄 10g，仙茅 10g，杜仲 30g，补骨脂 20g，当归 10g，肉桂 5g。实现祛邪与扶正有机结合，既提高综合疗法的抗癌功效，又重视减轻化疗的毒副反应，以保护患者体质和免疫功能。

高侃等人认为中晚期食管癌患者多为本虚标实之证，以阳虚为主，气虚阳微而致瘀血寒痰凝滞是其主要病机特点，自拟中药复方碎岩散联合化疗治疗气虚阳微型食管癌，取得满意效果。方中应用附子益气温阳，可补命门真火，与他药合用，共奏益气温阳、破瘀散结、扶正抗癌之功。

二、联合靶向治疗的临床应用

阎丽珠认为恶性肿瘤的中医病因多为气滞血瘀、痰湿内阻、热毒结滞。以自拟散结汤联合吉非替尼治疗晚期食管癌，取得很好疗效。散结汤药物组成：黄芪、茯苓、半夏、水蜈蚣、生地黄、熟地黄、当归、麦冬、桃仁、红花、厚朴、甘草、升麻、吴茱萸、竹茹、白花蛇舌草、附子。其中附子鼓舞阳气，温通食管而兼制寒药之弊，诸药合用，共奏滋阴养血、破结行瘀、行气化痰、降逆通管之功。

三、纯中药治疗食管癌的临床应用

司富春通过对古方治疗噎膈用药进行分析，发现以理气药和补气药应用最为广泛，其次为干姜、附子等温里药，在治疗气虚阳微型食管癌中效果显著。

黄一峰认为噎膈之初痰湿偏多，取附子粳米汤化裁，其中附子散寒湿、利胸膈，使患者进食梗阻症状较前改善。

王天虎认为食管癌病机不外气郁、痰阻、血瘀与阴虚血亏兼杂互见，本虚标实，而临床所见又以血瘀合并阴亏者居多。故以通幽汤加味治疗，其中附子鼓舞阳气，温通食管而兼制寒药之弊，临床获效满意。

蔡周主认为食管癌病因病机为忧愁思虑导致气结，气结则施行不化，不化则津液不利而令气塞，气机阻塞则脾运不化、胃失和降、精血乏源。久之则脾阳不振、胃气虚败、精血枯涸。以异功散健运脾胃，补而不滞，温而不燥，行而不过。其中附子温运脾阳、温中散寒，与生姜、柴胡共奏健脾理气、温中散寒、疏肝解郁、和中降逆之效。

四、含有附子之复方治疗食管癌并发症

刁本恕认为老年食管癌术后出现腹泻，多因患者年事已高、大病久病及手术等综合因素损伤脾阳，导致脾运失职、转输无权、水谷不从正化，因此应以温阳固本、温脾化饮为主。方选桂附理中丸，应用附子补火助阳，与他药合用，获得满意疗效。

宫深谋认为食管癌术后胃肠功能紊乱，是由于气血运行受阻、脉络痹阻、气机郁滞，或因气血不足、素体阳虚等导致，治当以活血化瘀、温中理气为主，用自拟方（黄芪30g，炒白术15g，当归12g，枳壳10g，乌药10g，肉桂10g，桃仁10g，附子10g，红参10g，干姜10g，炙甘草6g）治疗。其中附子与他药合用，共奏健脾燥湿之功，以恢复胃肠功能。

黄志军等人观察发现参附注射液可加快食管癌术后患者胃肠功能恢复，减少心血管并发症的发生率。参附注射液由人参和附子等组成，人参甘温力宏、大补元气；附子大辛大热、补火助阳；二者合用能上助心阳，下补肾阳，益气回阳。

甘遂　Gansui

《神农本草经》

【基原】

本品为大戟科植物甘遂 *Euphorbia kansui* T. N. Liou ex T. P. Wang 的干燥块根。

分布于陕西、河南、山西、甘肃、河北等地，主产于陕西、山西、河南等地。

【别名】

猫儿眼，化骨丹，甘泽，肿手花，萱根子，主田，重泽，苦泽，甘泽，九头狮子草，陵藁，甘藁，头痛花，鬼丑，陵津，肿手花根。

【性味归经及毒性】

《中国药典》：苦，寒；有毒。归肺、肾、大肠经。

《中医大辞典》：入脾、肺、肾经。

《全国中草药汇编》：全株有毒，根毒性较大。

【功效】

《中国药典》：泻水逐饮，消肿散结。

《中药大辞典》：破积通便。

《中医大辞典》：逐痰。

《全国中草药汇编》：逐水攻痰，通便消肿。

【主治】

《中国药典》：用于水肿胀满，胸腹积水，痰饮积聚，气逆咳喘，二便不利，风痰癫痫，痈肿疮毒。

《中药大辞典》：主治留饮，结胸，癥瘕积聚，咳喘，大小便不通。

《中医大辞典》：治水肿腹满，二便不通，痰迷癫痫，噎膈痞塞。

《全国中草药汇编》：适用于全身水肿。

【用量】

《中国药典》：0.5~1.5g，外用适量。

《中华本草》：内服0.5~1g，外用适量。

《中医大辞典》：内服入丸散一次用量0.6~1.5g；煎汤1.5~3g。

《全国中草药汇编》：0.9~2.4g。

【应用方法】

《中药大辞典》：内服入丸、散。外用：研末调敷。内服宜用炮制品。

《中医大辞典》：内服煎汤，醋制或面裹煨熟用。

《中药学》：炮制（醋炙减低毒性）后多入丸散用。外用生用。

【警戒与禁忌】

《中国药典》：孕妇禁用，不宜与甘草同用。

《中药大辞典》：气虚阴亏、脾胃虚弱及孕妇禁服；中病即止，不可过剂；反甘草。

《本草经集注》：恶远志，反甘草。

《本草纲目》：不可过服，但中病则可止也。

《医林纂要》：脾虚者忌。

《得配本草》：妄用大损元气，腹胀而死。

《药性切用》：非大水大实，不可轻用。

《中医大辞典》：体虚及孕妇忌用。

【古籍论述】

《本草纲目》：甘遂根泻肾经及隧道水湿，脚气，阴囊肿坠，痰迷癫痫，噎膈痞塞（时珍）。治膈气哽噎：甘遂（面煨）五钱，南木香一钱，为末。壮者一钱，弱者五分，水酒调下。（《怪病奇方》）。

《要药分剂》：脚气，阴囊肿坠，痰迷癫痫，噎膈痞塞。

《本草述钩元》：泻肾经及隧道水湿，脚气，阴囊肿坠，并治痰迷癫痫，噎膈痞塞，禀天地阴寒之气以生，水属阴，各从其类，故善逐水。

《景岳全书》：甘遂专于行水，能直达水结之处，如水结胸者，非此不除。若留痰留饮宿食，症坚积聚，无不能逐，故善治腹脚阴囊肿胀，去面目浮肿，通二便、泄膀胱湿热，及痰逆癫痫，噎膈痞塞。

《本草正》：专于行水，能直达水结之处，如水结胸者非此不除，若留痰、留饮、宿食、癥坚积聚无不能逐，故善治水肿腹脚、阴囊肿胀，去面目浮肿，通二便，泄膀胱湿热及痰逆癫痫、噎膈痞塞。

【现代药理研究】

甘遂主要含大戟二烯醇、α-大戟醇、甘遂醇（20-表大戟二烯醇）、巨大戟萜醇、羟基酪醇、亚油酸、甘遂萜酯 A、甘遂萜酯 B 等萜类成分，另含有棕榈酸、枸橼酸、草酸、鞣质等成分。现代研究表明，甘遂对肿瘤有抑制作用。甘遂醇提物对人乳腺癌细胞（MCF-7）有较好的抑制作用，半数抑制浓度（IC50）为 $202\mu g \cdot mL^{-1}$；甘遂乙酸乙酯萃取物和环己烷萃取物对 MCF-7 有较好的抑制作用，IC50 分别为 $552\mu g \cdot mL^{-1}$ 和 $378\mu g \cdot mL^{-1}$，仅在高浓度时对 A549 和 HepG2 细胞增殖有抑制作用。尚有研究表明甘遂水溶性组分高浓度时对 A549 细胞和 HepG2 细胞增殖有促进作用。甘遂提取物可明显抑制小鼠移植的肿瘤瘤株 Hep 和 S180 瘤细胞的生长。另有研究表明，甘遂提取物对人上皮样肝癌 BEL-7402 细胞的生长也有明显的抑制作用，推测甘遂提取物可能通过破坏肿瘤细胞的细胞膜和线粒体进而抑制肿瘤细胞的生长。

甘遂还具有增加肠蠕动、镇痛、引产、抗白血病、抗生育、抗氧化等药理作用。

【毒性】

甘遂的毒性作用较强，连续静脉给药 7 天，可见心、肝、肾的中毒性组织学改变。甘遂注射液有很强的溶血作用，本品内服过多，其中毒反应为腹痛，剧烈腹泻水样便，呈里急后重感；可出现霍乱样、米汤样大便，并有恶心、呕吐、头晕、头痛、心悸、血压下降、脱水、呼吸困难、脉搏细弱、体温下降、谵语、发绀等症状，甚至可因呼吸、循环衰竭而死亡。

通过代谢组学的研究发现甘遂会引起小鼠内生代谢物改变，使内脏环境紊乱。醋甘遂的石油醚、二氯甲烷、乙酸乙酯和乙醇提取物中，石油醚提取物毒性最大，且主要毒性为肝毒性和胃肠道刺激性。对甘遂生品、甘遂醇提物、石油醚萃取物、氯仿萃取物、乙酸乙酯萃取物、正丁醇萃取物及其甘草汁拌制品进行热解特性分析，结果可见甘草汁的加入，使甘遂的毒性部位、石油醚部位及氯仿部位的热解速率增加，最大热失重速率峰的温度点降低，同时药效部位、乙酸乙酯部位虽然在升温过程中亦有所下降，但是整体失重率及失重速率相对较小，达到保留药效成分的作用。

【临床应用】

甘遂味苦，性寒，有毒，具有泻水逐饮、消肿散结的作用，在临床常用来治疗食管癌术后并发症，并取得一定疗效。

一、以甘遂为主的复方治疗食管癌的临床应用

王增慧认为临床中应用"十八反"对一些疾病有治疗作用，如甘遂甘草散能减轻食管癌患者的食管梗阻情况，增加患者食量，延长生存期，为下一步治疗创造条件。甘遂甘草散的配制和用法：甘遂用白面包裹，埋在锯木火中或炉上烤干，将外包的面粉烤黄。弃去外包面粉，取烤干的甘遂在铜药钵中捣碎，将甘遂粉过细筛备用。生甘草切碎后，也在铜药钵中捣碎，将甘草粉过细筛备用。临用时，取甘遂粉1分，甘草粉5厘，混合，以温开水冲服，一日3次。

二、含甘遂之复方治疗食管癌的临床应用

（一）纯中药治疗食管癌的临床应用

闫相民等认为食管癌多由痰浊瘀血搏结而成，临床以自制化痰开结散治疗中晚期食管癌，取得较好的疗效。化痰开结散药物组成：硝石、紫硇砂、金礞石、生半夏、雄黄、轻粉、明矾、甘遂、大黄、干蟾皮、青盐。以上药共研为极细末拌匀，每次服1.5g。方中甘遂与他药配伍可化痰散结、解毒消肿。

（二）纯中药治疗食管癌术后并发症的临床应用

胸腔积液是开胸探查、食管癌切除术后的常见并发症。李志广采用控涎丹治疗食管癌术后出现胸腔积液的患者。方中应用甘遂峻逐痰饮水湿，消癥化瘀，与他药配伍，使痰涎祛、瘀血化，胸腔积液自消。

潘立群认为肠梗阻是食管癌术后患者的远期并发症，如系上段空肠梗阻，主要因胆胰等消化液的大量积聚，故应及时进行胃肠减压，并将甘遂末溶于水中，从胃管注入，以助逐水通腑之力，中病即止，临床取得一定疗效。

甘蔗　Ganzhe

《名医别录》

【基原】

本品为禾本科甘蔗 *Saccharum officinarum* L.，以秆、汁入药。

分布于我国南方各省。

【别名】

薯蔗，干蔗，接肠草，竿蔗，糖梗，干蔗。

【性味归经及毒性】

《中药大辞典》：甘，凉。归肺、脾、胃经。

《中华本草》：味甘，性寒。

《中医大辞典》：入肺、胃经。

【功效】

《中药大辞典》：清热生津，润燥和中，解毒。

《中医大辞典》：解酒。

【主治】

《中药大辞典》：主治烦热，消渴，呕哕反胃，干咳，大便燥结，痈疽疮肿。

《中华本草》：主治虚热咳嗽。

《中医大辞典》：治热病津伤，心烦口渴，反胃呕吐，燥咳，便秘。榨取浆汁的渣滓称甘蔗滓，烧存性研末，乌桕油调涂小儿头疮白秃。

【用量】

《中华本草》：内服煎汤，30~90g。外用适量。

《中医大辞典》：榨取浆汁服，60~120mL。

【应用方法】

《中药大辞典》：内服煎汤，或榨汁饮。外用捣敷。

【警戒与禁忌】

《中药大辞典》：脾胃虚寒者慎服。

《食疗本草》：不可共酒食，发痰。

《日用本草》：多食发虚热，动衄血。

《本草元命苞》：汁多食消肌肉，损齿，发疳。竹笋同食成癥瘕，鲫鱼共饵作疳虫。

《本草经疏》：胃寒呕吐、中满、滑泄者忌之。

《本草汇言》：多食久食，善发湿火，为病痰、胀、呕、嗽之疾。

《药性切用》：若阴虚火炎，气分无热者非宜。

《食物考》：多嗜口糜烂舌。

【古籍论述】

《神农本草经疏》：消痰止渴，除心胸烦热，解酒毒。今人用以治噎膈反胃呕吐，大便燥结。皆取其除热生津润燥之功耳。

《本草从新》：治呕哕噎膈反胃，（和姜汁服）大便燥结，胃寒呕吐，中满滑泻勿食，捣汁。

《本草害利》：甘蔗汁甘寒和中，而下逆气，助脾而利大肠，亦能除热消渴，治噎膈酒毒，稍通小便。

《医宗必读》：禀地之冲气，故味甘性平。甘为稼穑之化，故和中助脾，亦能除热止渴，治噎膈，解酒毒。

《友渔斋医话》：蔗浆甘微寒，和中润燥，治呕哕噎膈翻胃，（和姜汁服）大便燥结，取浆须备器柞之。

【现代药理研究】

甘蔗的主要成分有蔗糖、葡萄糖等可溶性糖，纤维素、半纤维素和木质素、甘蔗多酚等，尚含有多种氨基酸，此外还含有汉黄芩苷、二苯乙烯苷、绿原酸、迷迭香酸等。现代研究表明，甘蔗对结肠癌和肝癌均有抑制作用，在特定浓度范围内（100~1200μg/mL），甘蔗多酚可以抑制结肠癌细胞和肝癌细胞增殖。尚有研究表明甘蔗还具有调节免疫、抗氧化、抗病毒、抗应激、抑菌等药理作用。

【临床应用】

甘蔗具有清热生津、润燥和中、解毒之功效，可用于治疗烦热、消渴、呕哕反胃、虚热咳嗽、大便燥结、痈疽疮疗等。临床常用于食管癌的辅助治疗，食管癌的患者放化疗期间或者放化疗之后常出现津液亏耗、气阴两伤的症状，在饮食上要注重养阴生津。

一、含甘蔗的食疗方在食管癌中的临床应用

萝卜蔗花饮：萝卜、甘蔗各 500g，切块，加入金银花 10g，竹叶 5g，水煎，以适量白糖调味，代茶频饮，治癌症发热、鼻干、咽痛。

食管癌患者食疗药方：梨汁、藕汁、萝卜汁、甘蔗汁、乳汁（人乳、牛乳、羊乳均可）各等分。甘蔗汁中含有多种氨基酸、维生素 C，渣中还含有抑制癌和肉瘤的多糖，能够清热生津、下气润燥。乳汁乃气血所化，补益力强，与梨汁、藕汁、萝卜汁合用，可滋阴降逆、止呕。本方可作食管癌形体消瘦、一般状态欠佳者的日常饮食。

二、甘蔗及含甘蔗的中药复方在食管癌放疗后的临床应用

龙友爱认为食管癌患者放疗期间常出现严重的津液亏耗，饮食上要增加养阴生津类的食物，如甘蔗汁、生梨汁等。

杨靖华、闫秀清等人建议食管癌患者在放疗后多摄入一些滋阴生津的甘凉之品，如藕汁、梨汁、甘蔗汁、枇杷、猕猴桃等。

郭继华将五汁饮用于食管癌治疗后的饮食调养，五汁饮组成：藕汁、甘蔗汁、梨汁、荸荠汁各 100g，麦冬 6g。制法：将藕汁、甘蔗汁、梨汁、荸荠汁混匀，加清水 100mL，煮沸后用小火煮 30 分钟取汁，再加麦冬，煎汁调匀即可。少量多次频服，具有生津止渴、清热解毒的功效，适用于食管癌放疗后气阴损伤、热毒内盛者，但脾胃虚寒者勿服。

张吉芝等研究体外放疗的食管癌患者配合饮食治疗，取得良好疗效。在 24 例食管癌患者放疗配合饮食疗法后，体重增加者 10 例，体重稳定者 8 例，体重下降者 6 例；所有患者消瘦、贫血、低蛋白血症等营养不良状况均有不同程度的改善，配合饮食疗法的有效率达 75%。

干姜　Gan jiang

《神农本草经》

【基原】

本品为姜科植物姜 *Zingiber officinale* Rosc. 的干燥根茎。

主产于四川、贵州、湖北、广东、广西。

【别名】

均姜，白姜。

【性味归经及毒性】

《中国药典》：辛，热。归脾、胃、肾、心、肺经。

《中医大辞典》：归心、肺、脾、肾经。

【功效】

《中国药典》：温中散寒，回阳通脉，温肺化饮。

《中医大辞典》：消痰下气。

《中药学》：温肺化饮。

【主治】

《中国药典》：用于脘腹冷痛，呕吐泄泻，肢冷脉微，寒饮喘咳。

《中药大辞典》：主治亡阳厥逆，寒湿痹痛。

《中医大辞典》：治胃腹冷痛胀满，虚寒吐泻，风寒湿痹。

《中药学》：用于脾胃虚寒证、亡阳证。

【用量】

《中药大辞典》：内服煎汤，3～10g。外用适量。

《中医大辞典》：煎服3～9g。

【应用方法】

《中药大辞典》：内服煎汤，或入丸、散。外用煎汤洗，或研末调敷。

【警戒与禁忌】

《中华本草》：阴虚内热、血热妄行者禁服。

《本草经集注》：恶黄连、黄芩、天鼠矢。

《新修本草》：久服令眼暗。

《药类法象》：多用则耗散元气。（引自《本草衍义补遗》）

《药鉴》：痘家灰白之症用之，若实热红紫者，切宜禁忌。

《本草经疏》：久服损阴伤目。阴虚内热，阴虚咳嗽吐血，表虚有热汗出，自汗盗汗，脏毒下血，因热呕恶，火热腹痛，法并忌之。

《中医大辞典》：孕妇慎服。

【古籍论述】

《长沙药解》：干姜，味辛，性温，入足阳明胃、足太阴脾、足厥阴肝、手太阴肺经。凡咳逆齁喘、食宿饮停、气膨水胀、反胃噎膈之伦，非重用姜苓，无能为功。

【现代药理研究】

本品主要含挥发油，具有镇静、镇痛、抗炎、止呕、短暂升高血压、体外抑菌、抗氧化等作用，有改善心肌舒缩功能、减轻心衰、改善心功能、缓解急性心肌缺血缺氧状态等药理作用。

【临床应用】

干姜具有温中散寒、回阳通脉、温肺化饮的功效，主治脘腹冷痛，呕吐，泄泻，亡阳厥逆，寒饮喘咳，寒湿痹痛。

张志敏以中药开噎启膈汤（芦根 60～120g 煎汤代水，炮栀子、干姜、丹参、莪术、水蛭）治疗 30 例中晚期食管癌患者，同时配以辅助治疗，结果显示开噎启膈汤不仅可以明显改善患者吞咽困难等主要症状，而且可以提高其生存质量，效果满意。

周仲瑛运用乌梅丸改汤剂加减治疗食管癌化疗所致腹泻，具体方药如下：乌梅 15g，辽细辛 9g，干姜 9g，川黄连 6g，黄柏 9g，制附子 6g（先煎），蜀椒 9g，桂枝 9g，潞党参 15g，白芍 10g，生地黄 10g，枸杞子 10g，鸡血藤 20g，半枝莲 30g，白花蛇舌草 20g，红豆杉 20g，山慈菇 15g。乌梅丸有清上温下之功，调和寒热之能，其中干姜温中散寒、回阳通脉，用之能使上热得清，下寒得温，阴阳调和。

高良姜　Gaoliangjiang

《名医别录》

【基原】

本品为姜科植物高良姜 *Alpinia officinarum* Hance 的干燥根茎。

主产于广东、海南。

【别名】

膏凉姜，良姜，蛮姜，佛手根，小良姜，海良姜，高凉姜，风姜。

【性味归经及毒性】

《中国药典》：辛，热。归脾、胃经。

【功效】

《中国药典》：温胃止呕，散寒止痛。

《中药大辞典》：理气止痛。

《中医大辞典》：祛风。

《中药学》：温中止呕。

【主治】

《中国药典》：用于脘腹冷痛，胃寒呕吐，嗳气吞酸。

《中药大辞典》：主治呕吐，嗳气。

《中医大辞典》：治霍乱吐泻，噎膈反胃，宿食不消，痢疾，瘴疟，寒疝，产后瘀血腹痛，风寒湿痹。

《中药学》：胃寒，脘腹冷痛。

【用量】

《中药大辞典》：内服煎汤，3～6g。

《全国中草药汇编》：外用适量。

【应用方法】

《中药大辞典》：内服煎汤，或入丸、散。

《全国中草药汇编》：外用鲜品捣烂搽患处。

【警戒与禁忌】

《中华本草》：阴虚有热者禁服。

《本草经疏》：如胃火作呕，伤暑霍乱，火热注泻，心虚作痛，法咸忌之。

【古籍论述】

《本草正》：良姜治胃中逆冷、呕吐清水、恶心、霍乱、气寒腹痛，解酒毒，消宿食，健脾胃，宽噎嗝，除反胃，破冷癖，解瘴疟，疗转筋泻痢。

《本草纲目》：高良姜根健脾胃，宽噎膈，破冷癖，除瘴疟。治噎膈反胃，虚疟寒胀，燥湿散寒。

《本草通玄》：高良姜主寒邪腹痛。止呕吐，宽噎膈，破冷癖，除瘴疟，消宿食。

《要药分剂》：高良姜健脾胃，宽噎膈，破冷癖，除瘴疟。

《本草备要》：高良姜治胃脘冷痛，霍乱泻痢，吐恶噎膈，瘴疟冷癖。肺胃热者忌之。

《本草从新》：良姜治胃脘冷痛，岚瘴疟疾，霍乱泻痢，吐恶，噎膈冷癖。

《本草择要纲目》：良姜子主治肠虚水泻，心腹绞痛，霍乱，呕吐酸水，解酒毒，冷气，消瘴雾毒气，去宿食，温腹肠吐泻痢疾，治噎膈反胃，虚疟寒胀。

《本草求真》：良姜治无他属，凡因客寒积于胃脘，而见食积不消，绞痛殆甚，暨霍乱泻痢，吐恶噎膈，瘴疟冷癖，皆能温胃却病。

《本草害利》：高良姜温胃去噎膈，疗心腹之疼痛，下气除邪，攻岚瘴之疟疾。

《本草正义》：高良姜健脾胃，宽噎膈，破冷癖，除瘴疟（皆以阴霾填塞者言，而胃燥津枯之噎膈，湿热秽浊之瘴疟，非可一概论矣）。

《中国药物学大纲》：良姜健脾胃，宽噎膈，破冷癖，除瘴疟。

《景岳全书》：良姜治胃中逆冷，呕吐清水，恶心霍乱，气寒腹痛，解酒毒，消宿食，健脾胃，宽噎膈，除反胃，破冷癖，解瘴疟，疗转筋泻痢。

《罗氏会约医镜》：良姜治冷逆翻胃，阴寒霍乱，呕吐宿食，胃脘冷痛，疗噎膈，瘴疟。

《本草易读》：良姜治霍乱而疗泻痢，兼治转筋，破冷癖而除瘴疟，并宽噎膈。

【现代药理研究】

高良姜主要含有 1，8-桉叶素、桂皮酸甲酯、丁香油酚、蒎烯、荜澄茄烯、桉叶油醇等挥发油类成分及辛辣成分高良姜酚等，还含有高良姜素、槲皮素、山奈酚、异鼠李素、槲皮素-5-甲醚、芹菜素、高良姜素-3-甲醚等黄酮类成分。现代研究表明，高良姜对胃癌和肝癌、乳腺癌等均有治疗作用。研究表明本品所含高脂溶性组分对肝癌、胃癌和乳腺癌等细胞株增殖具有很好的抑制作用，部分化合物对人肺癌 H1299 细胞具有显著抑制作用。尚有研究表明高良姜素在体内对 MDA-MB-231 乳腺癌细胞生长有明显抑制作用，在体外能抑制 MDA-MB-231 细胞增殖、迁移、侵袭，抑制相关蛋白 PI3K、Akt、MMP-2、MMP-9 的表达，抑制转录因子 NF-κB 磷酸化表达，阻断其激活。另有研究表明，高良姜素还可抑制人肺癌细胞 A549 的增殖和侵袭，其机制可能与调节相关基因蛋白水平及抑制 PI3K、AKT 磷酸化有关。此外高良姜水提取物还具有镇痛抗炎、抗血栓、抗菌、抗氧化活性等药理作用，可治疗胃溃疡、白癜风等。

【临床应用】

高良姜具有温胃止呕、散寒止痛的功效。《本草纲目》言："健脾胃，宽噎膈，破冷癖，除瘴疟。"临床常用贴敷法敷于脐部，促进药物渗入，调畅气机，其中药复方亦能防止食管癌化疗过程中消化系统不良反应的发生。

一、高良姜联合其他中药贴敷应用于食管癌术后护理

孙婵、王璐临床中将肉桂、丁香、枳实、高良姜等药物磨成粉末，敷于脐部进行食管癌术后护理，通过药物渗入达到调畅气机的效果。

二、含高良姜的中药复方防治食管癌化疗的副反应

王凤丽、李志刚在化疗的基础上联合化痰方［高良、青皮（去白）各30g，山桂皮、青木香各20g，天南星、法半夏、白芥子、鳖甲、蛤蚧各15g，炙甘草10g］能防止食管癌化疗过程中消化系统不良反应的产生。

蛤蚧　Gejie

《本草纲目》

【基原】

本品为壁虎科动物蛤蚧 *Gekko gecko* Linnaeus 的干燥体。

【别名】

蛤蚧，蟂，蜓，蝎虎，壁宫，辟宫子，地塘虫，蜈蚣，爬蛤蚧，无疣蛤蚧。

【性味归经及毒性】

《中国药典》：咸、平，归肺、肾经。

《本草新编》：咸、平，有小毒。

《本草纲目》：咸、平，有小毒。

《海药本草》：无毒。

【功效】

《中国药典》：补肺益肾，纳气定喘，助阳益精。

《本草新编》：定喘止咳，益精血，助阳道。

【主治】

《本草新编》：治肺痿，肺虚咳嗽无休。

《本草纲目》：久咳肺痈，喘嗽脸肿。

《中国药典》：用于肺肾不足，虚喘气促，阳痿遗精。

《海药本草》：主肺痿上气，咯血咳嗽。

【用量】

《中国药典》：3~6g。

【应用方法】

《中国药典》：多入丸散或酒剂。

《海药本草》：易丸散中使用。

【警戒与禁忌】

《海药本草》：力在尾，尾不全者无效。

【现代药理研究】

蛤蚧主要含有氨基酸、脂类、微量元素等。现代研究表明蛤蚧对荷肉瘤具有抗肿瘤作用，其机制可能与调节血管内皮生长因子和 bFGF 蛋白表达，组织和诱导肿瘤细胞凋亡有关。

此外，蛤蚧还有平喘、抗炎、性激素样作用。

【毒理】

蛤蚧头部有小毒，眼部提取物可引起小鼠躁动不安、四处走窜、轻微抽搐等反应。

【临床应用】

蛤蚧，其味咸寒，有小毒，具有息风镇惊、软坚散结、止痛、清热解毒等作用。自古以来，蛤蚧的多种剂型如丸、散、膏、汤等已经被不同的患者应用。临床发现其能明显减轻或消除食管癌咽食不顺的症状，减轻骨髓移植、腹泻等不良反应的发生。与手术、放化疗同用，也有良好的协同增效作用，值得进一步研究并开发应用。

一、以蛤蚧为主的复方联合放化疗治疗食管癌的临床应用

（一）联合化疗提高临床疗效

彭仁通等在化疗基础上加服复方虎七散（蛤蚧、三七、浙贝母、炙黄芪、红参、当归）治疗食管癌，研究发现能提高食管癌患者近期疗效，减轻化疗不良反应，改善患者血液高黏状态，提高生活质量，改善哽噎症状，提高生存率。方中蛤

蛤蚧软坚散结、消肿定痛，配合诸药合用，共奏大补气血、扶正培元、软坚散结、活血止痛之功。

王振祥等通过观察散结通膈汤（蛤蚧 10g，三七 6g，全瓜蒌 30g，法半夏 10g，陈皮 10g，茯苓 15g，急性子 15g，三棱 10g，莪术 10g，昆布 10g，海藻 10g，半枝莲 15g，丹参 15g，白花蛇舌草 30g）联合替吉奥治疗中晚期痰气互阻型食管癌，发现该方联合化疗与单纯化疗相比具有增效减毒的作用，可抑制肿瘤生长，减少毒副作用，改善患者不适症状，提高生存质量。方中蛤蚧清热解毒、行气止痛、抗癌消肿，是为本方的君药，配合诸药，以达理气化痰、破瘀软坚、解毒散结之功。

李志刚等运用培正散结通膈汤（太子参 30g，黄芪 30g，半夏 9g，陈皮 10g，茯苓 30g，全瓜蒌 20g，急性子 30g，冬凌草 40g，三七粉 2g，旋覆花 10g，代赭石 20g）联合 TP 方案治疗中晚期食管癌。临床研究结果表明培正散结通膈汤联合 TP 方案治疗中晚期食管癌与对照组相比临床受益率显著提高，吞咽困难改善，骨髓抑制等不良反应减少。蛤蚧在此方中主要起到抗癌解毒、散结消肿之功；诸药配伍有培正扶本、清热解毒、化瘀散结之功效，可有效地消除肿瘤、消噎通膈。

杨茜雯等观察食管通结方（党参 15g，枳实 15g，蛤蚧 9g，急性子 15g，石见穿 30g，制胆南星 15g，煨诃子 15g）辅助化疗治疗中晚期食管鳞癌后发现，治疗组在提高 3 年生存率、改善化疗后的行为状况、免疫指标及中医证候疗效等方面均优于对照组，并且大便稀溏、乏力等不良反应发生率也显著低于对照组。方中蛤蚧软坚散结，解毒抗癌，诸药合用，共奏软坚散结、理气化痰之效。

（二）联合放疗提高临床疗效

苗永华等在观察冬龙祛噎汤（冬凌草、蛤蚧、香菇、黄芩）配合钴 60 放疗治疗晚期食管癌的临床疗效后，发现治疗组生存质量提高稳定率为 100%，对照组为 68.8%，这表明该方配合放疗治疗晚期食管癌患者能显著提高综合疗效。蛤蚧在方中发挥消肿通噎的作用，整个处方配伍严谨，组方合理，既能辨证论治，又能辨病理、病位论治，与放疗协同完成食管癌的治疗。

吴本端等运用蛤蚧粉配合放疗治疗食管癌，发现治疗组症状缓解率为 91.43%，对照组为 79.00%。治疗组 1 年、2 年、3 年生存率分别为 83.80%、43.80%、

27.61%，对照组1年、2年、3年生存率分别为81.00%、29.00%、14.00%。提示蛤蚧粉配合放疗对中晚期食管癌具有缓解哽噎不顺、提高生活质量、延长生存期的作用。

张衡等应用西黄消瘤胶囊（西洋参、薏苡仁、鼠妇、绿萼梅、山慈菇、乳香、没药、人工牛黄、蛤蚧、白僵蚕）联合放疗能提高食管癌治愈率及5年生存率。方中蛤蚧化痰消癥为君药，与其他诸药配伍，全方共奏益气扶正、清热解毒、活血止痛、软坚散结之功效。

（三）联合放化疗提高临床疗效

李勇等运用噎膈二号方（生半夏20g，生姜20g，急性子30g，石见穿30g，代赭石20g，仙鹤草100g，莪术15g，水蛭6g，蛤蚧粉3g）联合放化疗治疗中晚期食管癌。研究表明治疗组对纳差消瘦的有效率及1年、2年、3年生存率均高于对照组，能有效缓解中晚期食管癌患者的临床症状，延长生存期。方中蛤蚧与诸药相合，共奏通噎透膈、消肿散结之功。

二、单纯含蛤蚧中药治疗食管癌的临床应用

吴艳秋等通过观察扶正降逆通幽汤［仙鹤草80g，生黄芪40g，旋覆花15g（包煎），代赭石30g，法半夏12g，陈皮6g，蛤蚧12g，蜂房12g，生薏苡仁30g，生白术40g］治疗食管癌的临床疗效，发现扶正降逆通幽汤能明显改善哽噎不顺、咳吐黏痰、反酸、背痛等症状，提高生活质量，延长患者生存期。方中蛤蚧主要起到软坚散结消肿的作用，诸药配伍有培正扶本、顺气降逆、化瘀散结之功。

宋洪恩等运用复方蛤蚧酒（黄酒1000g，泽漆100g，蛤蚧50g，蟾皮50g，锡块50g）治疗食管癌后发现，蛤蚧酒可以明显缓解进食哽噎的症状，总有效率为92.86%。方中蛤蚧主要起到软坚散结之功，诸药配伍抗癌消肿、化瘀散结。

王庆才等自拟方南星半夏汤（生胆南星30g，生半夏30g，瓜蒌20g，黄药子10g，旋覆花10g，代赭石30g，石打穿30g，急性子30g，蜈蚣3g，蜈蚣3g）治疗食管癌梗阻，方中蜈蚣破瘀散结，再结合辨证给予疏肝理气、散瘀止痛、益气养血、温补脾肾等治法，获得较好效果。

陈允望等运用自拟方鹅管通膈汤（鹅管石30g，母丁香5g，代赭石20g，旋覆花12g，急性子15g，女贞子15g，党参20g，当归12g，麦冬12g，沉香6g，炙甘

草 6g，生黄芪 30g，北沙参 24g，威灵仙 30g，仙鹤草 30g，枸杞子 15g，生薏苡仁 40g，蛤蚧 10g，王不留行 10g，升麻 6g）治疗中老年晚期食管癌。研究该方可明显缓解吞咽困难、吐黏液及疼痛诸症，减缓局部肿瘤生长速度，有效率为 70.8%，明显改善了患者生活质量，延长了带瘤生存期。方中蛤蚧咸寒，有小毒，能祛风，破血积包块，治肿瘤，全方共奏益气养阴、降逆化痰、祛瘀散结抗癌之功效。

徐丽霞等应用丁香透膈汤（丁香 5g，砂仁 3g，生黄芪 20g，白花蛇舌草 30g，夏枯草 20g，制半夏 10g，制胆南星 10g，生瓦楞子 30g，急性子 20g，蜣螂 10g，制蛤蚧 10g，威灵仙 20g，石打穿 20g，露蜂房 10g，全蝎 5g，蜈蚣 2 条）治疗晚期食管癌，发现该方可明显改善患者临床症状，病灶较前缩小或消失。方中蛤蚧配合蜈蚣破血攻积，诸药合用，虚者复、气机顺、毒热清、肿瘤渐消而膈自通。

崔永玲等应用金龙胶囊（蛤蚧、金钱白花蛇）结合中药辨证治疗食管癌，治疗结束后，显示总有效率为 75%，病灶缩小率为 33%，患者平均生存期为 25.4 个月。蛤蚧具有解毒消肿、活血化瘀、软坚散结、抗癌之效，与诸药联合既能提高机体免疫功能，又能抑制癌细胞，与中药汤剂配合，疗效较好。

韩美诊等运用守宫酊（蛤蚧、薏苡仁、霹荔果、黄药子）治疗晚期食管癌，研究发现该方具有解除食管痉挛、抗炎消肿、镇痛、抑制肿瘤生长的作用。守宫酊作为院内制剂在临床上应用广泛，活人无数，方中的蛤蚧主要发挥消肿散结之功。

三、含蛤蚧中药治疗食管癌并发症的临床应用

（一）临床用于缓解疼痛

林少东等观察中药益气散结汤合消结散（水蛭、蛤蚧、田七、天然牛黄）治疗晚期食管癌疼痛，发现晚期食管癌患者疼痛症状得到明显缓解，体质增强，吞咽困难、消瘦、脱水、便秘、虚弱无力等症状得到改善。消结散中蛤蚧主要发挥抗癌散结、消肿止痛之功。

（二）临床用于防治放射性肺炎

严影等运用中西医结合的方法治疗食管癌放疗后所引发的放射性肺炎，发现能

改善患者呼吸道症状，有效治疗放射性肺炎。应用的药物有重楼、浙贝母、夏枯草、白花蛇舌草、半枝莲、蛤蚧、仙鹤草等。其中蛤蚧主要发挥消肿散结、祛瘀活血的作用，在食管癌的治疗中应用广泛。

狗宝　Goubao

（《本草纲目》）

【基原】

本品为犬科动物犬 *Canis familiaris* L. 的胃中结石。

【别名】

狗结石。

【性味归经及毒性】

《中药大辞典》：甘、苦、咸，平。小毒。

《全国中草药汇编》：归脾、胃、心经。

【功效】

《中药大辞典》：降逆气，开郁结，消积，解毒。

【主治】

《中药大辞典》：主治噎膈，反胃，胸胁胀满，痈疽疔疮。

《中医大辞典》：治胃痛，癫痫。

【用量】

《中药大辞典》：内服研末，0.9～1.5g。外用适量。

【应用方法】

《中药大辞典》：内服研末，或入丸散。

《全国中草药汇编》：外用研末撒布患处。

【警戒与禁忌】

《中药大辞典》：脾胃虚弱，气血衰少者慎服。

【古籍论述】

《冯氏锦囊秘录》：狗宝如牛之有黄也。第狗性热，其宝定是苦温之物，世人用治噎症，以其苦能下泄，温能通行耳。又主痈疽疔肿，同蟾酥、龙脑、麝香、雄黄、乳香、没药等用，然性热善消噎病，由于痰及虚寒而得者，犹可暂用，若固血液衰少，脾胃虚弱，以致噎膈者，法所当忌。

《本经逢原》：狗宝专治噎膈反胃之病，取苦能下降，温能开结也。予尝推广其用。

《本草便读》：反胃噎膈均瘳，皆赖甘平之性。

《神农本草经疏》：世人用治噎证，以其苦能下泄，温能通行耳……简误狗宝性热，善消噎病。由于痰及虚寒而得者，犹可暂用取效。若因血液衰少，以致噎膈者，法所当忌。世医不谙药理，不察病本，一概妄投，致病增剧。戒之！戒之！又：凡有脾胃虚弱，羸瘦不振之病，尤不宜用。

【现代药理研究】

狗宝，主要含有碳酸钙、碳酸镁、磷酸镁、氨基酸、胆红素及胆酸等成分。本品对胃癌、食管癌及恶疮有独特疗效，此外还具有较强的的抗炎、解热和促进小肠蠕动的作用。

【临床应用】

狗宝具有降逆风、开郁结、解毒之功能，常用于治疗胸肋胀满、食管癌、胃癌、反胃等多种疾病。

一、以狗宝为主的复方治疗食管癌的临床应用

《本草纲目》中提到取狗宝一个，研细末，每服 0.33g，以威灵仙 66g，食盐 3g，共捣如泥，将水一杯入药搅匀，去渣调服狗宝末，每日 2 次治疗食管癌。

二、含狗宝之复方治疗食管癌的临床应用

潘国贤总结临床经验，应用含有狗宝的自拟方［山慈菇 4.5g，透骨草 15g，蝼蛄 3 对，红藤 24g，河白草 9g，姜半夏 12g，牛齝草 15g，白毛藤 15g，台乌药 6g，狗宝 1.5g（另吞）］治疗食管癌吞咽困难、胸满胀痛。

孙秉严用芳香开窍、辛散温通、化瘀解毒之法治疗食管癌，根据自身临床经验，以自制严灵丹（蜣螂、九香虫、狗宝、猴枣、马宝、穿山甲、油桂、硼砂、雄黄等 23 味中药）合化瘤丸治疗一女性食管癌患者，治疗 3 个月后患者原哽噎症状完全消失，食管造影未见异常，取得满意疗效。

海藻　Haizao

《神农本草经》

【基原】

本品为马尾藻科植物海蒿子 *Sargassum pallidum*（Turn.）C. Ag. 或羊栖菜 *Sargassum fusiforme*（Harv.）Setch. 的干燥藻体。前者称"大叶海藻"，后者称"小叶海藻"。

主产于辽宁、山东、浙江、福建、广东。

【别名】

蒋，落首，海萝，薅，乌菜，海带花，海藻菜。

【性味归经及毒性】

《中国药典》：苦、咸，寒。归肝、胃、肾经。

《中药大辞典》：咸，寒。

【功效】

《中国药典》：消痰软坚散结，利水消肿。

《中药大辞典》：利水退肿。

《中医大辞典》：利水泄热。

【主治】

《中国药典》：用于瘿瘤，瘰疬，睾丸肿痛，痰饮水肿。

《中药大辞典》：主治癫疝，脚气浮肿。

《中医大辞典》：治地方甲状腺肿大，淋巴结结核，瘕瘕。

【用量】

《中国药典》：6～12g。

《中药大辞典》：内服煎汤，5～15g。

《中华本草》：外用适量。

《中医大辞典》：煎服9～15g。

【应用方法】

《中药大辞典》：内服煎汤，或入丸、散。外用研末敷，或捣敷。

【警戒与禁忌】

《中国药典》：不宜与甘草同用。

《中药大辞典》：脾胃虚寒者禁服。

《本草经集注》：反甘草。

《食疗本草》：瘦人不可食之。

《本草品汇精要》：妊娠亦不可服。

《本草经疏》：脾家有湿者勿服。

《本草汇言》：如脾虚胃弱，血气两亏者勿用之。

《全国中草药汇编》：亚急性甲状腺炎患者服海藻可使病情加重。

【古籍论述】

《本草衍句》：消瘿瘤结核疝瘕，疗饮痰噎膈脚气（得昆布治瘿气结核），海带、昆布功用皆同。

【现代药理研究】

海藻主要含 D-木糖、D-半乳糖、L-山梨糖、葡萄糖－羊栖菜多糖等多种多糖，尚含有多种氨基酸以及碘、钾等微量元素。现代研究表明海藻对肝癌有抑制作用。海藻作为生物免疫反应调节剂，通过增强机体的免疫功能而间接抑制或杀死肿瘤细胞，如能促进淋巴因子激活杀伤细胞（LAK）、自然杀伤细胞（NK）活性，诱导巨噬细胞产生肿瘤坏死因子等。尚有研究发现，海藻硫酸多糖具有显著的抗肿瘤作用。海藻多糖对 H22 肝癌小鼠的肿瘤生长有一定的抑制作用，其机制为增强机体免疫功能，同时下调 Bcl-2 基因表达。此外还可预防和纠正缺碘引起的地方性甲状腺功能不足，抑制甲状腺功能亢进和基础代谢率增高。还具有抗凝血、降低血黏度、改善微循环、抗高血压、抗菌、降血糖、抗病毒、抗氧化、增强免疫和抗动脉粥样硬化等多种作用。

【临床应用】

海藻具有软坚散结、消痰利水之功效，可治疗瘿瘤、瘰疬、痰饮水肿等疾病，临床亦可用来治疗食管癌。

一、含海藻之复方联合西医治疗食管癌的临床应用

（一）联合化疗的临床应用

刘海将 50 例食管癌患者随机分为 2 组，Ⅰ组患者单纯接受 FOLFOX4 方案化疗，

Ⅱ组患者在上述化疗基础上配合海藻玉壶汤合补中益气汤温服，结果显示：Ⅱ组相对Ⅰ组实体瘤疗效、卡氏评分均显著提高；Ⅱ组各项凝血功能指标水平相对Ⅰ组均出现明显改善。因此，对食管癌患者实施FOLFOX4方案化疗配合海藻玉壶汤、补中益气汤温服是一种可行疗法，能够提高疗效，使患者获得更好的预后。

（二）联合放疗的临床应用

罗文高等认为食管癌放疗后的毒副反应与肝脾有密切的关系，由于食管癌的病机与痰气交阻、津亏热结、瘀血内结等有关，治疗时可根据患者的情况选用开郁化痰、泄热润燥、降气行瘀、滋阴养血等治疗方法，药物有白花蛇舌草、半边莲、浙贝母、旋覆花、代赭石、藕汁、韭菜汁、丹参、黄药子、海藻、昆布等，可酌情选用。

霍杰等依据中医辨证论治的理念，结合放疗的不同阶段，分阶段治疗36例中晚期食管癌患者：第一阶段采用放疗加中药祛邪为主；第二阶段放疗改缩野并呈角照射，中药扶正兼以祛邪；第三阶段放疗结束，单服中药扶正以巩固疗效。其中第二阶段中药治疗以益气养阴、软坚散结为法，药用食管癌Ⅱ号方，具体药物为：黄芪40g，海藻、浙贝母各30g，当归、丹参各25g，白术、沙参、玉竹、桃仁各20g，红参15g，全蝎、蜂房各10g，蜈蚣3条。以达到扶正、解毒、散结的目的，同时减少放疗后的副作用。

刘延军等将120例食管癌患者随机分为解毒散结汤（当归15g，桃仁15g，红花15g，三七粉5g，蛴螬15g，半夏15g，全瓜蒌25g，海藻30g，昆布30g，威灵仙30g，白花蛇舌草30g）联合放疗组及单纯放疗组。结果发现联合组1年以上生存率为65%，单纯放疗组为56.7%，并且联合组毒副反应明显低于单纯放疗组。

张士义将食管癌患者随机分为观察组和对照组，观察组在采用外放射治疗的同时服用自拟食管逐瘀汤 [党参15g，黄芪20g，全瓜蒌15g，生半夏10g，海藻10g，昆布10g，代赭石30g，郁金15g，白花蛇舌草30g，半枝莲30g，赤芍15g，桃仁10g，蜈蚣2条（研末冲服），蛤蚧1条（焙干研末冲服）]，对照组采用单纯放疗。治疗后观察组在病情好转的时间、影像学的改变等方面均明显优于对照组，同时发现联合食管逐瘀汤有防止白细胞降低和放疗增敏的作用。

二、纯中药治疗食管癌的临床应用

曾玲芳等总结黎月恒治疗食管癌的经验，强调根据疾病发生发展及治疗的不同阶段，分清主次，随证论治。黎月恒认为术前患者形体充盛，肿块盘踞体内，邪气虽盛，但正气不亏，可耐攻伐，治疗以攻邪为主，常以四物消瘰汤加减（当归、川芎、生地黄、赤芍、海藻、昆布、牡蛎、山慈菇、蚤休、浙贝母、法半夏、夏枯草等）以活血化瘀、软坚散结、清热解毒。

高安总结刘华为教授治疗食管癌的经验，发现刘教授喜用清热解毒散结之品，慎用峻猛攻伐之剂。由于食管癌多因气滞、痰凝、瘀血等阻塞食管，日久酿生热毒，浸润腐蚀食管所致，因此临床常用白花蛇舌草、半枝莲等以清热解毒，全蝎、地龙、僵蚕等以活血通络。另外刘教授治疗食管癌时特别注意顾护机体的正气，用药性多平和，强调治疗应选用山慈菇、夏枯草、生牡蛎、海藻、昆布等解毒散结消肿的平和之品，慎用马钱子、生胆南星、水蛭等峻猛攻伐之剂，以防损伤机体正气。

杨振国等在通幽汤的基础上加减化裁出通幽冲剂（冬凌草、蛤蚧、硼砂、生地黄、熟地黄、当归、西洋参、麦冬、桃仁、藏红花、贝母、海藻、郁金、代赭石、威灵仙、白术、陈皮、升麻等）治疗 81 例食管癌患者，其中治愈 10 例，显效 21 例，有效 34 例，无效 16 例，总有效率为 80.2%。通幽冲剂中应用海藻化痰软坚，与诸药配合，共奏理气化痰、滋养津液、破结散瘀、开膈降逆之功。

唐金贤、李素英采用复方蜂胶丸（蜂胶、莪术、蜈蚣、威灵仙、白花蛇舌草、海藻、丹参、川芎、半枝莲、桃仁等）治疗晚期食管癌、贲门癌 12 例，显效 6 例，好转 4 例，其中 2 例食管狭窄获不同程度改善，显效率为 49.99%，好转率为 33.33%，总有效率为 83.22%。该方具有扶正祛邪、攻补兼施、清热解毒、活血化瘀、以毒攻毒的功效，其作用机制可能是药物在体内造成了不利于癌细胞增殖的环境，而且对癌细胞有抑制和杀伤作用，使肿瘤缩小。

田逸之以大半夏汤加味（清半夏 6 ~ 120g，人参 15 ~ 20g，威灵仙、代赭石各 40g，昆布、海藻、瓜蒌皮、丹参、当归、薏苡仁各 30g，三棱、莪术各 15g，僵蚕、郁金、浙贝母各 12g）治疗晚期食管贲门癌，发现该方能明显改善患者进食梗阻的情况。

雷永仲、汤新民以食管癌基本方（煅牡蛎、夏枯草、海藻、海带、急性子、川楝子、姜半夏、姜竹茹、旋覆花、代赭石、广木香、公丁香、沉香曲、厚朴、南北沙参、当归、石斛）加减，治疗 1970 年至 1977 年收治的应用纯中药连续满 3 个月的 184 例食管癌患者。观察发现：1970 年以前的 2 例患者分别生存 6 年零 1 个月和 3 年。1970 年以后的 182 例患者中，生存半年以上者 96 例，占 52.75%；1 年以上者27例，占14.83%；2年以上者4例，占2.2%；3年以上者占2例，占1.1%；4年以上者1例，占0.6%。

红花　Honghua

《本草图经》

【基原】

本品为菊科植物红花 *Carthamus tinctorius* L. 的干燥花。

主产于河南、湖南、四川、新疆、西藏等地。

【别名】

红蓝花，刺红花，草红花。

【性味归经及毒性】

《中国药典》：辛，温。归心、肝经。

【功效】

《中国药典》：活血通经，散瘀止痛。

《中药大辞典》：祛瘀止痛。

【主治】

《中国药典》：用于恶露不行，癥瘕痞块，胸痹心痛，瘀滞腹痛，胸胁刺痛，跌仆损伤，疮疡肿痛。

《中药大辞典》：主治血瘀经闭，痛经，产后瘀阻腹痛，癥瘕积聚，关节疼痛，中风偏瘫，斑疹。

《中医大辞典》：①治冠心病心绞痛。②治脑血栓、神经性皮炎。

《中药学》：治热郁血瘀，斑疹色暗。

【用量】

《中药大辞典》：内服煎汤，3～10g。

《中医大辞典》：静脉滴注50%的红花提取液10～15mL；局部封闭治疗，红花注射液2～6mL。

【应用方法】

《中药大辞典》：内服煎汤。养血和血宜少用，活血祛瘀宜多用。

《中医大辞典》：用 50% 红花提取液 10～15mL，加入 10% 葡萄糖液 250mL 中静脉滴注，每日 1 次，治脑血栓；用红花注射液 2～6mL，局部封闭，治疗神经性皮炎。

【警戒与禁忌】

《中国药典》：孕妇慎用。

《中药大辞典》：孕妇及月经过多者禁服。

《本草经疏》：本行血药也，血晕解、留滞行即止，过用能使血行不止而毙。

《得配本草》：产后不宜用。

《陕西中药志》：无瘀滞及孕妇忌用。

《中医大辞典》：孕妇忌服。

《中药学》：有出血倾向者不宜多用。

【古籍论述】

《本草纲目》：噎膈拒食，端午采头次红花（无灰酒拌，焙干）、血竭（瓜子样者）等分为末。无灰酒一盏，隔汤顿热，徐咽。初服二分，次日四分，三日五分。

【现代药理研究】

红花主要含黄酮类、生物碱类、聚炔类、木脂素类、烷基二醇类、有机酸类、甾体类、酚酸类、双醇、查尔酮、挥发油、脂肪酸、酚酸、微量元素、红花黄色素和羟基红花黄色素 A 等成分。现代研究表明，羟基红花黄色素 A 对瘀血凝结阻滞、疼痛明显型胃癌、宫颈癌、乳腺癌、肝癌和直肠癌等有显著疗效。有研究发现红花中的红花多糖可通过影响肿瘤黏附、降解、运动等多个环节抑制肿瘤生长。

红花还可以抗氧化、抗炎、扩张冠状动脉、改善心肌缺血、调节免疫系统、抗凝、抗血栓、镇痛、降血脂、抗疲劳。

【临床应用】

红花具有活血通经、散瘀止痛的功效，临床可用于食管癌的治疗。

一、含红花的复方联合放化疗的临床应用

李灵霞运用化痰祛瘀方（贝母 15g，瓜蒌 20g，桃仁 12g，红花 10g，丹参 20g，当归 15g，茯苓 15g，郁金 12g，玄参 15g，三七 3g）联合放疗治疗中晚期食管癌，发现其不仅可以提高疗效，还可有效减少恶心、呕吐等胃肠道反应，减轻痛苦，提高患者的生活质量。

刘国旗等用顺铂联合氟尿嘧啶化疗加补脾强肾化瘀汤（山药30g，黄芪30g，白芍20g，黄精20g，白扁豆20g，芡实20g，金樱子20g，菟丝子20g，益母草20g，水蛭20g，当归20g，红花10g）离子导入治疗食管癌，提高了患者生活质量，取得较好效果。

刘利利等运用通幽汤（生地黄15g，熟地黄15g，当归15g，桃仁12g，红花6g，炙甘草3g，三七12g，丹参12g，玄参10g，延胡索10g，赤芍12g，贝母6g，瓜蒌6g）联合放射性[125]I粒子植入治疗瘀血内结型食管癌，疗效明显，使患者生活质量提高。红花具有活血化瘀、消肿止痛等功效，且具有极强的抗氧化、调节免疫、抗弹性酶和抗肿瘤等多种药理活性。

张辉等通过临床观察参芪通幽汤（炙黄芪30g，西洋参30g，生地黄15g，熟地黄15g，当归15g，红花9g，桃仁9g，升麻3g，槟榔6g，炙甘草9g）联合PPF化疗方案治疗中晚期食管癌患者，治疗后患者中医症状积分较治疗前显著降低，KPS评分较治疗前显著升高，治疗期间患者恶心呕吐、骨髓抑制、神经感觉障碍、血小板减少和白细胞减少等不良反应发生率均显著降低。

张喜明等在治疗食管癌化疗基础上用扶正抗癌方治疗食管癌，结果显示临床疗效和中医证候评分均高于单纯化疗组，对于纳差、疼痛、吞咽梗阻等症状有良好的改善作用。扶正抗癌方药物组成：炙甘草9g，七叶一枝花12g，白英、党参、生白术各15g，石见穿、仙鹤草各20g，白花蛇舌草、黄芪、生薏苡仁各30g。伴血瘀者可加入红花等活血化瘀类药物。

二、纯中药治疗食管癌的临床应用

周超峰等认为食管癌多因郁怒伤肝，忧思伤脾，聚湿成痰，痰、气、瘀阻于食管，致食管不通，哽噎不下；亦或因长期情志不畅，气滞逐渐加重，久则脾虚气弱，运化无力，无形之气郁与有形之痰浊相互凝结，日久瘀滞内停，郁热化火，形成有形之癌毒，宜采用疏肝健脾化瘀法治疗。常用柴胡、郁金、香附、姜半夏、陈皮、砂仁、姜厚朴、瓜蒌、炒白术、三七、桃仁、红花、党参、茯苓、当归、牛膝、甘草等药，共奏疏肝健脾益气、活血化瘀散结之功效，在一定程度上能提高中晚期食管癌患者的生活质量，延长生存时间，对疾病的发生、发展及预后具有十分重要的临床意义。

褚世金运用益气活血化瘀法治疗食管癌，以红参、黄芪、白术、当归、生地黄、红花、桃仁、蜈蚣、全蝎、厚朴、砂仁为常用药，使患者疼痛、呕吐等症状均有所改善，生活质量亦明显提升。

薛婷等经过多年临床探索自拟方剂，药物组成为半枝莲、白花蛇舌草、太子参、茯苓、红花、当归、柴胡、玉竹、制半夏、川芎、丹参。该方以散结化瘀、清热解毒为主，同时兼有补气血等功效，不仅对食管癌有治疗作用，而且可以减少放疗的不良反应，同时可以提高中晚期食管癌患者的生存率和中位生存时间。

杜艳林等运用参赭培气汤（潞党参 10g，天冬 10g，生代赭石 30g，清半夏 9g，肉苁蓉 12g，知母 10g，当归 10g，桃仁 10g，红花 10g，半枝莲 15g，白花蛇舌草 30g，红豆杉 6g，灵芝 6g，焦三仙各 10g）治疗食管癌，可缓解患者的进食困难、形体消瘦、精神疲惫等症状，减轻患者痛苦，且无不良反应。

三、纯中药治疗食管梗阻等并发症的临床应用

陈迎平等给 254 例患者口服食管通口服液（由人参、黄芪、土茯苓、血竭、乌梅、红花、盐胆水等组成），患者平均进食时间、食管开通时间均有缩短，证明食管通口服液有明显开通食管的疗效，提高了食管癌患者的生存质量。

朱祥麟认为在食管癌的治疗中应注意以下两点：其一，稍有吞咽不利时要先期防治，消除伏邪于萌芽阶段；其二，梗阻已经形成，则应滋阴润燥、解郁活血、消瘀化痰、解毒散结。取会厌逐瘀汤化裁，药物组成：桃仁 10g，红花 10g（炒），甘草 9g，桔梗 9g，生地黄 12g，当归 6g，玄参 10g，柴胡 6g，枳壳 6g，赤芍 10g，海藻 15g，水蛭 10g，石见穿 15g，急性子 15g，蜈蚣 5g。每日 1 剂，水煎分 3 次服，每服 120mL。该方对改善晚期食管癌进食哽噎症状有明显作用，还能显著延长患者带瘤生存的时间。

黄药子　Huangyaozi

《滇南本草》

【基原】

本品为薯蓣科薯蓣属植物黄独 *Dioscorea bulbifera* L. 的块茎。

主产于湖南、湖北、江苏。此外，河北、山东、浙江、安徽、四川、云南、贵州、福建等地亦产。

【别名】

黄药，黄药根，木药子，大苦，黄独，土卵，金线吊虾蟆，山慈菇，零余薯，黄虾蟆，毛卵陀，铁秤陀，黄金山药，金丝吊蛋，薯瓜乳藤，黄座勒，土芋，板薯，淮山薯，苦茅薯，草莴薯，土首乌，草莴苕，雷公薯，金线吊虾蟆，香芋，黄狗头。

【性味归经及毒性】

《中药大辞典》：苦，寒，小毒。归肺、肝经。

《中医大辞典》：苦，平。

《中药学》：有毒。归肺、肝、心经。

《全国中草药汇编》：苦、辛，凉。归肝、胃、心、肺经。

【功效】

《中药大辞典》：散结消瘿，清热解毒，凉血止血。

《中医大辞典》：消肿解毒，止咳平喘。

《中药学》：化痰。

【主治】

《中药大辞典》：主治瘿瘤，痈肿疮毒，毒蛇咬伤，肿瘤，吐血，衄血，咯血，百日咳，肺热咳喘。

《中医大辞典》：治瘰疬，喉痹肿痛，疝气，睾丸炎，咳嗽气喘；近亦治食管癌，胃癌，乳腺癌。外用治痈肿疮疖，蛇、犬咬伤；天疱疮。

《中药学》：喉咙肿痛。

《全国中草药汇编》：适用于甲状腺肿大，淋巴结结核，咳血，癌肿。

【用量】

《中药大辞典》：内服煎汤 3~9g，研末 1~2g。

《中华本草》：外用适量。

《中医大辞典》：内服煎汤 4.5~9g。

《中药学》：煎服 5~15g。

《全国中草药汇编》：内服 6~9g。

【应用方法】

《中药大辞典》：内服煎汤，或浸酒，研末；外用鲜品捣敷，或研末调敷，或磨汁涂。

《中医大辞典》：外用研末，治天疱疮。

《中药学》：外用适量。

【警戒与禁忌】

《中药大辞典》：内服剂量不宜过大。

《本草经疏》：痈疽已溃不宜服，痈疽发时不焮肿，不渴，色淡，脾胃作泻者，此为阴证，当以内补为急，解毒次之，药子之类宜少服，止可外敷。

《中医大辞典》：肝功能不正常者慎用。

《中药学》：本品有毒，不宜过量、久服。多服、久服可引起吐泻腹痛等消化道反应，并对肝肾有一定损害，故脾胃虚弱及肝肾功能损害者慎用。

《全国中草药汇编》：本品块茎，含有毒成分，服过量可引起口、舌、喉等处烧灼痛，流涎，恶心，呕吐，腹痛，腹泻，瞳孔缩小，严重的出现昏迷，呼吸困难和心脏麻痹而死亡。服药不宜长期，以免蓄积中毒。

【现代药理研究】

黄药子主要含黄毒素 A-D 等二萜类成分，还含薯蓣皂苷、黄独乙素、黄独丁素、硬脂酸、β-谷甾醇、胡萝卜苷以及多种微量元素、糖类、苷类衍生物等成分。现代研究表明，黄药子石油醚提取物具有显著的抗肿瘤活性，且抗肿瘤作用与直接的细胞作用有关。尚有研究表明黄药子醇提物可以显著抑制胃癌细胞增殖、克隆和迁移。另有研究表明，黄药子可加快胃癌 MGC-803 细胞的凋亡，抑制其增殖力和侵袭能力，并对 FABP-5 mRNA 和蛋白的表达起到抑制作用。黄药子素 A、B、C 以及薯蓣皂苷等均具有抗肿瘤作用，尤其对甲状腺肿瘤有独特的疗效。此外黄药子还具有降血糖、抗炎、止血的作用。

【毒理】

服用常规剂量黄药子制剂后，可能出现口干、食欲不振、恶心、腹痛等消化道症状，服用过量可引起口、舌、喉等处烧灼痛、流涎、恶心呕吐、腹痛腹泻、瞳孔缩小，严重者出现黄疸。其直接毒性作用是该药或代谢产物在肝内达到一定浓度时干扰细胞代谢的结果，大量的有毒物质在体内蓄积可以导致急性肝中毒，最后出现明显黄疸、肝昏迷，也有因窒息、心脏停搏而死亡。

黄药子中的萜内酯类成分黄独素 D 是致肝毒性的主要毒性成分之一。黄药子乙醇提取物会引起小鼠血清中的谷丙转氨酶和谷草转氨酶水平明显升高，整体脂质过氧化水平升高，谷胱甘肽转移酶、超氧化物歧化酶、过氧化氢酶水平下降，表明氧化应激在黄药子诱发的肝脏损伤中起到了重要作用。研究表明黄独素 D 可能通过线粒体途径，依赖 Caspase-3 诱导人正常肝细胞 L-02 凋亡而产生肝细胞毒性，与此同时，氧化应激也参与了黄独素 D 诱导 L-02 细胞凋亡的过程。

【临床应用】

黄药子是治疗食管癌的常用药物，该药性苦、寒，有毒，归肺、肝经，具有化痰散结消瘿、清热解毒之功效。黄药子复方治疗食管癌疗效显著而可靠，与手术、放化疗同用，也有良好的协同增效作用，值得进一步研究并开发应用。

一、含黄药子之复方治疗食管癌的临床应用

（一）联合化疗的临床应用

刘国旗等用化痰散瘀法联合化疗治疗中晚期食管癌，化痰散瘀法中药组成为：姜半夏、胆南星、丹参各 9g，黄药子、川贝母各 10g，桃仁、瓜蒌、红花、茯苓、郁金、当归各 15g，威灵仙 30g。该方主要应用了黄药子祛痰散结、解毒清热之功效，临床取得一定疗效。疲乏无力者加黄芪 30g，白术 12g；梗阻症状明显者加蛤蚧 6g，蜈蚣 2 条，露蜂房 18g；胸痛明显者加五灵脂 6g；便秘且面色苍白者加何首乌 20g，生地黄 15g，火麻仁 10g。

李少荣等人使用通幽汤加减治疗食管癌，通幽汤药物组成：赤芍、白芍、黄药子、广陈皮、桃仁泥、生地黄、熟地黄、全当归、太子参、炙黄芪、急性子、姜半夏、制胆南星等。另外再配合 FP 化疗方案治疗中晚期食管癌，结果显示部分缓解和完全缓解比例约为 80%，中位生存期约 22~25 个月，治疗过程中出现毒副作用的比例约为 5.8%。经治疗，所有患者进食顺利、疼痛缓解、免疫力提高。

高冬冬等观察中医药加微波联合全身化疗对老年食管癌的治疗效果。结果表明：中医药加微波联合全身化疗治疗老年食管癌疗效确切，安全可靠。中药基本方：黄药子 9g，山豆根 24g，制胆南星 15g，急性子 15g，姜半夏 15g，冬凌草 15g，威灵仙 15g，全瓜蒌 9g，沉香 3g，三七 3g。其中黄药子化痰散结，解毒消肿。

（二）联合放疗的临床应用

马纯政等探讨化痰散瘀法提高中晚期食管癌放疗效果的作用机理。结果表明：化痰散瘀法能提高接受放疗的中晚期食管癌患者临床缓解率及肿瘤稳定率，改善临床症状和患者生存质量，减轻放疗的骨髓毒性，起到增效减毒的作用。化痰散瘀法药物组成：制半夏 9g，桃仁 15g，威灵仙 30g，制胆南星 9g，黄药子 10g，川贝母 10g，瓜蒌 15g，丹参 9g，红花 15g，茯苓 15g，郁金 15g，当归 15g。其中黄药子化痰散结消瘿，清热解毒。

杜伟等应用消噎汤配合放疗治疗中晚期食管癌，取得较好疗效。消噎汤药物组成：黄药子、山豆根、蜈蚣、穿山甲、胆南星、生半夏、黄芪、灵芝。其中黄药子化痰散结消瘿，清热解毒，与他药配伍能提高机体免疫力，抑制肿瘤细胞生长，减轻放疗毒副反应。

（三）联合放化疗的临床应用

张兆泉等采用自拟启膈通噎汤配合放化疗治疗 36 例中晚期食管癌患者，并与同期采用放化疗治疗的 31 例患者作对照，疗效满意。启膈通噎汤药物组成：北沙参 30g，丹参 30g，黄芪 30g，太子参 30g，鸡血藤 30g，白花蛇舌草 30g，石斛 15g，山豆根 15g，旋覆花 15g（布包），代赭石 12g，姜半夏 12g，桃仁 12g，当归 12g，茯苓 12g，川贝母 12g，补骨脂 12g，黄药子 15g，露蜂房 9g。黄药子既配合川贝母化痰软坚，又协同白花蛇舌草清热解毒，露蜂房专治癌肿，更有黄芪、太子参、茯苓益气健脾，补骨脂补肾壮骨。全方体现滋阴生津，和胃降逆，启膈止呃，通瘀解毒，益气健脾补肾之义。

二、纯中药治疗食管癌的临床应用

张东坚观察中药汤剂治疗中晚期食管癌患者 64 例的临床效果，疗效较为显著。方药组成：黄药子 3g，枳实 3g，青皮 3g，降香 3g，槟榔 3g，穿山甲 3g，甘草 3g，柴胡 6g，海藻 6g，当归 6g，茯苓 6g，生姜 6g，白术 10g，山药 10g，乌梅 10g，白芍药 10g。其中黄药子解毒散结。

顾恪波等研究食管癌相关文献，发现利用天夏开道汤（黄药子、生半夏、生胆南星、太子参、橘皮、橘络、路路通、生薏苡仁、茯苓、枳实、贝母、郁金、半枝莲）治疗中晚期食管癌梗阻效果非常显著，患者吞咽困难的症状得以改善，经 X 射线检查病灶好转。

李华自拟龙蛭通噎汤（黄药子、蛤蚧、水蛭、急性子、甘草、山慈菇、代赭石、冬虫夏草、沉香、重楼、威灵仙）治疗中晚期食管癌患者 110 例。结果显示：缓解率为 6.36%，有效率为 45.5%，稳定率为 88.2%，恶化率为 11.8%。

郑东京等总结郑伟达老师的临床经验，发现气痰互阻型食管癌可以伟达 4 号方合伟达 5 号方加减治疗，临床取得满意疗效。具体药物为：黄药子 15g，山慈菇 10g，三七粉 3g（冲），重楼 10g，蜂房 6g，乳香 6g，没药 6g，白花蛇舌草 15g，半枝莲 15g，半边莲 15g，柴胡 10g，白芍 12g，枳壳 10g，生甘草 6g，川芎 6g，香附 6g，当归 10g，炙罂粟壳 10g，延胡索 10g，川楝子 10g，台乌药 10g，青皮 6g，川贝母 10g，陈皮 6g，竹茹 10g。其中应用黄药子散结消瘿、清热解毒，改善患者症状。

唐书生等观察开顺饮治疗食管癌的近期疗效，结果显示：60 例患者中完全缓解 1 例（1.7%），部分缓解 5 例（8.3%），微效 6 例（10%），病情稳定 35 例（58.3%），病情进展 13 例（21.7%）。得出结论：开顺饮治疗食管癌有一定近期疗效。开顺饮药物组成：威灵仙 30g，冬凌草 30~60g，白花蛇舌草 30~60g，黄药子 15g，蛤蚧 15g，山豆根 12g，紫河车 30g，砂仁 6g，薏苡仁 30~60g，生半夏 30g，枳实 15g，丹参 20~30g，大黄 6g，甘草 6g，醋制紫硇砂 2g（冲服）。其中黄药子散结解毒。

洪永贵总结郑玉玲老师治疗食管癌的临床经验，郑老师根据"邪郁蕴毒、痰瘀相关"的学术思想，以涤痰化瘀、攻逐癌毒为基本治法，并结合现代药理研究，在临床中总结出治疗食管癌的经验方——豆根管食通口服液，该方由山豆根、沉香、急性子、黄药子、姜半夏、三七、制天南星、郁金 8 味药物组成。其中黄药子解毒散结消瘿，全方以祛邪为主，方简意赅，适用于中医辨证为痰气交阻、瘀血内结或痰瘀互结等证型的食管癌患者。

林宗广方用启膈散、桃红饮（《类证治裁》）合利膈化痰丸加减治疗食管癌，药用桃仁、丹参、川贝母、郁金、蜈蚣、三棱、莪术、水红花子、牵牛子、昆布、海藻、丁香、胆南星、黄药子、瓦楞子等。

三、纯中药治疗食管癌并发症

沈兆科用自拟黄芪水蛭汤治疗晚期食管癌吞咽困难，取得一定疗效。黄芪水蛭汤药物组成：黄芪、水蛭、土鳖虫、七叶一枝花、黄药子、穿山甲、甘草。笔者认为食管癌多伴有痰凝、血瘀、毒蕴等实证的表现，故方中用黄药子与他药配伍，改善患者吞咽困难及食欲不振。

王庆才重用含有黄药子的复方半夏南星汤治疗食管癌梗阻，取得满意疗效，半夏南星汤药物组成：生半夏、生胆南星各30g，瓜蒌20g，黄药子、旋覆花各10g，代赭石、石打穿、急性子各30g，蜈蚣30g。食管癌以吞咽梗阻、泛吐痰涎为主症，痰为主要特征，以半夏南星汤治疗效果较好。

鸡内金 Jineijin

《神农本草经》

【基原】

本品为雉科动物家鸡 *Gallus gallus domesticus* Brisson 的干燥沙囊内壁。

全国各地均产。

【别名】

鸡毗胵里黄皮，鸡肫胵，鸡肫内黄皮，鸡肫皮，鸡黄皮，鸡食皮，鸡嗉子，鸡合子，鸡中金，化石胆，化骨胆。

【性味归经及毒性】

《中国药典》：甘、平，归脾、胃、小肠、膀胱经。

《中药大辞典》：甘、涩、平，归脾、胃、膀胱经。

《中华本草》：归脾、胃、肾、膀胱经。

【功效】

《中国药典》：健胃消食，涩精止遗，通淋化石。

《中药大辞典》：健脾胃，消食积。

《中华本草》：消癥。

《中医大辞典》：消食滞，止遗溺。

【主治】

《中国药典》：用于食积不消，呕吐泻痢，小儿疳积，遗尿，遗精，石淋涩痛，胆胀胁痛。

《中药大辞典》：主治泄泻，胆石症，砂淋，癥瘕经闭，喉痹乳蛾，牙疳口疮。

《中华本草》：主治消化不良，反胃，泄泻下痢，小便频数，泌尿系结石及胆结石。

《中医大辞典》：①治脘腹胀满。②外敷治乳蛾。

【用量】

《中华本草》：内服煎汤，3～10g；研末每次1.5～3g。外用适量。

《中医大辞典》：内服煎汤，3～9g。

【应用方法】

《中药大辞典》：内服煎汤，研末，或入丸散。外用研末调敷或生贴。

《中药学》：生用、炒用或醋炙用。研末服效果优于煎剂。

【警戒与禁忌】

《中华本草》：脾虚无积者慎服。

《本草害利》：有积消积，无积消人元气，堕胎。

《四川中药志》：体弱无食积者忌用。

【现代药理研究】

鸡内金主要含有氨基酸、多糖类成分、胃激素、淀粉酶及镁、铁、锰等微量元素。现代研究表明本品有抑制肿瘤细胞的作用，还可影响血糖、血脂水平、血液流变学及消化功能。

【临床应用】

鸡内金是治疗食管癌的常用药，具有和胃健脾消食的作用。众多研究表明含鸡内金的复方可明显减轻食管癌患者纳差、胃肠道不适等症状，疗效显著而可靠。

一、含鸡内金之复方联合其他疗法治疗食管癌的临床应用

（一）联合化疗的临床应用

黎月恒自拟脾肾方加减［黄芪、白参、茯苓、白术、半夏、陈皮、枸杞、菟丝子（布包）、女贞子、山药、补骨脂、麦芽、鸡内金、甘草］治疗食管癌化疗后的毒副反应，起到健脾补肾、和胃降逆的作用。在临床上对于化疗引起的消化道反应及骨髓抑制等毒副作用具有一定的疗效。

（二）联合放疗的临床应用

刘太勇等将 128 例食管癌患者随机分为丹参注射液＋抗癌扶正糖浆＋放疗组（甲组）、丹参注射液＋放疗组（乙组）、抗癌扶正糖浆＋放疗组（丙组）、单纯放疗组（丁组），每组 32 例，结果为治疗后完全缓解加部分缓解，甲、丙两组比较无显著性差异，甲组与乙、丁组分别比较差异显著。结果显示用抗癌扶正糖浆（党参、白术、川芎、熟地黄、当归、茯苓、白芍、何首乌、黄芪、肉桂、砂仁、杏仁、田七、红花、乳香、没药、陈皮、鸡内金、麻黄、大枣）合丹参注射液对食管癌有放疗增敏和减轻副反应的作用。

吴良村采用放疗结合中药大承气汤合半夏厚朴汤加减治疗食管上段鳞癌，取得一定疗效。具体药物：大黄 9g，厚朴 10g，芒硝 10g，枳实 9g，麦冬 15g，生地黄 15g，半夏 12g，茯苓 10g，苏叶 12g，生麦芽 30g，鸡内金 30g，甘草 6g。治疗后患者吞咽功能较前明显好转，能进食牛乳及茶水等。

二、纯中药治疗食管癌的临床应用

郁仁存用补中益气汤合六味地黄丸加减（生黄芪 30g，党参、草河车、金荞麦各 15g，熟地黄、山药、山萸肉、当归、白芍、白术、茯苓、牡丹皮、泽泻、补骨脂、旋覆花、代赭石、威灵仙、焦三仙、鸡内金、砂仁各 10g）治疗气血两虚型食管癌，起到益气养血、扶正固本的作用。

焦中华治疗食管癌强调健脾理气、养阴润燥以治其本，同时根据患者的体质、年龄等因素，结合不同临床证型，以含鸡内金之化积方为基础，并选加和胃降逆、化痰消瘀、软坚散结、清热解毒之品以治其标。常用方药：黄芪、白花蛇舌草、蒲公英各 30g，茯苓、鸡内金、代赭石各 20g，炒白术、清半夏、旋覆花、土贝母、石见穿各 12g，蜈蚣 2 条，焦三仙、砂仁各 10g，甘草 6g。在临床治疗中取得了很好的疗效。

李建生治疗中晚期食管癌患者，以扶正固本为主，健脾生血、补肾益精为辅，兼以攻邪抑瘤。具体药物：生黄芪、冬凌草、白花蛇舌草、女贞子、菟丝子、枸杞子、生麦芽、鸡内金、灵芝各 30g，白术、半枝莲、山慈菇、黄药子各 15g，人参、茯苓、蜈蚣、蜂房各 10g，干蟾皮 6g。其中鸡内金可消食和中，生化气血，软坚活血。

秦峰等用四运汤（金荞麦、莪术、隔山消、鸡内金）治疗食管贲门癌术后合并胃轻瘫患者，治愈 18 例，占 47.4%；显效 14 例，占 36.8%；有效 3 例，占 7.89%；无效 3 例，占 7.89%；总有效率达 80% 以上。有关药理学研究证实，鸡内金具有溶栓、改善血流变化、促进胃液分泌的作用。

刘嘉湘以含鸡内金之自拟方（党参、白术、茯苓、生半夏、陈皮、生薏苡仁、夏枯草、牡蛎、炙鸡内金）治疗食管癌脾虚痰湿证，起到健脾理气、化痰消积的作用，在临床上取得一定疗效。

石怀芝治疗脾虚痰湿型食管癌患者，药用炒白术、鸡内金、生麦芽、全瓜蒌、生薏苡仁、白花蛇舌草各 30g，太子参 20g，姜半夏、茯苓、代赭石、草河车各 15g，浙贝母 12g，陈皮、旋覆花、山豆根各 10g，以健脾利湿、化痰散结。方中应用鸡内金配合生麦芽补气健脾、利湿助消化。

孙桂芝认为治疗食管癌调理脾胃为关键，应首重健脾升清，其次在于健胃消食、和胃降逆，以最大限度减少和抑制胃酸反流造成的食管损伤。故总结出含有鸡内金的经验方"金麦代赭汤"，即重用生麦芽、鸡内金、代赭石以健胃消食、和降胃气。其中生麦芽、鸡内金合用可提升胃气、健胃消食、除壅化积，同时还能升降枢机、调理气机。此三药合用，不仅可使积滞之食物加快消化，减少停留于胃中的时间，亦防止了胃气上逆和胃酸反流而损伤食管。

李佳殷等总结林丽珠治疗食管癌的经验，其中属肝郁痰凝者，治疗以开郁降气、化痰散结为法，常处以自拟开郁化痰方（柴胡、法半夏、陈皮、地龙、重楼各 10g，白芍、枳壳、山慈菇、半枝莲各 15g，蛤蚧 6g）。纳差明显者，可加鸡内金 10g，山楂 20g 以健胃消食。

急性子 Jixingzi

《救荒本草》

【基原】

本品为凤仙花科植物凤仙花 *Impatiens balsamina* L. 的干燥成熟种子。我国南北各地均有栽培。

【别名】

金凤花子，凤仙子，透骨草，凤仙花，指甲花。

【性味归经及毒性】

《中国药典》：微苦、辛，温；有小毒。归肺、肝经。

《中药大辞典》：归肝、脾经。

《全国中草药汇编》：归肝经。

【功效】

《中国药典》：破血，消积。

《中药大辞典》：行瘀降气，软坚散结。

《中医大辞典》：活血通经，解毒消肿。

【主治】

《中国药典》：用于癥瘕痞块，噎膈。

《中药大辞典》：主治经闭腹痛，痛经，产难，产后胞衣不下，产后瘀血未尽，痞块，骨鲠，龋齿，疮疡肿毒。

《中医大辞典》：治闭经，难产，积块，骨刺鲠喉。治外疡坚块，酸肿麻木及跌打损伤。

【用量】

《中国药典》：3~5g。

《中药大辞典》：内服煎汤，3~4.5g。

《中华本草》：外用适量。

【应用方法】

《中药大辞典》：内服煎汤。外用研末或熬膏敷贴。

【警戒与禁忌】

《中国药典》：孕妇慎用。

《中药大辞典》：内无瘀积者及孕妇禁用。

《本草纲目》：缘其透骨，最能损齿，与玉簪根同，凡服者不可着齿也，多用亦戟人咽。

《本草用法研究》：非实证积聚不用，虚弱人禁用。

《山西中药》：妊娠忌用。

《中医大辞典》：孕妇忌服。

【古籍论述】

《本草纲目》：凤仙子，主治产难，积块噎膈，下骨鲠，透骨通窍（时珍）。附方：噎食不下，凤仙花子酒浸三宿，晒干为末，酒丸绿豆大。每服八粒，温酒下。不可多用，即急性子也。（《摘玄方》）

《本经逢原》：凤仙子性最急速，故能透骨软坚、通窍搜顽痰，下死胎、积块、噎膈、骨鲠。治狂痴，胜金丹用之。取其性急，领砒药吐泄也。

《本草从新》：凤仙子，泻、软坚，微苦而温。治产难积块，噎膈骨鲠。

《本草求真》：凤仙子（毒草），攻坚破硬拔毒，又名急性子。凡人病患顽痰积块，噎膈骨鲠，服之立刻见效。（噎食不下，用凤仙花子酒浸三宿，晒干为末，酒丸绿豆大，每服八粒，温酒下，不可多用，即急性子也。）

《得配本草》：急性子，微苦，温，有小毒。通窍、透骨、软坚。下骨鲠，开噎膈。

《本草正义》：凤仙子主治产难催生，积块噎膈，下哽透骨，取齿牙，皆取其迅速直达为义。

《本草便读》：急性子，色黑，苦温，入肾。凡子皆降，此子降性尤急，故名。透骨软坚，催生滑窍，考其性能入血分，行瘀降气，故能治大人噎膈。

《本草详节》：凤仙子味微苦，气温，有小毒。主噎膈，产难，积块，下骨鲠。

《景岳全书》：凤仙花，子名急性子，治产难下胎，消积块，开噎膈，下骨鲠。

《罗氏会约医镜》：凤仙子名急性子，治产难，下胞胎，开噎膈，化骨硬。

《本草正》：凤仙花子名急性子，治产难下胎，消积块，开噎膈，下骨鲠，亦善透骨通窍，故又名透骨草。

【现代药理研究】

急性子主要含挥发油、脂肪油、黄酮类、皂苷类成分，还有双萘呋喃-7、12-酮类化合物 Balsaminone A 和 Balsaminone B 等萘醌类成分。现代研究表明，急性子对前列腺癌有抑制作用，Balsaminone A 和 Balsaminone B 对人肺癌 A549 细胞的生长抑制作用显著，作用机制与诱导细胞周期阻滞有关，但有一定的差异。另有研究发现，急性子提取物在体外具有抑制人前列腺癌细胞株 PC-3 增殖的作用，其中乙酸乙酯部抑制作用较强，其机制与提取物的细胞毒性、诱导细胞凋亡有关。此外急性子提取物还有镇痛和抑制急性炎症的作用，其水煎剂对金黄色葡萄球菌、溶血性链球菌、绿脓杆菌、伤寒杆菌等多种病原菌有抑制作用。

【毒理】

急性毒性实验中，小鼠灌胃给药后，大量汗出，精神兴奋、狂躁，这可能是由于急性子提取物中挥发性成分辛散，容易导致发汗所致。24小时内连续给药2次，给药初期可见小鼠汗出，躁动不安，饮食减少。急性子油虽未造成小鼠死亡，但急性毒性实验中表现出了较大的不良反应，长期用药可能造成伤津及精神异常。急性子的毒性还有待进一步研究。

【临床应用】

急性子微苦、辛，温，有小毒，归脾、肝经，具有破血消积、软坚散结之作用。《摘元方》中记载"治噎膈不下"，另可用于积块、噎膈、疮疡坚肿等的治疗。

一、联合化疗的临床应用

李志刚等应用培正散结通膈汤联合化疗治疗中晚期食管癌，可降低化疗引起的不良反应，提高患者的生存质量。培正散结通膈汤药物组成：冬凌草40g，太子参、生黄芪、白茯苓、急性子、半枝莲、丹参、生山楂各30g，全瓜蒌、代赭石各20g，醋白术、醋三棱各12g，广陈皮、蛤蚧、旋覆花（包煎）各10g，清半夏9g，三七粉（冲）2g。其中急性子软坚、破血、消积，与旋覆花、代赭石配伍，具有良好的降逆止呕的功效，能明显减少不良反应发生情况，提高患者生存质量。

杨茜雯用食管通结方辅助化疗治疗中晚期食管鳞癌患者，可改善临床症状，减轻毒副反应，提高生活质量，改善机体的免疫功能。其中急性子可软坚散结、解毒抗癌。

高侃等应用碎岩散联合化疗治疗气虚阳微型食管癌，该方法能明显改善气虚阳微型中晚期食管癌患者临床症状，提高生存质量，延长生存期，减轻化疗毒副反应。其中急性子与其他药物同用，可破瘀消积、软坚祛腐。

二、联合放疗的临床应用

许利纯认为放射线属火毒之邪，易耗气伤阴，食管癌放疗后出现胃阴亏虚、痰瘀互结、胃气上逆之象，使患者口干咽燥、食入即吐，致放疗不能按时完成。采用自拟半夏沙参代赭石汤口服收到良好疗效，方中急性子抗癌解毒，与他药合用，共奏益胃养阴、化痰祛瘀、降逆止呕之功，对提高患者生存质量以及延长生存期都有较大帮助。

何正秋在治疗食管癌的过程中，通常利用活血化瘀、清热解毒的药物，不仅可以为细胞提供充足的氧气，同时也能够使微循环得到显著改善，增强癌细胞放疗的敏感程度，有助于疾病的治疗。对于吞咽不畅以及饮食难以下咽的患者而言，在放疗的过程中，给予急性子20g，威灵仙15g，姜半夏、白术、紫苏梗、桃仁、赤芍、土鳖虫各10g，临床效果显著。

三、联合放、化疗的临床应用

张岳等认为放疗易生热毒、伤气阴，化疗易伤元气、损阴血，还易形成血瘀，在临床上常用丹参饮治疗放、化疗的食管癌患者，其中急性子抗癌消肿，与他药配伍收到满意疗效。

四、纯中药治疗食管癌的临床应用

沈敏鹤根据临床经验，分期诊治食管癌，常配伍"炒三子"。其中，急性子破血行气，水红花子化瘀散结，刀豆子和胃降逆，正契合食管癌的病机，故临证使用每获良效。取急性子质坚性降之性，破血行瘀、降气化痰、软坚散结之功，能明显改善吞咽梗阻的症状。

刘沈林依据食管癌的病因病机，结合长期的临床实践，提出行气降气、甘凉濡润、化痰祛瘀是中医治疗晚期食管癌的综合治法。临床上常用急性子消炎退肿、化瘀散结，治疗食管癌效果显著。

急性子降气行瘀、破血消癥、软坚散结，且药理研究显示其具有广谱抗菌和抗癌作用。王晞星常用急性子治疗晚期食管癌食管梗阻症状，与威灵仙配伍，共奏祛瘀通络、散结解毒之效。

李勇等人认为食管癌病理关键在痰、瘀、毒交阻，阻碍食管，治疗上当以涤痰化瘀、解毒消癌为基本治法。临床常应用噎膈二号方治疗，具体药物为生半夏、生姜、急性子、石见穿、代赭石、仙鹤草、莪术、水蛭、蛤蚧粉。其中急性子与石见穿、莪术配伍以清热解毒、化瘀消肿止痛，此亦为治疗食管癌民间经验良方。

陈娟认为肿瘤内有瘀血，外有痰湿，痰湿会加快肿瘤外部生长，瘀血停留则会延缓肿瘤内部生长，肿瘤的内外生长不平衡，就会出现溃烂、坏死、出血等现象。癌肿溃破之后，痰湿就会随着郁滞之气而出，沿经络积聚于他处再形成癌肿。故中医治疗时常配以赤芍、桃仁、半夏、土鳖虫、青皮、三棱、莪术、急性子等以破瘀行气、活血化痰，防止癌肿转移，疗效突出。

五、纯中药治疗食管癌梗阻并发症的临床应用

王庆才重用急性子治疗食管癌梗阻取得满意疗效，组方为生半夏、生胆南星、代赭石、石打穿、急性子、蜈蚣各30g，瓜蒌20g，黄药子、旋覆花各10g。

鲫鱼　Jiyu

《名医别录》

【基原】

本品为鲤形目鲤科鲫鱼 *Carassius auratus*（L.），以全鱼（去鳞及内脏）入药。分布全国各地。

【别名】

鲋，鰿，鲗，鱼脊，鲫瓜子。

【性味归经及毒性】

《中药大辞典》：甘，平。归脾、胃、大肠经。

【功效】

《中药大辞典》：健脾和胃，利水消肿，通血脉。

【主治】

《中药大辞典》：主治脾胃虚弱，纳少反胃，产后乳汁不行，痢疾，便血，水肿，痈肿，瘰疬，牙疳。

【用量】

《中华本草》：内服、外用均适量。

【应用方法】

《中药大辞典》：内服煮食，或煅研入丸、散。外用捣敷、煅存性研末撒或调敷。

【警戒与禁忌】

《食疗本草》：食鲫鱼不得食砂糖，令人成疳虫。

《绍兴本草》：热疾者尤不宜食之。

《宝庆本草折衷》：忌猪肝。

朱丹溪：若多食，亦能动火。（引自《本草纲目》）

《本草纲目》：夏月热痢有益，冬月不宜。

《药性切用》：泻痢忌之。

《本草省常》：多食动火，同鸡食生癣疥，脚气人忌之，正月头有虫不可食。

《随息居饮食谱》：外感邪盛时勿食，嫌其补也。煎食则动火。

【古籍论述】

《玉楸药解》：鲫鱼补土益脾，温中开胃，治消渴水肿，下利便血，噎膈反胃，骨疽肠痈，疳痔秃疮，涂久年诸疮不差。

【现代药理研究】

鲫鱼主要含蛋白质、脂肪、核黄素、尼克酸、碳水化合物及钙、磷、铁等多种微量元素，具有改善骨质疏松、调节免疫和保护肾脏的作用。

【临床应用】

食管癌为临床常见的消化道肿瘤，手术是治疗食管癌的重要手段，术后的切口恢复亦是食管癌治疗的重中之重，且食管癌术后的患者总体营养较差，手术切口恢复时间相对较长。鲫鱼味甘、性平，入脾胃、大肠经，治脾胃虚弱，纳少无力，且具有促进伤口愈合的作用。

万里发现山药豆腐鲫鱼汤可有效促进食管癌术后患者的伤口愈合，改善患者术后伤口久不愈合、疼痛难忍的问题，且鲫鱼汤具有廉价、简单、方便快捷的优点，能够很好地被患者接受。鲫鱼与豆腐均富含蛋白质及各种氨基酸，能够帮助肌肉生长，促进伤口愈合，山药含有各种氨基酸及微量元素，具有增强免疫力、抗氧化的作用。三者结合能为食管癌术后患者提供多种营养素，改善营养状况，增强机体抵抗力，提高身体素质。

龚建强用活鲫鱼，去肠留鳞，大蒜切细，填入鱼腹，纸包泥封，烘烤后研成细末或做成丸状，每服3g，以米汤送下。每日2~3次，对食管癌初期有疗效。

鲫鱼有和胃实肠、利水消肿、通脉下乳、补中益气的功效。李英将鲫鱼鳝骨汤用于食管癌术后，发现患者胃肠功能恢复快，伤口愈合好，并发症少，有助于提高免疫功能与造血功能，能升高化疗后骨髓抑制患者的白细胞计数。

姜味草　Jiangweicao

《滇南本草》

【基原】

本品为唇形科姜味草属植物姜味草 *Micromeria Biflora* Benth. 的干燥全草。

主产于云南、贵州等地。

【别名】

地生姜，柏枝草，香草，小姜草，小香草，灵芝草，胡椒草，桂子香。

【性味归经及毒性】

《中药大辞典》：味辛，性大温。

《中华本草》：味苦、辛，性温。

【功效】

《全国中草药汇编》：散寒解表，温中健胃，化湿消积。

【主治】

《中药大辞典》：主治风寒感冒，小儿肺炎，胃寒脘痛，腹胀，恶心呕吐，泄泻，痢疾，癥瘕，寒痛，小儿虫积腹痛。

《中华本草》：主治寒疝。

【用量】

《中药大辞典》：内服煎汤，9~15g。

【应用方法】

《中药大辞典》：内服煎汤或研末。

【古籍论述】

《滇南本草》：疼痛，面寒疼，胸膈气胀，肚腹冷疼，呕吐恶心，噎膈翻胃，五积六聚，痞块疼痛，男子寒疝胀疼，妇人癥瘕作痛。

僵蚕 Jiangcan

《神农本草经》

【基原】

本品为蚕蛾科昆虫家蚕 *Bombyx mori* Linnaeus 4～5 龄的幼虫感染（或人工接种）白僵菌 *Beauveria bassiana*（Bals.）Vuillant 而致死的干燥体。

主产于江苏、浙江、四川、广东等地。

【别名】

天虫，僵虫，白僵虫，白僵蚕。

【性味归经及毒性】

《中国药典》：咸、辛，平。归肝、肺、胃经。

《中医大辞典》：入肝、肺经。

【功效】

《中国药典》：息风止痉，祛风止痛，化痰散结。

《中药大辞典》：解毒利咽。

【主治】

《中国药典》：用于肝风夹痰，惊痫抽搐，小儿急惊，破伤风，中风口㖞，风热头痛，目赤肿痛，风疹瘙痒，发颐痄腮。

《中药大辞典》：主治中风口眼㖞斜，偏正头痛，咽喉肿痛，疮毒。

《中医大辞典》：治面瘫，眩晕，皮肤瘙痒，结核，糖尿病，高脂血症，乳腺炎。

《中药学》：瘰疬痰核。

《全国中草药汇编》：适用于惊风抽搐，颌下淋巴结炎，面神经麻痹。

【用量】

《中药大辞典》：内服煎汤 3～10g，研末 1～3g。

《中华本草》：外用适量。

《中医大辞典》：内服煎汤 4.5～9g；研末吞服，每次 0.9～1.5g；研末为丸服，每次 1~2g，每日 3~4 次。

《中药学》：煎服 5~10g。

《全国中草药汇编》：研末，每次 2~5g。

【应用方法】

《中药大辞典》：内服煎汤、研末，或入丸散。外用煎水洗，研末撒或调敷。一般炙用，散风热宜生用。

《中医大辞典》：生品研细末醋调敷。

《全国中草药汇编》：外用研末撒或捣敷。

【警戒与禁忌】

《中药大辞典》：血虚惊风者慎服。

《药性论》：恶桑螵蛸、桔梗、茯苓、茯神、草薢。

《本草经疏》：凡中风口噤，小儿惊痫夜啼，由于心虚神魂不宁，血虚经络劲急所致，而无外邪为病者忌之。女子崩中，产后余痛，非风寒客人者，亦不宜用。

《本草新编》：多服则小腹冷痛，令人遗溺，以其性下行而成寒也。

《得配本草》：无风邪者禁用。

《全国中草药汇编》：阴虚火旺者禁服。

【现代药理研究】

现代研究表明，白僵蚕主要含有白僵菌素、白僵蚕挥发油、草酸铵、氨基酸及铁、锰等微量元素，对肿瘤有抑制作用。研究表明寡聚糖 BBPW-2 体外抗肿瘤检测对肿瘤细胞株 HeLa 和 HepG2 具有直接的细胞毒活性，对 MCF-7 细胞株具有长期抗增殖效应。尚有研究发现僵蚕醇提物对小鼠艾氏腹水癌（ECA）实体型以及小鼠 S180 有抑制作用，体外可用于抑制人体肝癌细胞的呼吸以及直肠腺癌型息肉的治疗。

此外白僵蚕还有抗凝、抗血栓、促进微循环、抗惊厥、降血糖、抗菌、镇静催眠、增强免疫、雄性激素样作用，以及神经营养和保护等作用。

【毒理】

僵蚕的不良反应有过敏、腹胀等，有出血倾向和肝昏迷者应慎用。古代文献中有僵蚕的"恶""忌"等论述，应根据病情选择适宜剂量。

【临床应用】

僵蚕具有息风止痉、祛风止痛、化痰散结之功效。在治疗痰瘀互结型食管癌中疗效显著。与放化疗同用具有良好的协同增效作用，值得进一步研究并开发应用。

一、以僵蚕为主的复方治疗食管癌的临床应用

范忠泽等采用自拟二白胶囊治疗食管癌，该方由白僵蚕、白附子、鳖甲、中国腹蛇毒复合酶组成，具有养阴清热、软坚散结的作用，临床取得一定疗效。

二、含僵蚕之复方治疗食管癌的临床应用

（一）联合放化疗的临床应用

杨渊等人在西医治疗晚期食管癌的同时加用通膈散，其中应用僵蚕祛风止痉、化痰散结。现代药理作用表明，虫类药具有抑制肿瘤细胞增殖和抗肿瘤的作用，在提高疗效的同时减少了西药的毒副作用，提高了患者的生活质量，延长了患者的生存时间。

张衡等认为食管癌多虚实夹杂，因虚而病，又因病而虚，因毒而结，因结而瘀。临床应用西黄消瘤胶囊联合放疗治疗食管癌，方中用白僵蚕化痰消癥，与他药配伍，共奏益气扶正、清热解毒、活血止痛、软坚散结之功，达到扶正祛邪、消散瘀血癥块、祛邪而不伤正、扶正而不助邪的治疗目的。

（二）纯中药治疗食管癌的临床应用

高萍治疗食管癌从整体出发，预防食管癌的复发和抑制转移是其治疗中极为重要的一环，对手术及放化疗结束巩固治疗期的患者，多加入僵蚕以达到活血化瘀、软坚散结的目的。

方卫东在辨证论治基础上运用化积散治疗食管癌。化积散由蛤蚧、炙蜂房、僵蚕、蜈蚣、山慈菇、三七等药物组成，用时先漱口，取化积散 0.5g 含化慢慢咽下。方中应用僵蚕增强解毒之力，配合他药，对改善食管癌中出现的吞咽困难有一定疗效。

刘根安等认为食管癌的病机不外气滞、血瘀、食积、热结、痰凝及脾胃虚损，多为正虚邪实之证，临床应用灵通丸治疗。方中僵蚕化痰散结、活络解毒，蛤蚧解毒消坚，擅于消散气血之凝结，故常用治恶性肿瘤。此两味药合用能起协同作用，疗效显著。

李万贵认为僵蚕具有疏风泄热、化痰消坚、解毒镇痉、活血通经的功能，常用

量为 10～15g，对食管癌有一定疗效。

周仲瑛对食管癌术后患者多从痰、气、瘀、虚、毒论治，对于瘀毒的患者常应用炙僵蚕等虫类药物以祛瘀解毒，取得满意疗效。

柳建华等应用扶正消癌汤治疗晚期食管癌，该方药物组成：党参、当归、生地黄、石斛、花粉、三七、威灵仙、僵蚕、半夏、茯苓、柴胡、白术、甘草。方中应用扶正药物与僵蚕、半夏配伍以化痰散结、解痉止痛。

韭菜　**Jiucai**

《滇南本草》

【基原】

本品为百合科葱属植物韭菜 *Allium tuberosum* Rottb. ex Spreng. 以全草入药。全国各地均产。

【别名】

丰本，草钟乳，起阳草，懒人菜，长生韭，壮阳草，扁菜。

【性味归经及毒性】

《中药大辞典》：辛，温。归肾、胃、肺、肝经。

《中医大辞典》：入肝、胃、肾经。

《全国中草药汇编》：辛、甘，温。归肝、胃、肾、肺、脾经。

【功效】

《中药大辞典》：补肾，温中，散瘀，解毒。

《中华本草》：行气。

《中医大辞典》：下气，散血，消肿。

《全国中草药汇编》：健胃，提神，止汗，固涩。

【主治】

《中药大辞典》：主治肾虚阳痿，里寒腹痛，噎膈反胃，胸痹疼痛，气喘，衄血，吐血，尿血，痢疾，痔疮，乳痈，痈疮肿毒，疥疮，漆疮，跌打损伤。

《中医大辞典》：治倒经，消渴，盗汗，痔漏，脱肛，子宫下垂，瘀血肿痛，外伤出血，产后血晕，脘腹冷痛，消化不良，肾虚阳痿，遗精，腰膝冷痛。

《全国中草药汇编》：适用于自汗盗汗。

【用量】

《中华本草》：内服捣汁 60～120g，外用适量。

《中医大辞典》：捣汁饮 30～60mL。

《全国中草药汇编》：适量做菜吃。

【应用方法】

《中药大辞典》：内服捣汁，或煮粥、炒熟、作羹。外用捣敷，煎水熏洗，热熨。

《中医大辞典》：煮汁饮。韭菜切碎，入小口瓷瓶中，以醋一大碗煎沸注入，瓶口对产妇鼻孔熏之。

《全国中草药汇编》：适量做菜吃，或捣汁服一匙。

【警戒与禁忌】

《中药大辞典》：阴虚内热及疮疡、目疾患者慎食。

《食疗本草》：热病后十日不可食热韭，食之即发困。

《日华子本草》：多食昏神暗目，酒后尤忌，不可与蜜同食。

《本草经疏》：胃气虚而有热者勿服。

《本草汇言》：疮毒食之，愈增痛痒；疗肿食之，令人转剧。

《本草求真》：火盛阴虚，用之为最忌。

《随息居饮食谱》：疟疾，疮家，痧、痘后均忌。

【古籍论述】

《神农本草经疏》：韭，主治参互，有一贫叟，病噎膈，食入即吐，胸中刺痛。或令取韭汁，入盐、梅、卤汁少许细呷，得入渐加，忽吐稠涎数升而愈。此亦仲景治胸痹痛用薤白，皆取辛温能散胃脘痰饮恶血之义也。

《本草纲目》：韭，主治，炸熟，以盐、醋空心吃十顿，治胸膈噎气；发明，有一贫叟病噎膈，食入即吐，胸中刺痛。或令取韭汁，入盐、梅、卤汁少许，细呷，得入渐加，忽吐稠涎数升而愈。此亦仲景治胸痹用薤白，皆取其辛温能散胃脘痰饮恶血之义也。

《要药分剂》：韭，主治，逐停痰，治一切血病，噎膈反胃，解药食毒，狂犬蛇虫毒。

《本草备要》：韭，归心益胃，助肾补阳，除胃热，充肺气，散瘀血，逐停痰。治吐衄损伤，一切血病，噎膈反胃（能消瘀血停痰在胃口，治反胃及胃脘痛。丹溪曰：有食热物及郁怒，致死血留胃口作痛者，宜加韭汁、桔梗入药，开提气血；有肾气上攻，致心痛者，宜韭汁和五苓散为丸，空心茴香汤下。治反胃宜用牛乳加韭汁、姜汁，细细温服。盖韭汁散瘀，姜汁下气消痰和胃，牛乳解热润燥补虚也。《单方总录》曰：食不得入，是有火也；食久反出，是无火也。治法虽有寒、热、虚、实之别，要以安其胃气为本。使阴阳升降平均，呕逆自顺而愈矣），解药毒，食毒，狂犬、蛇、虫毒。

《本经逢原》：韭，发明，昔人言治噎膈，唯死血在胃者宜之。若胃虚而噎勿用，恐致呕吐也。

《本草从新》：韭，补阳散瘀，治吐衄损伤，一切血病，噎膈反胃，胃脘痛。（能消瘀血、停痰在胃口、治反胃及胃脘痛、治反胃噎膈、宜用韭汁、姜汁、牛乳、细细温服、韭汁散瘀、姜汁下气、消痰和胃、牛乳解热润燥补虚、也有食热物及郁怒、致死血留胃中作痛者、宜加韭汁桔梗入药、开提气血、有肾气上攻致心痛者、宜韭汁和五苓散为丸、空心茴香汤下）。解药毒、食毒、狂犬蛇虫毒。

《本草述钩元》：韭，主治心腹痼冷疝癖。生捣汁服，治胸痹刺痛如锥，吐出胸中恶血，其验。主吐血唾血衄血尿血，妇人经脉逆行，打扑损伤及膈噎病。煮食，温中下气，归肾益阳。一贫叟病噎膈，胸中刺痛，或令取韭汁入盐梅卤少许，细呷，得入渐加，忽吐稠涎数升而愈。反胃，用韭汁二杯，入姜汁牛乳各一杯，细细温服。盖韭汁消血，姜汁消痰，牛乳润燥补虚而解热也。

《本草撮要》：韭菜，得姜汁、牛乳治反胃噎膈，得桔梗治死血留胃中作痛。

《药性切用》：韭菜，辛温微酸，活血助阳，散瘀止血，为血瘀噎膈专药。捣汁用。"

《本草便读》：韭菜，生汁却专辛热，治血瘀噎膈，脘内留邪。

《冯氏锦囊秘录》：韭，有一贫叟病噎膈食入即吐，胸中刺疼或令取韭汁入盐梅卤汁，少许细呷，得入渐加，忽吐稠涎数升而愈，此亦仲景治胸痹用薤白，皆取辛温能散胃胸痰饮恶血之义之。

《罗氏会约医镜》：韭菜，散一切瘀血，治吐衄血病、噎膈反胃，（凡瘀血停痰在胃脘，致反胃刺痛，宜韭汁桔梗入药，开提气血。有肾气上攻致心痛者，宜韭汁和五苓散为丸，茴香汤下）。和脏腑，除胃热，助肾补阳。但多食昏神昏目，慎之！

《顾松园医镜》：韭能疗噎膈，以其能消散胃脘之瘀血。

《随息居饮食谱》：韭主胸腹腰膝诸疼，治噎膈、经、产诸证，理打扑伤损，疗蛇、狗、虫伤。

《友渔斋医话》：韭，辛温补肾，暖腰膝，散瘀血，治噎膈翻胃，多食神昏目暗，忌蜜。

《得配本草》：韭菜，生行血，熟补中。根汁下瘀血。治噎隔，用盐醋拌。

《本草纲目》：反胃，（温中开结）韭菜（炸熟，盐醋吃十顿，治噎膈反胃）。

《本草衍句》：韭菜，能除胃热噎膈，续骨伤筋（心痛：有食热物及怒郁致死血留于胃口作痛者，宜韭汁、桔梗入药，中开提气血。肾气上攻以致心痛，宜用韭汁和五苓散为丸，空心茴香汤下。盖韭性急能散胃口滞血。又，反胃宜用韭汁二杯，入姜汁、牛乳各一杯，细细温服。盖韭汁消血，姜汁下气消痰和胃，牛乳能解热润燥补虚也）。

【现代药理研究】

韭菜主要含有二烯丙基硫醚、二烯丙基二硫醚等硫化物及挥发油、生物碱成分。本品具有治疗糖尿病、护肝的作用，有抑菌、抗氧化活性，增强耐缺氧、祛痰、抗疲劳等作用。

【临床应用】

韭菜具有温中行气、散血解毒之功效。众多医家对韭菜及其复方治疗食管癌进行了深入研究，发现韭菜汁具有抗癌作用，更多临床应用仍需进一步研究。

黄志华等研究通幽汤加味（生地黄、熟地黄、当归、制半夏、白花蛇舌草、七叶一枝花各30g，桃仁、厚朴、枳实各15g，红花、炙甘草、升麻、大黄各10g，生姜汁、韭菜汁各6g）治疗晚期食管癌，可使患者临床症状迅速改善，尤其是食管癌吞咽困难可逐渐好转。

酒　jiu

《名医别录》

【基原】

本品为米、麦、黍、高粱等和曲酿成的一种饮料。

【性味归经及毒性】

《中药大辞典》：甘、苦、辛，温。有毒。归心、肝、肺、胃经。

【功效】

《中药大辞典》：通血脉，行药势。

【主治】

《中药大辞典》：主治风寒痹痛，筋脉挛急，胸痹心痛，脘腹冷痛。

【用量】

《中药大辞典》：内服适量。

【应用方法】

《中药大辞典》：内服温饮，或和药同煎，或浸药。外用单用或制成酒剂涂搽，或湿敷，或漱口。

【警戒与禁忌】

《中华本草》：阴虚、失血及湿热甚者禁服。

《千金要方》：黄帝云，暴下后饮酒者，膈上变为伏热；食生菜饮酒，莫灸腹，令人肠结。扁鹊云，久饮酒者腐肠烂胃，溃髓蒸筋，伤神损寿；醉当风卧，以扇自扇，成恶风；醉以冷水洗浴，成疼痹。饱食讫，多饮水及酒，成痞僻。

孙思邈：空腹饮酒醉，必患呕逆。（引自《证类本草》）

《本草拾遗》：诸米酒有毒。不可合乳饮之，令人气结。凡酒忌诸甜物。

《食性本草》：服食丹砂、北庭、石亭脂、钟乳石、诸礜石、生姜，并不可长久以酒下，遂引石药气入四肢，滞血化为癥疽。

《本草纲目》：酒后食芥及辣物，缓人筋骨。酒后饮茶，伤肾脏，腰脚重坠，膀胱冷痛，兼患痰饮水肿、消渴挛痛之疾。一切毒药因酒得者，难治。痛饮则伤神耗血，损胃亡精，生痰动火。

【古籍论述】

《本草纲目》：烧酒，主治消冷积寒气，燥湿痰，开郁结，止水泄，治霍乱疟疾噎膈，心腹冷痛，阴毒欲死，杀虫辟瘴，利小便，坚大便，洗赤目肿痛，有效（时珍）。

《本草汇言》：烧酒，消冷气，化寒积，开郁结，通噎膈，止久疟，疗阴毒腹痛欲死，逐瘟辟瘴，洗赤目肿痛之药也。

《本草述钩元》：烧酒，其味辛甘，升扬发散，其气燥热，胜湿祛寒。故能开怫郁而消沉积，通膈噎而散痰饮。

《本草详节》：烧酒，主霍乱，疟疾，噎膈。按：烧酒纯阳，得火即燃，异乎他酒。其能开怫郁而消沉积，通噎膈而散痰饮，皆其升扬发散、胜湿祛寒之力也。

橘红 Juhong
《本草纲目》

【基原】
本品为芸香科植物橘 *Citrus reticulata* Blanco 及其栽培变种的干燥外层果皮。

主产于广东、广西、福建、四川、江西。

【别名】
化州桔红，芸皮，芸红。

【性味归经及毒性】
《中国药典》：辛、苦，温。归肺、脾经。

【功效】
《中国药典》：理气宽中，燥湿化痰。

《中药大辞典》：散寒，宽中健胃。

《中医大辞典》：温肺。

【主治】
《中国药典》：用于咳嗽痰多，食积伤酒，呕恶痞闷。

《中药大辞典》：主治风寒咳嗽，痰多气逆，恶心呕吐，胸脘痞胀。

《中医大辞典》：治肺寒咳嗽多痰，胸膈胀闷，呕吐嗳气，胃痛，疝气痛，乳房结块。

【用量】
《中药大辞典》：内服煎汤 3～9g。

《中医大辞典》：煎服 3～6g。

《中药学》：煎服 3～10g。

【应用方法】

《中药大辞典》：内服煎汤，或入丸散。

【警戒与禁忌】

《中药大辞典》：阴虚燥咳及久嗽气虚者禁服。

《本经逢原》：橘红专主肺寒咳嗽，虚损方多用之，然久嗽气泄，又非所宜。

《本草从新》：气虽中和，亦损真元，无滞勿用。

【古籍论述】

《本草纲目拾遗》：化州橘红，橘瓤上丝，糖橘红，橘饼，药制柑橘饼，青盐陈皮，橘苓，辰砂五香丸，治翻胃、噎膈、呕吐。张氏秘效方：用血竭、乳香、没药、辰砂各一钱五分，延胡索一钱，化州橘红一钱，共为末，每三分酒服。

【现代药理研究】

橘红中主要含香豆素类成分，尚含有挥发油、黄酮类、柚皮苷、糖类、芹菜素、脂肪酸等。现代研究表明，橘红对胃癌有抑制作用，可能是通过抑制 ERK 磷酸化和上调 Cyclin B1 蛋白表达来抑制人胃癌 AGS 细胞增殖，使细胞阻滞于 S 期和 G_2/M 期。

此外橘红还具有抗氧化、增强免疫、抗疲劳、抗炎、止咳平喘的作用。

【临床应用】

橘红味辛、苦，性温，归肺脾经，具有化痰理气、健脾消食的作用。临床常取其理气化痰散结之功效，与他药配伍治疗食管癌，取得一定疗效。

一、联合放化疗的临床应用

徐海帆等应用含有橘红之自拟方联合放疗治疗中晚期食管癌，可显著提高疗效，降低放疗引起的毒副作用，改善患者的机体免疫力和全身状况。

二、纯中药治疗食管癌临床应用

刘沈林总结临床经验，认为食管癌术后患者大多阴虚，治疗上应用橘红与他药配伍，共奏甘凉濡润、和降胃气、化痰散瘀之功效。

王绪鳌认为食管癌的治疗重在疏肝解郁、活血补血、化痰散结、润燥降逆，常应用橘红以化痰散结，取得满意疗效。

苦荍麦（苦荞麦） Kuqiaomai

《贵阳民间方药集》

"荍"，音"qiao"，汉语词典有两意：①锦葵，一种花草。②古同"荞"，荞麦。

【基原】

本品为蓼科荞麦属植物苦荞麦 *Fagopyrum tataricum*（L.）Gaertn. 以块根入药。

主产于贵州、四川、云南、陕西和山西等地。

【别名】

苦荞头，荞叶七，荞麦七，苦荞，鞑靼苦荞，鞑靼蓼，万年荞，野南荞，野荞麦。

【性味归经及毒性】

《中药大辞典》：甘、苦，平。

《中华本草》：归脾、胃、大肠经。

《中医大辞典》：有小毒。

【功效】

《中华本草》：健脾行滞，理气止痛，解毒消肿。

【主治】

《中药大辞典》：主治胃脘胀痛，痢疾，腰腿痛，跌打损伤，恶疮肿毒。

《中华本草》：主治消化不良，痈肿恶疮，狂犬咬伤。

《中医大辞典》：治小儿疳积。

【用量】

《中华本草》：内服煎汤 10～15g。外用适量。

《中医大辞典》：煎服 9～15g。

【应用方法】

《中药大辞典》：内服煎汤、研末或浸酒。外用捣敷。

【警戒与禁忌】

《中华本草》：不宜多食，脾胃虚弱者慎服。

《本草纲目》：多食伤胃，发风动气，能发诸病，黄疾人尤当禁之。

《食物考》：伤胃动风，不堪食。

【古籍论述】

《本草纲目》：多食败胃，动风动气，发诸病。黄患者尤忌，独噎膈症宜之。

【现代药理研究】

苦荞麦主要含有黄酮类、酚类、甾体类、萜类及有机酸等化合物，具有降血脂、降血糖、抗氧化等药理作用。

昆布　Kunbu

《吴普本草》

【基原】

本品为海带科植物海带 *Laminaria japonica* Aresch. 或翅藻科植物昆布 *Ecklonia kurome* Okam. 的干燥叶状体。

主产于辽宁、山东、浙江、福建等地。

【别名】

纶布，海昆布，鹅掌菜，裙菜，黑菜，面其菜，黑昆布。

【性味归经及毒性】

《中国药典》：咸，寒。归肝、胃、肾经。

【功效】

《中国药典》：消痰软坚散结，利水消肿。

《中药大辞典》：化痰。

《中医大辞典》：行水。

【主治】

《中国药典》：用于瘿瘤，瘰疬，睾丸肿痛，痰饮水肿。

《中药大辞典》：主治瘰疝，噎膈，脚气。

《中医大辞典》：治慢性气管炎。

【用量】

《中国药典》：6～12g。

《中药大辞典》：内服煎汤 5～15g。

【应用方法】

《中药大辞典》：内服煎汤，或入丸散。

【警戒与禁忌】

《中药大辞典》：脾胃虚寒者慎服。

《食鉴本草》：忌同甘草食。

《本草省常》：服半夏、甘草者忌之。

《食疗本草》：下气，久服瘦人。

《本草品汇精要》：妊娠亦不可服。

《医学入门》：胃虚者慎服。

《中医大辞典》：反甘草。

【现代药理研究】

昆布主要含多糖、氨基酸、挥发油、蛋白质、脂肪酸类、胡萝卜素、硫胺素、核黄素、尼克酸、抗坏血酸、1-古罗糖醛酸及多种微量元素。现代研究表明，昆布具有抗甲状腺肿的作用，其机制与调控细胞蛋白定位、细胞有丝分裂周期的 G_1/S 转变、氮化合物的合成、激素刺激和酸性化学物质的反应以及 MAPK 级联和蛋白激酶 B 信号传导等生物学过程有关，对人肺癌细胞 A549 有抑制作用。尚有研究表明昆布多糖及其硫酸酯对人结肠癌细胞 LOVO、鼠肿瘤细胞 RIF-1 生长有明显的抑制作用。

此外昆布还有抗氧化、降血糖、降血压、降血脂、抗凝血、抗放射、抗病毒、抗菌、抗纤维化的作用，对机体免疫功能也有影响。

【临床应用】

昆布味咸，归肝、胃、肾经。《本草通玄》言："主噎膈。"《本草汇》曰："昆布之性，雄于海藻，噎症恒用之，盖取其祛老痰也。"昆布有软坚散结、消痰利水的功效，临床多用于治疗食管癌。

一、含昆布之复方联合放化疗治疗食管癌临床应用

（一）联合化疗的临床应用

刘海将 50 例食管癌患者随机分为两组，Ⅰ组患者单纯接受 FOLFOX4 方案化疗，Ⅱ组患者在上述化疗的同时给予中药海藻玉壶汤合补中益气汤温服。结果显示：Ⅱ组相对Ⅰ组在实体瘤疗效、卡氏评估良好率上均显著提高；Ⅱ组各项凝血功能指标水平相对Ⅰ组均出现明显改善。对食管癌患者实施FOLFOX4方案化疗配合中药海藻玉壶汤、补中益气汤温服能够提升疗效，使患者获得更好的预后。

王新杰等将61例中晚期食管癌患者随机分为治疗组30例和对照组31例，治疗组给予通噎消积方（炙黄芪30g，当归20g，鸡血藤30g，薏苡仁30g，灵芝15g，山豆根30g，茯苓20g，枳壳9g，白英30g，白花蛇舌草30g，昆布12g，焦三仙各12g）加西医基础治疗；对照组只给予西医基础治疗。结果发现通噎消积方联合西医治疗能明显提高临床疗效，改善患者的身体状况与生活质量，优于单独西医治疗。

吕红琼等将80例食管癌患者随机分为对照组和研究组各40例，对照组采用常规化疗，研究组在常规化疗基础上加用益气养阴、化瘀散结方[黄芪30g，茯苓15g，白术15g，生地黄12g，麦冬20g，黄精20g，半夏12g，贝母15g，昆布15g，荔枝核20g，玄参15g，当归20g，赤芍15g，三七3g（冲），甘草6g]。结果显示：两组有效率比较无统计学差异，治疗前两组$CD4^+$、$CD8^+$和$CD4^+/CD8^+$比较无统计学差异，治疗后研究组$CD4^+$、$CD8^+$和$CD4^+/CD8^+$指标改善显著优于对照组；治疗后研究组生活质量改善率显著高于对照组。提示益气养阴、化瘀散结辅助化疗对于提高食管癌患者免疫功能及生活质量作用显著。

（二）联合放疗的临床应用

刘延军等将120例食管癌患者随机分为解毒散结汤（当归15g，桃仁15g，红花15g，三七粉5g，蜣螂15g，半夏15g，全瓜蒌25g，海藻30g，昆布30g，威灵仙30g，白花蛇舌草30g）联合放疗组，单纯放疗为对照组，观察解毒散结汤联合放疗治疗食管癌的疗效及毒副反应。结果显示：联合治疗组患者一年以上生存率为65%，对照组为56.7%；并且联合治疗组毒副反应明显低于对照组。

张士义在对48例中晚期食管癌患者采用外放射治疗的同时服用自拟食管逐瘀汤作为观察组，食管逐瘀汤药物组成：党参15g，黄芪20g，全瓜蒌15g，生半夏10g，海藻10g，昆布10g，代赭石30g，郁金15g，白花蛇舌草30g，半枝莲30g，赤芍

15g，桃仁 10g，蜈蚣 2 条（研末冲服），蛤蚧 1 条（焙干研末冲服）；对照组单纯放疗。治疗后观察组在病情好转的时间、影像学的改变上均明显优于对照组，同时服用本方剂有防止白细胞降低及放疗增敏的作用。

二、纯中药治疗食管癌临床应用

孙宏新认为食管癌恶病质分为痰气交阻型、痰火郁结型、痰瘀互结型及气阴两虚型，针对痰火郁结型多用贝母、瓜蒌、胆南星、竹沥、海藻、昆布等清热化痰。

辣椒　Lajiao
《植物名实图考》

【基原】

本品为茄科植物辣椒 *Capsicum annuum* L. 或其栽培变种的干燥成熟果实。

全国各地均产。

【别名】

番椒，秦椒，辣茄，辣虎，腊茄，海椒，辣角，鸡嘴椒，牛角椒，红海椒。

《中华本草》：本品本草记载始见于《食物本草》，称为番椒。《本草纲目拾遗》名辣茄。因此，辣茄即为今人所称之辣椒。

【性味归经及毒性】

《中国药典》：辛，热。归心、脾经。

《中药大辞典》：归脾、胃经。

【功效】

《中国药典》：温中散寒，开胃消食。

《中药大辞典》：下气。

《中医大辞典》：健胃。

《全国中草药汇编》：根，活血消肿。

【主治】

《中国药典》：用于寒滞腹痛，呕吐，泻痢。

《中药大辞典》：主治胃寒气滞，脘腹胀痛。

《中医大辞典》：①治食欲不振，风湿疼痛。②治疥癣，腮腺炎，蜂窝组织炎，多发性疔肿，外伤瘀肿。

《全国中草药汇编》：果，适用于胃寒疼痛，肠胀气，消化不良；外用治冻疮，风湿痛，腰肌痛。根，外用治冻疮。

【用量】

《中国药典》：0.9~2.4g。

《中华本草》：内服入丸散1~3g。外用适量。

《中医大辞典》：煎水洗，研末油调敷。

《全国中草药汇编》：果3~9g，根6~9g。

【应用方法】

《中药大辞典》：内服入丸、散。外用煎水熏洗或捣敷。

【警戒与禁忌】

《中药大辞典》：阴虚火旺及诸出血者禁服。

《食物宜忌》：食之走风动火，病目，发疮痔。凡血虚有火者忌服。

《药性考》：多食眩旋，动火故也。久食发痔，令人齿痛咽肿。

《中药学》：孕妇及月经过多者禁用。

《全国中草药汇编》：①胃及十二指肠溃疡，急性胃炎，肺结核及痔疮患者忌用。②辣椒有刺激性，如有疮疖、牙痛或眼部疾病，不宜食用。

【古籍论述】

《本草纲目拾遗》：辣茄，治呕逆，疗噎膈，止泻痢，祛脚气，食之走风动火，病目发疮痔，凡血虚有火者忌服。

【现代药理研究】

辣椒的主要成分为辣椒素和二氢辣椒素。尚含有辣椒碱、二氢辣椒碱、高辣椒碱等辣椒素类物质。现代研究表明，辣椒可显著抑制小鼠Lewis肺癌细胞LL/2的增殖、迁移并能促进其凋亡，其机制可能是通过线粒体介导的途径诱导肿瘤细胞凋亡。尚有研究表明辣椒碱对乳腺癌MDA-MB-231细胞裸鼠移植瘤生长具有明显的抑制作用，其机制与下调HMGB1和TLR4蛋白表达有关。此外辣椒有抗炎、保护脏器、抗氧化、降糖、抗抑郁的作用。

莱菔叶（萝卜秆叶） Laifuye

《新修本草》

【基原】

本品为十字花科植物莱菔 *Raphanus sativus* L. 的基生叶。

全国各地均产。

【别名】

萝卜秆，莱菔菜，萝卜缨，莱菔甲，萝卜甲，萝卜叶，萝卜秆叶，莱菔英，萝卜英。

【性味归经及毒性】

《中药大辞典》：辛、苦，平。归脾、胃、肺经。

【功效】

《中药大辞典》：消食理气，散瘀消肿。

《中华本草》：清肺利咽。

《中医大辞典》：清利咽喉，和中。

【主治】

《中药大辞典》：主治食积气滞，脘腹痞满，呃逆，吐酸，泄泻，痢疾，咳痰，音哑，喉咙肿痛，妇女乳房肿痛，乳汁不通。外治损伤瘀肿。

《中医大辞典》：治胸膈痞闷，食滞不消。

【用量】

《中华本草》：内服煎汤 10～15g。外用适量。

【应用方法】

《中药大辞典》：内服煎汤、研末或鲜叶捣汁。外用鲜叶捣敷，或干叶研末调敷。

【警戒与禁忌】

《中药大辞典》：气虚者慎服。

《本经逢原》：久痢胃虚畏食者，不可用也。

【古籍论述】

《滇南本草》：白萝卜秆叶，（红白二种，经霜阴干），味甘，性温，入脾胃二经。治脾胃不和，宿食不消，胸膈膨胀，醒脾气，开胃宽中，噎膈打呃，硬食膨胀，呕吐酸水，赤白痢疾，妇人乳结，乳肿，经闭。

【现代药理研究】

莱菔叶中含有叶黄素和挥发油，油中主要含 α、β-己烯醛及 β、γ-己烯醇，以及干扰素诱生剂（dsRNA）。现代研究表明，莱菔叶对食管癌、胃癌、鼻咽癌、宫颈癌等癌细胞均有显著的抑制作用。

此外莱菔叶可延缓细胞衰老、改善红斑性肢痛症，还具有抗氧化和降压的作用。

兰草 Lancao

《植物名实图考》

【基原】

本品为兰科兰属植物建兰 *Cymbidium ensifolium*（L.）Swartz、多花兰 *C. floribundum* Lindl.［*C. pumilum* Rolfe］和山兰 *C. goeringii*（Rchb. f.）Rchb. f.［*C. virescens* Lindl.］，以根或全草入药。

本品分布很广，主产于云南、江苏、浙江、福建等地区。

【别名】

兰花，建兰花，幽兰，蕙，兰蕙，秋兰，八月兰。

【性味归经及毒性】

《食物本草》：味辛，平，无毒。

《中华本草》：味辛，性平。归肺、脾、肝经。

【功效】

《中药大辞典》：调气和中，明目。

《中医大辞典》：化痰止咳，理气宽中。

【主治】

《中药大辞典》：主治胸闷，腹泻，久咳，青盲内障。

《中医大辞典》：治久咳痰多，肝胃气滞。

【用量】

《中药大辞典》：内服泡茶或水煮 3～9g。

《中医大辞典》：内服水煮 10～15 朵；泡水饮，适量。

【应用方法】

《中药大辞典》：内服泡茶或水煮。

【古籍论述】

《本草述钩元》：兰草同藿香、枇杷叶、石斛、竹茹、橘红，为开胃气之神品，加入沉香、郁金、白蔻、苏子、芦根汁下气开郁，治噎膈之将成者。

《本草汇言》：兰草治噎膈将成，能下气开郁。用孩儿菊叶、白豆蔻、真郁金、真苏子、芦根，共煮汁，磨沉香数分，每日饮之愈。

蓝淀　Landian

【基源】

本品为爵床科植物马蓝 *Baphicacanthus cusia*（Nees）Bremek. 蓼科植物蓼蓝 *Polygonum tinctorium* Ait. 或十字花科植物菘蓝 *Isatis indigotica* Fort. 的叶或茎叶加工制得的干燥粉末、团块或颗粒。

【别名】

蓝靛，青靛，靛青。

【性味归经毒性】

《中药大辞典》：辛，苦，寒，无毒。归心、肺经。

【功效】

《中药大辞典》：清热，解毒。

【主治】

《中药大辞典》：主治时行热毒，疔疮痈肿，丹毒，疳蚀，天疱疮。

【应用方法】

《中药大辞典》：内服水调或入丸散。外用调敷。

【性味归经及毒性】

《本草纲目》：辛、苦、寒、无毒。

【古籍论述】

《得配本草》：蓝淀，辛、苦、寒。入手少阴经。解时行热毒，敷热壅成疮。止吐衄，治噎膈。

《本经逢原》：蓝淀以蓝浸地坑一宿，入石灰搅，澄去水为淀，其解诸毒，敷热疮之用则一；而杀虫之功更效，虫为下膈非此不除。今人以染缸水治噎膈，皆取其杀虫也。

《本草正义》：蓝淀，濒湖谓能治噎膈，即石灰重坠，故能破坚积，消瘀血，且能杀虫也（噎膈有湿热生虫一证）。

《本草纲目》：蓝淀止血杀虫，治噎膈。

《本草易读》：蓝靛，苦，寒，无毒，解诸毒热疮热肿，治膈噎止血杀虫。

雷公藤　Leigongteng

《本草纲目拾遗》

【基原】

本品为卫矛科雷公藤属植物雷公藤 *Tripterygium wilfordii* Hook. f. 的干燥根或根的木质部。

主产于浙江、安徽、福建、湖南等地。

【别名】

震龙根，蒸龙草，水莽子，水莽兜，水莽，红柴根，菜虫药，断肠草，黄藤根，黄药，南蛇根，三棱花，红紫根，黄腊藤，水莽草，红药，山砒霜，黄藤木，莽草，黄藤，大茶叶，黄藤草，水脑子根，旱禾花。

【性味归经及毒性】

《中药大辞典》：苦、辛，凉，大毒。

《中华本草》：归肝、肾经。

《中药学》：苦、辛，寒。

【功效】

《中药大辞典》：祛风除湿，杀虫，解毒。

《中华本草》：活血通络，消肿止痛。

【主治】

《中药大辞典》：主治类风湿性关节炎，风湿性关节炎，肾小球肾炎，肾病综合征，红斑狼疮，口眼干燥综合征，白塞病，湿疹，银屑病，麻风病，疥疮，顽癣。

《中医大辞典》：治皮肤血管炎，顽固性疼痛，突眼性甲状腺肿，麻风反应，天疱疮。

《中药学》：适用于风湿顽痹。

【用量】

《中药大辞典》：内服煎汤，去皮根木质部分 15~25g；带皮根 10~12g。若研粉装胶囊服，每次 0.5~1.5g，每日 3 次。

《中医大辞典》：煎服 6~9g。

《中药学》：煎服 1~3g。外用适量。

【应用方法】

《中药大辞典》：内服煎汤。均需文火煎 1~2 小时。也可制成糖浆，浸膏片等。若研粉装胶囊服，每日 3 次。外用研粉或捣烂敷，或制成酊剂、软膏涂擦。

《中药学》：生用，煎服，先煎。

【警戒与禁忌】

《中药大辞典》：凡有心、肝、肾器质性病变，白细胞减少者慎服；孕妇禁服。

雷公藤副作用以胃肠道反应最多见，出现恶心、呕吐、食欲减退、食管下部烧灼感、口干、肠鸣腹痛、腹泻便秘、便血等症状，另有白细胞及血小板减少，但较轻，易恢复，与皮质激素合用常不出现。神经系统出现头晕、乏力、嗜睡等症状。内分泌系统可有月经紊乱及闭经，一般为功能性改变，停药或用调经药后可恢复。生殖系统主要影响睾丸生殖上皮，抑制精原细胞减数分裂，停药可恢复。循环系统表现为心悸、胸闷、心律失常、心电图异常。皮肤黏膜可出现湿疹样皮炎、皮疹、色素沉着、干燥、瘙痒、口周疱疹、口角炎、黏膜溃疡、少数见脱发及指（趾）甲变薄或软化。中毒症状主要表现为剧吐、腹部绞痛、腹泻、心音弱、心电图改变、血压下降、体温降低、休克、尿少、浮肿、尿液异常，后期可发生骨髓抑制、黏膜糜烂、脱发等，个别可有抽搐，主要死因为循环衰竭及肾功能衰竭，死亡多在 24 小时内，一般不超过 4 日。中毒后抢救措施除及时洗胃、催吐、输液、纠酸、对症支持外，可用中医民间疗法，如中毒在 12 小时以内者可用新鲜羊血或白鹅血 200~300mL，口服 1~2 次；或用鲜萝卜 125g 或莱菔子 250g 炖服；也可用绿豆 125g，甘草 50g 煎水分服；或用鹿藿鲜品 125g 或干品 60g 煎水频服。脱离危险之后予以低盐饮食，中药辨证施治，以促进机体恢复，排除积蓄之毒。

《福建药物志》：孕妇及患有心、肝、肾疾病者要慎用。服药期禁酸、辣、油炸等食物。茎叶有剧毒，切不可内服。

《中医大辞典》：本品皮部，毒性更大，不可内服。误服本品的中毒症状为恶心、呕吐、腹痛、腹泻，血压下降，呼吸微弱，最后因心脏及呼吸抑制而死亡。

《中药学》：本品有大毒，内服宜慎。外敷不可超过半小时，否则起疱。

【古籍论述】

《本草纲目拾遗》：雷公藤治翻胃、噎膈、疟疾。

【现代药理研究】

雷公藤主要含雷公藤碱、雷公藤次碱、雷公藤戊碱、雷公藤新碱、雷公藤碱乙、雷公藤碱丁、雷公藤碱戊等生物碱类成分，尚含有雷公藤甲素（雷公藤内酯醇）、雷公藤乙素、雷公藤酮、雷酮内酯、雷酚萜等二萜类成分，另含有雷公藤内酯甲、雷公藤内酯乙、雷藤三帖酸等三萜类成分。

现代研究表明，雷公藤对鼻咽癌、肺癌、胰腺癌等均有治疗作用。雷公藤甲素可能通过诱导氧化应激，抑制细胞内 Akt 的表达及其磷酸化，调节下游的信号通路，进而促进 CNE-2Z 细胞的凋亡来抑制鼻咽癌细胞 CNE-2Z 的增殖。雷公藤红素能够抑制肺癌 H1299 细胞的黏附、迁移和侵袭，提示雷公藤红素能通过抑制 Akt 信号通路和整合素的表达来抑制肺癌细胞的转移。雷公藤内酯纤溶酶原激活物尿激酶可作为胰腺癌 PDAC 治疗的潜在靶标，而雷公藤甲素可通过降低 HCA66 的表达来干扰核糖体 18S RNA 合成，进而诱导细胞凋亡和周期阻滞。

此外雷公藤有抗炎、镇痛、抑菌等作用，能治疗糖尿病肾病，影响肠道菌群结构等。

【毒理】

雷公藤毒性很大，但其毒性成分也是其有效成分，主要为二萜类与生物碱。雷公藤中毒轻者可出现消化道反应、骨髓抑制、月经紊乱、男性生殖系统异常等，重者可出现严重消化道反应、休克、抽搐等。中毒后主要死因是循环及肾功能衰竭。

雷公藤肝毒性可引起氨基酸代谢、糖代谢、磷脂代谢和激素代谢等途径发生紊乱。

梨 Li

《名医别录》

【基原】

本品为蔷薇科植物白梨 *Pyrus bretschneideri* Rehd.，秋子梨 *Pyrus ussuriensis* Maxim.，沙梨 *Pyrus pyrifolia*（Burm. f.）Nakai，以叶、果实入药。

分布广泛。

【别名】

快果，果宗，玉乳，蜜父。

【性味归经及毒性】

《中药大辞典》：甘、微酸，凉。归肺、胃经。

《中华本草》：归肺、胃、心经。

《中医大辞典》：甘、微酸，微寒。

【功效】

《中华本草》：清肺化痰，生津止渴。

《中医大辞典》：生津润燥，清热化痰。

【主治】

《中药大辞典》：主治肺燥咳嗽，热病津伤烦渴，消渴，痰热惊狂，噎膈，目赤胬肉，烫火伤。

《中华本草》：主治热病烦躁，津少口渴，目赤，疮疡。

《中医大辞典》：治肺热咳嗽，咯血，吐血，反胃，便秘。

【用量】

《中华本草》：内服煎汤 15～30g，或生食 1～2 枚。外用适量。

【应用方法】

《中药大辞典》：内服煎汤，或生食，或捣汁，或蒸服，或熬膏。外用捣敷或捣汁点眼。

【警戒与禁忌】

《中药大辞典》：脾虚便溏、肺寒咳嗽及产妇慎服。

《名医别录》：多食令人寒中，金疮、乳妇尤不可食。

《本草经疏》：肺寒咳嗽，脾家泄泻，腹痛冷积，寒痰痰饮，妇人产后，小儿痘后，胃冷呕吐，及西北真中风证，法咸忌之。

【古籍论述】

《神农本草经疏》：梨，主治参互梨汁……同人乳、蔗浆、芦根汁、童便、竹沥，治血液衰少，渐成噎膈。

《本草述钩元》：梨，治血液衰少，渐成噎膈。

《顾松园医镜》：梨，频服而救噎膈之垂成。血液衰少，渐成噎膈者，同人乳、蔗浆、芦根汁、竹沥、童便饮之。

【临床应用】

梨汁是治疗食管癌常用的药物，历代文献均有记载。该药具有止咳、润肺凉心、消炎降火、解痰毒酒毒之功效。古今众多医家对梨汁及含梨汁复方治疗食管癌进行了深入研究，发现其可明显减轻或消除食管癌患者进食哽噎不顺、吞咽困难等症状，疗效显著而可靠。与手术及放化疗同用，也有良好的协同增效作用。

一、含梨汁的中药复方治疗食管癌的临床应用

罗文高提出治疗肝脾阴伤型食管癌以甘凉濡润为法，以养肝脾阴液，使津液来复，方选甘露饮加减。药用生地黄、麦冬、天冬、枳壳、白芍、北沙参、天花粉、石斛、山药、玉竹等。兼见热证者加玄参、桑白皮、地骨皮；胸胁疼痛者加川楝子、全瓜蒌、木瓜；心烦、食管烧灼疼痛者加白及、梨汁、牛乳等。

二、含梨汁之复方联合放化疗治疗食管癌的临床应用

王鹏辉在津亏热结型食管癌患者手术及放化疗基础上，给予中药（梨汁、藕汁、生姜、沙参、川贝母、茯苓、荷叶等）联合治疗，总有效率为95.24%，全方具有滋养津液、清热解郁的功效。

三、含梨汁之复方治疗食管癌放、化疗后副反应

刘联惠等提出患者接受放疗后，可多吃些养阴、生津、和胃的食品，如冬瓜、芦根、西瓜、藕汁、梨汁、萝卜汁、绿豆汁、荸荠汁等。

陈继英指出在放疗期间或放疗后，患者通常会出现口干咽燥、舌红少苔等症状，饮食上应该多食用一些滋阴、生津、润肺的食物，如莲藕汁、梨汁、冬瓜、西瓜、丝瓜、芦笋等。

莨菪子　Langdangzi

《本草图经》

【基原】

本品为茄科植物莨菪 *Hyoscyamus niger* L. 的种子，分布于华北、西北、西南、华东等地。

【别名】

天仙子，山菸，牙痛子，薰牙子，小颠茄子。

【性味归经及毒性】

《中国药典》：苦、辛，温，有大毒。归心、胃、肝经。

《中医大辞典》：苦，温。

【功效】

《中国药典》：解痉止痛，平喘，安神。

《中药大辞典》：安心定痫。

《中医大辞典》：镇痉，镇痛，止泻。

【主治】

《中国药典》：用于胃脘挛痛，喘咳。

《中药大辞典》：主治脘腹疼痛，风湿痹痛，风虫牙痛，跌打伤痛，喘嗽不止，泻痢脱肛，癫狂，惊痫，痈肿疮毒。

《中医大辞典》：治风痫，哮喘，久泻，久痢。

《全国中草药汇编》：外用于痈肿疮疖，龋齿痛。

【用量】

《中药大辞典》：煎汤，0.6～1.2g；散剂，0.06～0.6g。

【应用方法】

《中药大辞典》：内服煎汤，散剂。外用研末调敷，煎水洗，或烧烟熏。

《中医大辞典》：研末或捣烂敷。

《全国中草药汇编》：外用适量。

【警戒与禁忌】

《中国药典》：心脏病、心动过速、青光眼患者及孕妇禁用。

《中药大辞典》：本品有剧毒，内服宜慎，不可过量及连续服用。孕妇、心脏病、青光眼患者禁服。

《神农本草经》：多食令人狂走。

《雷公炮炙论》：勿误服，冲人心，大烦闷，眼生过火。

《药性论》：生能泻人。

《日华子本草》：莨菪子有毒，甘草、升麻、犀角并能解之。

《四川中药志》（1960年版）：心脏病及心脏衰弱者忌用。

【古籍论述】

《本经逢原》：莨菪，一名天仙子，今人用根治噎膈反胃，取其性走以祛胃中留滞之邪，噎膈得以暂开。虚者误服为害不测。

梁上尘　Liangshangchen

《艺文类聚》

【古籍论述】

《神农本草经疏》：梁上尘，主腹痛，噎，中恶，鼻衄，小儿软疮。梁上尘乃是空中烟气结成。无气味，应是辛苦之物。辛能散，苦能泄，故主腹痛，噎膈，中恶也。

《本草纲目》：梁上尘，主治腹痛，噎膈，中恶，鼻衄，小儿软疮。

《本草从新》：梁上尘，一名乌龙尾……治腹痛噎膈。

《本草撮要》：梁上尘，治腹痛噎膈……一名乌龙尾。

《本草分经》：梁上尘，治噎膈中恶小儿软疮，烧令烟尽筛取末用。

《本草详节》：梁上尘，主腹痛，噎膈，中恶，鼻衄，敷小儿软疖。

《冯氏锦囊秘录》：梁上尘，又名乌龙尾，倒挂尘……治腹痛噎膈，伤寒阳毒中恶也。

《医学入门》：梁上尘能消软疖，又止中恶鼻衄血，兼消腹痛噎难通，安胎催生脬系戾。又名乌龙尾……中恶，鼻衄，腹痛，噎膈，妇人胎动欲产，横生倒产及转脬小便不通，并酒调服之。

羚羊角　Lingyangjiao

《神农本草经》

【基原】

本品为牛科动物赛加羚羊 *Saiga tatarica* Linnaeus 的角。

主产于俄罗斯。

【别名】

泠角。

【性味归经及毒性】

《中国药典》：咸，寒。归肝、心经。

【功效】

《中国药典》：平肝息风，清肝明目，散血解毒。

《中药大辞典》：凉血解毒。

《中医大辞典》：清热镇惊。

《中药学》：清热解毒。

【主治】

《中国药典》：用于肝风内动，惊痫抽搐，妊娠子痫，高热痉厥，癫痫发狂，目赤翳障。

《中药大辞典》：主治筋脉拘挛，肝阳头疼眩晕，肝火目赤肿痛以及血热出血，温病发斑，痈肿疮毒。

《中医大辞典》：治热病神昏，痉厥，谵语，狂躁，手足搐搦。

《中药学》：应用于温热病壮热神昏。

【用量】

《中国药典》：煎服 1~3g；磨汁或研粉，每次 0.3~0.6g。

《中药大辞典》：内服煎汤 1.5~3g。

《中医大辞典》：内服研末 0.3 ~ 0.9g；磨汁服 0.9 ~ 1.5g；或镑片另煎冲服 0.9 ~ 3g。

【应用方法】

《中药大辞典》：内服煎汤，宜单煎 2 小时以上，磨汁或研末，或入丸、散。外用煎汤或磨汁涂敷。

《中医大辞典》：内服或镑片另煎冲服。

【警戒与禁忌】

《中药大辞典》：脾虚慢惊患者禁服。

《本草经疏》：凡心肝二经虚而有热者宜之，虚而无热者不宜用。

《本草从新》：性寒，能伐生生之气，无火热勿用。

【古籍论述】

《伤寒瘟疫条辨》：羚羊角磨汁消怒菀于上，烧灰主食噎不通。

【现代药理研究】

羚羊角主要含角蛋白，水解后可得氨基酸和多肽物质，还含有多种磷脂、磷酸钙、胆固醇、维生素 A 等。此外，还含多种微量元素、脂肪酸和氨基酸。现代研究表明，羚羊角具有镇静、抗惊厥、抗癫痫、降血压、增强动物耐缺氧能力、解热镇痛、抗炎、抑菌、抗病毒和增强免疫等作用。

【临床应用】

羚羊角性寒、味咸，归肝、肺、胃经，具有平肝息风、清肝明目、散血解毒之功效。在临床上常与他药配伍治疗食管癌。

芦根　Lugen

《名医别录》

【基原】

本品为禾本科植物芦苇 *Phragmites communis* Trin. 的新鲜或干燥根茎。

全国大部分地区均产。

【别名】

芦茅根，苇根，芦菇根，顺江龙，水蓢蓢，芦柴根，芦通，苇子根，芦芽根，甜梗子，芦菰根，芦头。

【性味归经及毒性】

《中国药典》：甘，寒。归肺、胃经。

《中药大辞典》：归肺、胃、膀胱经。

【功效】

《中国药典》：清热泻火，生津止渴，除烦，止呕，利尿。

《中药大辞典》：透疹解毒。

【主治】

《中国药典》：用于热病烦渴，肺热咳嗽，肺痈吐脓，胃热呕哕，热淋涩痛。

《中药大辞典》：主治麻疹，解河豚鱼毒。

《中医大辞典》：治鼻衄，齿衄，噎膈，反胃，肺痿，小便热涩。

【用量】

《中药大辞典》：内服煎汤 15～30g，鲜品 60～120g。

《中华本草》：外用适量。

《中医大辞典》：煎服 30～60g。解河豚鱼毒 0.5kg。

《中药学》：鲜品用量加倍。

【应用方法】

《中药大辞典》：内服煎汤，或鲜品捣汁。外用煎汤洗。

【警戒与禁忌】

《中药大辞典》：脾胃虚寒者慎服。

《本草经疏》：因寒霍乱作胀，因寒呕吐勿服。

《冯氏锦囊》：脾胃虚寒者禁用。

《得配本草》：忌巴豆。

《中华本草》：大便泄泻及下寒者忌用。

【古籍论述】

《汤液本草》：治五噎膈气烦闷，吐逆不下食，芦根五两，锉，水三盏，煮一盏，去渣，服无时。

《雷公炮制药性解》：主消渴客热，止小便利，治五噎膈气，烦闷吐逆，以芦根五两，水三盏煮一盏服，甚效。

《本草害利》：甘寒，清烦热，亮喉咙，治烦渴呕逆，噎膈反胃。利小肠笋性更佳，解河豚毒。

《药性论》：下噎膈之痰，清吐逆之火。三阳秘结之灵丹，三消渴病之神品。

《古今医鉴》：芦根止消渴、噎膈气滞。

《医学入门》：主清胃中客热及寒热时疾，烦闷大热，消渴五噎膈气，干呕霍乱，吐逆不下食，止小便利，及孕妇心热烦闷。

《罗氏会约医镜》：芦茅根治噎膈、反胃、消渴、呕逆、伤寒内热，止小便频数。

《顾松园医镜》：治消渴呕逆，除噎膈反胃，可清烦热，能止便频。独入阳明，清热下降。笋性更佳，能解河豚毒。

《医宗说约》：芦根甘寒，客热消渴，噎膈吐逆，利水皆活（捣汁用）。

《医宗必读》：芦根，味甘，寒，无毒，入胃经。噎膈反胃之司，消渴呕逆之疗，可清烦热，能利小肠。

【现代药理研究】

芦根主要含酚酸、维生素、天冬酰胺、蛋白质、脂肪、多糖等成分。现代研究表明，芦根对肿瘤有抑制作用。通过 R-Poly Ⅰ、R-Poly Ⅱ 和 R-Poly Ⅲ 三种多糖进行细胞毒性实验，发现三者均对 HeLa 细胞和 B16 细胞有抑制作用，具有良好的体外抗肿瘤作用。

此外，芦根还有保肝肾、抑菌、解热、镇痛、镇静、抑制中枢神经系统、降血糖、抗氧化、改善脂代谢、抑制草酸钙肾结石形成等作用。

【临床应用】

芦根，以根茎入药，具有清热泻火、生津止渴、除烦止呕、利尿的功效，可以有效改善食管癌发病及治疗过程中的阴亏及吞咽困难等症状。

一、以芦根为主药之复方治疗食管癌的临床应用

张志敏认为食管癌病机不离瘀血、顽痰、逆气、津亏，根据基本病机制定以滋阴润燥、行气化痰、活血止痛为主的开噎启膈汤，药物组成：芦根 60～120g（煎汤代水泡余药），炒栀子 10g，干姜 10g，丹参 30g，莪术 10g，水蛭 10g，苏半夏 10g，白芍 20g，大枣 3 枚，生姜 5 片，炙甘草 6g。该方治疗中晚期食管癌，不仅可以明

显改善患者吞咽困难等主要临床症状，而且可以提高其生存质量，取得较好的临床效果。

二、含芦根之复方联合放化疗的临床应用

童洪亮采用 DCF 方案化疗加补气滋阴方（黄芪 15g，西洋参 15g，南沙参 15g，北沙参 15g，石斛 15g，芦根 15g，麦冬 15g，玉竹 10g，白扁豆 10g，甘草 6g）治疗食管癌，可降低化疗所致恶心呕吐、腹泻等胃肠道反应，可对抗化疗所致的骨髓抑制，提高机体抗病能力，降低口腔溃疡的发生率等，还可提高患者对 DCF 化疗方案的耐受性，从而提高患者生活质量，改善身体状况，延长生存时间。

三、含芦根的中药复方治疗放射性食管炎等并发症的临床应用

放疗是食管癌的重要治疗手段，其中，急性放射性食管炎是食管癌放疗中出现的主要并发症之一。赵迪等用养阴解毒汤（北沙参 15g，麦冬 15g，生石膏 30g，芦根 20g，金银花 30g，白及 10g，淡竹叶 10g，生甘草 6g）治疗可降低放射性食管炎的发病率。

芦笋　Lusun

《本草图经》

【基原】

本品为禾本科植物芦苇 *Phragmites communis* Trin. 的嫩苗。

【别名】

灌，芦尖，笋尖。

【性味归经及毒性】

《中药大辞典》：甘、寒。

【功效】

《中药大辞典》：清热生津，利水通淋。

《中医大辞典》：清肺止渴。

【主治】

《中药大辞典》：主治热病口渴心烦，肺痈，肺痿，淋病，小便不利，并解鱼、肉毒。

【用量】

《中药大辞典》：内服煎汤 30～60g。

【应用方法】

《中药大辞典》：内服煎汤，或鲜品捣汁。

【警戒与禁忌】

《中药大辞典》：脾胃虚寒者慎服。

《本草经集注》：服药有巴豆勿食芦笋。

《宝庆本草折衷》：亦发病，凡服药者当忌之。

【古籍论述】

《本草求真》：芦笋气味甘温，能治噎膈烦闷不食等症，然总多食助冷动气，以甘则气壅，而寒则发人冷症，惟素患有痰疾在于皮里膜外者，得此则愈。

【临床应用】

芦笋，世界十大名菜之一，其嫩茎中含有丰富的蛋白质、维生素、矿物质和人体所需的微量元素，还含有多种抗癌成分，特别是丰富的组织蛋白，这种组织蛋白能有效抑制癌细胞生长，被认为是一种高营养的抗癌食品。芦笋多用于食管癌预防治疗期间或之后的药膳食疗方中。

一、芦笋的抗癌作用

万玲玲等提到芦笋有抗癌、防癌作用。

二、芦笋在食管癌放疗期间及之后的食疗应用

陈继英认为在食管癌放疗期间或放疗后，患者常出现口干咽燥、舌红少苔等症状，是因热毒伤津所致，在饮食上可多食用芦笋以生津、滋阴、润肺。董倩亦在食管癌的食疗药膳中提到放疗出现热毒伤阴症状时宜食用芦笋。

三、芦笋在食管癌预防中的应用

赵得国认为食管癌食疗包括预防与治疗，食疗预防主要是在高发人群中注意饮

食调节，在癌症初发时进行饮食干预和药物治疗，并提供了食管癌食疗药膳方——奶汤芦笋，具体做法：芦笋500g，鲜奶150g，熟火腿125g，盐，胡椒粉，料酒，香菜，植物油50g，鸡汤250mL。

王庆才等在食管癌的预防中提到，宜多吃能改善吞咽困难的食物，其中包括芦笋。

驴溺　Lüniao

【古籍论述】

《本草蒙筌》：驴，尿溺浸蜘蛛咬毒，及噎膈宜求。

《本草备要》：驴溺，杀虫，治反胃噎膈（须热饮之。张文仲《备急方》曰：昔患反胃，奉敕调治，竟不能疗。一卫士云：服驴屎极验。遂服二合，只吐一半，再服二合，食粥便定。宫中患反胃者五六人，同服之俱瘥）。

《本经逢原》：驴尿专于杀虫、利水、止胀，其治噎膈，或单服，或入四物汤服之效。

《本草从新》：驴溺治反胃噎膈。（须热饮之、张文仲随身备急方云：昔患反胃、奉敕调治、竟不能疗、一卫士云：服驴屎极验、遂服二合、只吐一半、再服二合、食粥便定、宫中患反胃者五六人同服之、俱瘥。）

《本草撮要》：驴溺，功专杀虫。得四物治反胃噎膈。得姜汁洗白玷风。

《得配本草》：驴溺，辛，寒。有小毒。治反胃，杀诸虫。冲滋阴之剂，治噎膈。得人中白、干地龙，滴耳聋。

《本草分经》：驴溺杀虫，治反胃噎膈，须热饮。

马溺　Maniao

【古籍论述】

《本草便读》：白马溺，前人皆云能消癖杀虫，治反胃噎膈腹痛等证，凡有虫者皆可用。

猫胞　Maobao

《本草纲目》

【基原】

本品为猫科动物家猫 *Felis catus* 的胎盘。

全国大部分地区均有饲养。

【别名】

猫胞衣。

【性味归经及毒性】

《中药大辞典》：甘，温。归脾、胃经。

《中医大辞典》：甘、酸，温。

【功效】

《中药大辞典》：和胃止呕。

【主治】

《中华本草》：主治噎膈反胃，呕吐不食，胃脘疼痛。

【用量】

《中药大辞典》：内服煮食适量，或焙干研末冲服，每次6~9g。

【应用方法】

《中医大辞典》：煮食或焙干研末吞服。

【古籍论述】

《本经逢原》：猫胞治噎膈反胃，以纯阳之性未散，故取以开阴邪之结也。方用一具，酥炙为末，入脑麝、牛黄、郁金各少许，津唾化服之。

《续医说》：猫胎治噎，猫生子胎衣，阴干煅存性，酒调服之，治膈噎病极有效，尝闻猫生下子后即食胎衣，若欲取之，必候其生时，急令人取可得，若稍迟则落其口矣。

《古今医统大全》：猫胎治噎，猫生子胎衣阴干，煅存性，酒调服之，治膈噎病极有效。尝闻猫生子即有食胎衣，欲取之者，必候其生时急令人取可得，若稍迟则食矣。

《本草纲目拾遗》：猫胞衣为治膈噎之神药。濒湖纲目猫下，虽附胞衣，惟引杨氏经验方治反胃吐食，烧灰入朱砂服，其他概未之及焉。且取之有法，食之有忌，均为补之。膈噎同寿录：用猫初生胞衣，以新瓦焙干研细末，每服一、二分，好酒送下；口含竹笔管睡，恐咬牙及咳嗽。米不下者，五、六服即愈。取猫胞法：猫将产，以木枷枷之，恐生出即食也，忌烧酒。

【现代药理研究】

猫胎盘中含有激素、免疫球蛋白、氨基酸、细胞因子、酶、微量元素及胶原蛋白等多种活性物质，可以治疗无排卵性不孕症。

硇砂　Naosha

《药性论》

【基原】

本品为氯化物类卤砂族矿物卤砂（硇砂）*Sal Ammoniac* 的晶体或人工制成品。

天然硇砂主产于青海、甘肃、新疆等地。

【别名】

北庭砂，亦砂，黄砂，狄盐，气砂，白硇砂，紫硇砂，白硇砂，碱硇砂，红硇砂，藏脑，脑砂，淡硇砂。

【性味归经及毒性】

《中药大辞典》：咸、苦、辛，温，有毒。归肝、脾、胃经。

【功效】

《中药大辞典》：化腐生肌。

《中华本草》：利尿。

《中医大辞典》：消积破瘀，祛痰软坚，去翳。

《全国中草药汇编》：紫硇砂，消积软坚，破瘀散结。白硇砂，化痰。

【主治】

《中药大辞典》：主治癥瘕积聚，噎膈反胃，喉痹肿痛，瘰疬，翳障，息肉，赘疣。

《中医大辞典》：治癥瘕积块，痰饮咳嗽，妇女经闭。治疗疮，息肉。

《全国中草药汇编》：紫硇砂用于癌肿；外用治目翳胬肉，痈肿疮毒。白硇砂用于咳嗽痰多。

【用量】

《中药大辞典》：内服入丸散 0.3 ~ 1g。

《中华本草》：外用适量。

《中医大辞典》：内服入丸散 0.3 ~ 0.9g。

【应用方法】

《中药大辞典》：外用研细撒，或调敷，或入膏帖，或化水点、涂。内服入丸、散，本品不入煎剂。

《中医大辞典》：研末服，一般多入丸、散用，细粉点眼。

【警戒与禁忌】

《中药大辞典》：内服宜慎，不宜过量，孕妇禁服。肝、肾功能不全及溃疡病患者慎服。生品有腐蚀性，忌内服，只做外用。

《药性论》：畏浆水，忌羊血。能销五金八石，腐坏人肠胃。

《新修本草》：不宜多服。

《得配本草》：畏一切酸浆水、醋、乌梅、牡蛎、卷柏、萝卜、独帚、羊蹄、商路、冬瓜、苍耳、蚕沙、海螵蛸、羊骨、羊踯躅、鱼腥草、河豚鱼胶。

《本草用法研究》：性独烈，长于外治，内无实积，勿轻试服之。

《中医大辞典》：孕妇忌服。

《全国中草药汇编》：体虚无积热者忌服。

【古籍论述】

《本草纲目》：硇砂治噎膈癥瘕，积痢骨鲠，除痣黡疣赘（时珍）。时珍曰：硇砂大热有毒之物，噎膈反胃积块内症之病，用之则有神功。盖此疾皆起于七情饮食所致，痰气郁结，遂成有形，妨碍道路，吐食痛胀，非此物化消，岂能去之？其性善烂金银铜锡，庖人煮硬肉，入硇砂少许即烂，可以类推矣。所谓化人心为血者，亦甚言其不可多服尔。方用北庭砂二钱，水和荞麦面包之，煅焦，待冷，取中间湿者，焙干一钱，入槟榔二钱，丁香二个，研匀。每服七厘，烧酒送下，日三服，愈即止。后吃白粥半月，仍服助胃丸药。

《本草汇言》：李氏（濒湖）言此药大热有毒之物，唐人治噎膈，反胃积块内臟之疾，用之则有神功，并除目翳努肉，痣黡疣赘。

《本草备要》：硇砂消肉积，咸苦辛热，有毒。消食破瘀，治噎膈癥瘕，去目翳胬肉，暖子宫，助阳道。

《本经逢原》：硇砂大热，乃卤液所结，秉阴毒之气，含阳毒之精，破积攻坚，无出其右。故能治噎膈反胃，积块肉症。

《本草从新》：硇砂泻、消肉积。（凡煮硬肉、投少许即易烂、故治噎膈癥瘕肉积、有殊功。）

《本草求真》：硬肉难化，入砂即烂。（故治噎膈癥瘕肉积，有殊功）。其性猛烈，殆不堪言，况人脆肠薄胃，其堪用此消导乎？第或药与病对，有非峻迫，投治不能奏效。

《本草述钩元》：硇砂主治男妇赢瘦，痰气郁结，坚积，噎膈癥瘕，积痢骨鲠，去目翳胬肉及恶疮瘜肉。除痣黡疣赘，（诸本草）凡噎膈反胃，积块内症，多由七情饮食所致，痰气郁结，遂成有形，妨碍道路，吐食痛胀，非用硇砂消化，岂能去之。

《本草撮要》：硇砂功专消食破瘀，治噎膈癥瘕，去目翳胬肉。

《本草择要纲目》：硇砂大热有毒之物，噎膈反胃，积块内症之病，用之则有神功。盖此疾皆起于七情饮食所致，痰气郁结，遂成有形，妨碍道路，吐食痛胀，非此物化消，岂能去之。畏（浆水一切酸），忌（羊血）。

《药性切用》：硇砂咸苦辛热，专消肉积，治噎膈癥瘕，除目翳胬肉。热毒之性，非经炼过，不可轻投。

《本草详节》：硇砂，热大毒，噎膈反胃，积块肉癥之病，用之亦有神功。盖此疾皆起于七情饮食所致，痰气郁结，遂成有形，妨碍道路，吐食痛胀，不过暂用此物化消。近有炼服为房术者，真杀人不见血也。

【现代药理研究】

本品主要含有 NH_4Cl 及铝、砷、硼、钡、钙等多种无机元素。现代研究表明，硇砂对胃癌、肝癌和肺癌等均有抑制作用。硇砂提取液作用于大鼠肝癌细胞系 CBRH-7919，有较好的体外杀伤癌细胞作用。体内实验显示硇砂提取液可使肿瘤体积显著缩小，直至瘤块坏死吸收消失。另有研究表明硇砂提取液有可能替代无水乙醇用于肝癌恶性实体瘤的局部治疗，通过降低在肝癌发展过程中两种重要的代谢酶（乳酸脱氢酶和琥珀酸脱氢酶）的表达水平，直接抑制了肝癌细胞的生长。此外硇砂提取物可剂量依赖性抑制 Lewis 肺癌细胞的增殖，使细胞周期停止于 S 期，硇砂提取物水溶液连续瘤内给药 8 天对小鼠 Lewis 肺癌皮下肿瘤的抑瘤率为 46.7%。

【毒理】

小鼠口服白硇砂醋捞品和醋煮品 LD_{50} 分别为 3.74g/kg 和 3.63g/kg，口服紫硇砂醋捞品和醋煮品 LD_{50} 分别为 5.36g/kg 和 5.29g/kg。小鼠中毒症状显示毒性靶部位可能是消化系统、呼吸系统或中枢神经系统。

紫硇砂的腐蚀作用可刺激胃和小肠黏膜并引起胃体水肿膨大，使胃和小肠前列腺素 E2 的含量降低，抑制胃排空并促进小肠运动，但紫硇砂醋制品对胃肠黏膜损伤较轻，影响程度较弱。紫硇砂中含有的少量硫是其造成胃肠毒性的作用成分之一。

因为氯化铵过量，可使体内氯离子过多，导致高氯性酸血症，应注意使用适量。对于肝功能不全的患者，因肝脏不能将铵离子转化为尿素而发生氨中毒，故应禁用紫硇砂，以免加重病情。

【临床应用】

硇砂具有消积软坚、化腐生肌、祛痰利尿之功效，常用于治疗癥瘕积聚、噎膈反胃。

一、局部应用治疗食管癌

仪爱文等在胃镜直视下将食管痛（由硇砂、硼砂、礞石、冰片、沉香、火硝 6 味中药组成，上述 6 味中药等量研碎成粉状，每次 1g，用 10mL 温开水配制成悬浊液）喷于癌灶表面，隔日 1 次，2 周为 1 个疗程。间隔 1 个月，再行第 2 个疗程。治疗 116 例患者，其中显效 49 例，有效 56 例，无效 11 例（其中缩窄型 9 例）。所用中药皆具软坚散结、祛瘀解毒的作用，可使癌灶表面腐烂、坏死、脱落，起到止痛、止呕、止呃的作用。

二、以硇砂为主的复方治疗食管癌的临床应用

（一）联合化疗的临床应用

高侃、魏东等将气虚阳微型中晚期食管癌患者分为两组，治疗组 43 例采用碎岩散（生黄芪 20g，炮附片、肉桂各 6g，鹿角胶 12g，熟地黄 24g，沉香 12g，檀香 9g，公丁香 6g，生胆南星 9g，石见穿 15g，莪术、山慈菇各 10g，王不留行、急性子各

12g，醋紫硇砂、鼠妇各6g）联合 LFP 方案治疗，对照组 28 例采用单纯 LFP 化疗，观察 3 个疗程后，治疗组有效率为 72.1%，对照组有效率为 35.7%。治疗组患者临床症状明显改善，生存质量提高，生存期延长，且 LFP 化疗的毒副反应减少。

（二）联合放疗的临床应用

孙静等观察到噎消通口服液（生胆南星、生半夏、半枝莲、白花蛇舌草、威灵仙各 30g，山豆根、重楼、穿山甲、白及各 15g，露蜂房 12g，醋制硇砂 0.5g，生姜 10g，大枣 10 枚）对人食管癌 TE-1 细胞具有抑制作用，与放疗配合有增敏作用。

（三）纯中药治疗食管癌的临床应用

姜玲采用百口开关饮（代赭石、川牛膝、鹅管石、威灵仙、柿霜、急性子各 10g，硼砂、硇砂各 6g，青礞石 5g）联合常规化疗治疗食管癌所致的吞咽困难，其中硇砂具有软坚、化痰祛瘀的功效，为君药。治疗后患者吞咽困难症状明显改善，恶心呕吐发生率降低。

三、含硇砂之复方治疗食管癌的临床应用

孙亚波等运用口服蓝天丸（麝香、硇砂、制马钱子、血竭、皂角刺、冰片、沉香、蜈蚣研为细末，加入适量蜂蜜，调制成丸）改善食管癌患者吞咽困难症状，治疗 4 个疗程后实体瘤缓解总有效率为 77.5%，吞咽困难改善率为 85.0%，生活质量评分提高。

牛齝草　Niuchicao

【古籍论述】

《本草纲目》：牛齝草一名牛转草（即牛食而复出者，俗曰回嚼）。[主治] 绞汁服，止哕（藏器）。疗反胃霍乱，小儿口噤风（时珍）。时珍曰：牛齝治反胃噎膈，虽取象回嚼之义，而沾濡口涎为多，故主疗与涎之功同。[附方] 新四。反胃噎膈：大力夺命丸：牛转草、杵头糠各半斤，糯米一升，为末，取黄母牛涎和，丸龙眼大，煮熟食之。入砂糖二两，尤妙。（《医学正传》）

《本经逢原》：牛齝草绞汁治反胃噎膈，取其沾涎之多也。

《本草品汇精要》：牛齝草……[名] 牛转草，即牛食而复出者，俗曰回嚼。

［主］（李时珍曰）牛齝治反胃噎膈，虽取象回嚼之义而沾濡口涎为多，故主疗与涎之功同……［合治］反胃，噎膈。大方夺命丸：牛嗳草、杵头糠各半斤，糯一升，为细末。取黄母牛涎和丸，龙眼大，煮熟食之，入砂糖二两尤妙。

牛喉　Niuhou

【古籍论述】

《药性切用》：惟白水牛喉，治噎膈肠结。

《得配本草》：白水牛喉去两头，除脂膜，醋炙燥，烧存性，每服一钱，米饮下，治反胃噎膈，及小儿呷气。

《医宗必读》：黄牛肉……牛喉有去噎之功。

牛肉　Niurou

《名医别录》

【基原】

本品为牛科动物黄牛 *Bos taurus* Linnaeus 或水牛 *Bubalus bubalis* Linnaeus 的肉。全国大部分地区均产。

【性味归经及毒性】

《中药大辞典》：甘，平。入脾、胃经。

《中华本草》：味甘，水牛肉性凉，黄牛肉性温。

【功效】

《中药大辞典》：补脾胃，益气血，强筋骨。

【主治】

《中药大辞典》：治虚痨羸瘦，脾虚食欲不振，腰膝酸软。

《中华本草》：主治脾胃虚弱，气血不足，消渴，吐泻，痞积，水肿。

【应用方法】

《中药大辞典》：内服煮熟食。

《中华本草》：内服煮食、煎汁，适量，或入丸剂。外用适量，生裹或作丸摩。

【警戒与禁忌】

《中华本草》：牛自死、病死者，禁食其肉。

【古籍论述】

《本草求真》：牛肉（畜）补脾固中……日服黄牛汤，能令日渐轻强而无肿胀之病，其效可知，即丹溪倒仓法。治停痰积血，胶聚于肠胃回肠曲折之处，发为瘫痪痨瘵蛊胀膈噎，非丸散所能及者……牛有黄牛水牛之分，故黄牛性温，而水牛性平，白水牛可治反胃吐食，肠结不通。

《医宗必读》：黄牛肉……丹溪《倒仓论》曰：脾为仓廪，倒仓者，推陈致新也。停痰积血，发为瘫痪痨瘵，蛊胀膈噎，非丸散所能治。用肥嫩牡黄牛肉二十斤，长流水煮糜，滤滓取液，熬成琥珀色，每饮数大碗，寒月温而饮之。缓饮则下，急饮则吐，时缓时急，且吐且下。吐下后口渴，即服自己小便，亦能荡涤余垢。睡二日，乃食粥，调养半月，沉疴悉去，须五年忌牛肉。

【现代药理研究】

牛肉中含有白蛋白、高密度脂蛋白、多种氨基酸和脂肪酸，还含有钙、钾等微量元素。现代研究表明牛肉对肿瘤有抑制作用。研究表明牛肉中的共轭亚油酸（CLA）可以抑制 MCF-7 细胞中 VEGF-A 的表达，这可能是 CLA 的抗癌机制之一。尚有研究表明 CLA 蛋白酪氨酸磷酸酶 γ（PTPγ）已被认为是乳腺癌、卵巢癌和肺癌的候选抑癌基因，CLA 可以上调人乳腺细胞中的 PTPγ。另有研究表明天然存在于牛肉中的 CLA 混合物能抑制人癌细胞系的增殖，其顺反式异构体含量高，具有最重要的抗增殖作用，而总脂肪酸比相应的含氯组分具有更强的生长抑制活性。这些结果表明，牛肉共轭亚油酸具有抗增生性，且非共轭亚油酸与牛肉共轭亚油酸存在互补作用，有助于牛肉总脂肪酸的抗增生性。

此外，牛肉还具有保护神经、调节免疫和增长肌肉的作用。

牛乳　Niuru

《本草经集注》

【基原】

本品为牛科动物黄牛 *Bos taurus* Linnaeus 或水牛 *Bubalus bubalis* Linnaeus 的乳汁。

全国大部分地区均产。

【性味归经及毒性】

《中药大辞典》：甘，微寒。归心、肺、胃经。

《中华本草》：归心、肺、肾经。

《中医大辞典》：甘，平。入肺、胃经。

【功效】

《中药大辞典》：补虚损，益肺胃，养血，生津润燥，解毒。

《中医大辞典》：补虚，润肠。

【主治】

《中药大辞典》：主治虚弱劳损，反胃噎膈，消渴，血虚便秘，气虚下痢，黄疸。

《中医大辞典》：治虚弱羸瘦，小儿佝偻病，便秘。

【用量】

《中华本草》：内服适量。

【应用方法】

《中药大辞典》：内服煮饮。

《中医大辞典》：内服煮沸饮。

【警戒与禁忌】

《中药大辞典》：脾胃虚寒作泻、中有冷痰积饮者慎服。

《食疗本草》：患热风人宜服之，患冷气人不宜服之。

《本草拾遗》：与酸物相反，令人腹中结瘕。

《本草经疏》：脾湿作泄者不得服。

《本草汇言》：膈中有冷痰积饮者，忌之。

《得配本草》：胃虚恶心，大便滑泄，二者勿用。

【古籍论述】

《本草纲目》：牛乳治反胃热哕，补益劳损，润大肠，治气痢，除疸黄，老人煮粥甚宜（时珍）。震亨曰：反胃噎膈，大便燥结，宜牛、羊乳时时咽之，并服四物汤为上策。不可用人乳，人乳有饮食之毒，七情之火也。

《本草易读》：牛乳，甘，微寒，无毒。润肠胃，解热毒，补虚劳，治反胃噎膈，牛脏腑补人各脏腑。

《药性切用》：牛乳，味甘微寒，凉血润燥，通噎治膈，中寒肠滑者均忌。

《本草备要》：牛乳，味甘微寒。润肠胃，解热毒，补虚劳，治反胃噎膈。（胃槁胃冷，脾不磨食，故气逆而成反胃。气血不足，其本也；曰痰饮，曰食积，其标也。胃槁者，滋血生津；胃冷者，温中调气。东垣曰：上焦吐者由乎气，治在和中而降气；中焦吐者由乎积，治在行气而消积；下焦吐者由乎寒，治在温中而散寒。丹溪曰：反胃噎膈，大便燥结，宜牛、羊乳时时咽之，兼服四物汤为上策。不可服人乳，人乳有五味之毒，七情之火也。昂按：噎膈不通，服香燥药取快一时，破气而燥血，是速其死也。不如少服药，饮牛乳加韭汁、或姜汁、或陈酒为佳。江南臬司多患噤口痢，粒米不进，郑奠一令服牛乳，久之亦瘥）。

《本经逢原》：牛乳补虚羸，止渴，噎膈反胃，大便燥者宜之。

《本草求真》：牛乳味甘微寒，亦治脾胃枯槁，噎膈反胃。（噎膈形类甚多。然大要皆属精枯泽竭。气逆上攻所致。故食不能入喉入膈而自下也。且人脏腑亏损。津竭气逆。浑身痰窒。用以辛香燥膈劫痰。未尝不快。然旋劫旋生。旋燥旋阻。痰愈且盛。津液见枯。清道厌会。无不阻塞。虽水与饮类可以入喉不逆。而坚硬食物。每至厌会即返。曰噎。至膈阻绝吐出。曰膈。况肾主五液二便。与膀胱一表一里。肾水既槁。阳火偏胜。煎熬津液。三阳热结。前后闭塞。口既不通。必反于上。直犯清道。上冲吸门咽喉。所食多噎不下。故经有言三阳结谓之膈。朱震亨曰。反胃噎膈。大便燥结。宜牛乳羊乳。时时咽之。兼服四物汤为上策。不可服人乳。人乳有五味之毒。七情之火也。）

《本草述钩元》：牛乳（黄牛者佳，黑牛更胜）治反胃热哕，润大肠。（反胃噎膈大便燥结，宜牛羊乳时时咽之，弗用人乳，有饮食之毒，七情之火也）同人乳、羊乳、梨汁、芦根汁、蔗浆熬膏，时时饮之，治反胃噎膈大便燥结。

《本草撮要》：牛乳味甘微寒，润肠胃，解热毒，补虚劳，治反胃噎膈，得韭汁姜汁陈酒佳。

《得配本草》：乳……和姜汁、韭汁，治噎膈。

《本草详节》：牛乳，生饮令人利，热饮令人口干，温则相宜。其性润，故反胃、噎膈、大便燥结，宜时时咽之。兼服四物汤，为上策，不可用人乳，以有饮食之毒，七情之火也。

《伤寒瘟疫条辨》：牛乳，味甘微寒。润肠胃，解热毒，主噎膈反胃。按：东垣云：上膈由气，治在和中降气；中膈由积，治在行气消积；下膈由寒，治在温中散寒。气血不足其本也，痰涎停滞其标也。非胃枯则胃寒，服香燥药取快一时，破血散气，是速其死也。韭汁牛乳饮主之。张氏随宜加姜汁、藕汁、梨汁名五汁安中饮。或酌加竹沥、莱菔汁、芦根汁、陈米酒，佐以理中汤、八味丸加减用之，无不愈者，此其大略也，润泽存乎一心。郑奠一治噤口痢，服牛乳即瘥，可想其性味功用耳。（凡用牛乳十分，诸汁只二分）

《罗氏会约医镜》：牛乳，养血润燥。治反胃噎膈。（日饮牛乳，加姜汁。详载本门。）

《顾松园医镜》：牛乳……虚羸宜宝，噎膈堪珍。

《随息居饮食谱》：牛乳，功同人乳而无饮食之毒、七情之火。善治血枯便燥，反胃噎膈，老年火盛者宜之。水牛乳良。小儿失乳者，牛、羊乳皆可代也。

【现代药理研究】

牛乳含有乳蛋白质、乳脂肪、乳糖、矿物质、磷脂、维生素、氨基酸、酶类、有机酸、免疫体、色素及其他微量元素。乳清中尚含有多种生物活性蛋白、多肽、氨基酸、维生素和有机酸。现代研究表明，牛乳对肿瘤有抑制作用。乳铁蛋白抗肿瘤的主要机制为破坏肿瘤细胞膜、引起细胞凋亡、阻断细胞周期以及促进细胞免疫反应。尚有研究表明，胃蛋白酶消化的乳铁蛋白活性多肽可能是通过激活肿瘤细胞里的 c-Jun 氨基末端激酶/应激活化蛋白激酶导致口腔癌细胞凋亡，从而抑制肿瘤细胞的生长，起到抑制口腔鳞癌细胞增殖的作用。另有研究表明乳铁蛋白活性多肽在兔子结肠癌、食管癌、肺癌和膀胱癌的后期具有显著抑制作用。此外，口服 α-乳白蛋白在第 9 周的时候可减少结肠癌的发生，可能的机制为 α-乳白蛋白可以通过抑制环氧合酶-2 而降低前列腺素 E2 的水平，从而起到抑制结肠癌的作用。

此外牛乳还具有抗菌、抗病毒、抗氧化、调节免疫的作用。

【毒理】

很多人喝牛奶后产生的不良反应有腹胀、腹泻、肠鸣、呕吐、皮肤湿疹等。牛奶蛋白质可引起过敏反应，其中 α 乳球蛋白和酪蛋白为常见的两个过敏源；牛奶中的乳糖可引起过敏反应，人体摄入牛奶等含有乳糖食物后，由于体内缺乏将乳糖水解为葡萄糖和半乳糖的内源性乳糖酶，而不能将乳糖消化吸收，乳糖就保留在肠腔中，造成等渗性水潴留，结肠细菌酵解乳糖产生多种气体及短链脂肪酸，造成腹胀、排气增多、腹泻、腹痛等胃肠症状。

【临床应用】

牛乳，具有补虚损、益肺胃、养血、生津润燥、解毒的功效，对虚弱劳损、反胃噎嗝、消渴、血虚便秘、气虚下痢、黄疸等有治疗作用，可用于治疗食管癌。

郑玉玲等总结出津亏热结型食管癌，以五汁安中饮（梨汁、藕汁、牛乳、生姜汁、韭汁）加减治疗。

牛涎　Niuxian
《本草纲目拾遗》

【基原】

本品为牛科动物黄牛 *Bos taurus* Linnaeus 或水牛 *Bubalus bubalis* Linnaeus 的唾涎。全国大部分地区均产。

【别名】

牛口涎。

【古籍论述】

《玉楸药解》：牛涎治反胃噎膈。

《本草纲目》：牛……口涎……［主治］反胃呕吐（《日华》）。水服二匙，终身不噎（思邈）。

《医学集成》：用糯米末，以牛涎拌作小丸，煮熟食。

《世医得效方》：香牛饮，用牛涎一盏，入麝香少许，银盏顿热。先以帛紧束胃脘，令气喘，解开，乘热饮之。仍以丁香汁入粥与食。

《普济方》：千转丹，用牛涎、好蜜各半斤，木鳖仁三十个研末，入铜器熬稠。每以两匙和粥与食，日三服。

【现代药理研究】

牛涎主要含胃蛋白酶、表皮生长因子、胰岛素样生长因子1、促胃液素、胰岛素、胰高血糖素、溶菌酶、乳酸脱氢酶、硫、磷等。现代研究表明牛涎可治疗呕吐，并有抑菌作用。牛涎比较黏滑，用于吞咽不利者有一定疗效。而新鲜黄牛口涎中含有蛋白酶和溶菌酶，具有溶解白喉假膜及局部杀菌消炎的作用。

【临床应用】

牛涎即"牛口涎"，能治噎膈、反胃、呕吐。在食管癌的治疗中，《本草纲目》中用牛涎治疗噎食病的验方为：用糯米末，以牛涎做成小丸，煮熟吃丸；或用牛涎、蜂蜜各 250g，木鳖仁 30 个研末，入砂锅熬稠，每日取两匙后粥食之。因其黏滑，可以改善吞咽不利症状。

吞咽梗阻、噎膈反胃为食管癌的常见症状。由于食管狭窄，饮食不能下咽，不但贫血消瘦、津亏便结，甚至危及生命。所以治疗食管狭窄和不通是食管癌治疗的关键。常用方剂为开关散，即将硇砂、香砂（醋制）、穿破石、火硝、沉香、冰片、乌梅（炒）等药碾为极细粉末，缓缓咽下，可逐渐开肠进食，需要配合滑利之品，可用牛涎、白蜜（煮沸）送服。

《浙江中医学院学报》曾刊治膈气噎塞不下食（包括食管癌、胃癌）方，具体方法：昆布 30g（洗净，焙末），春柞头细糠一合，共研，用老牛涎一合，生百合汁一合，慢煎入蜜搅成膏，与末柞丸，为芡实大，每服 1 丸，含化咽下。

硼砂　Pengsha

《日华子本草》

【基原】

本品为四硼酸钠，含 $Na_2B_4O_7 \cdot 10H_2O$ 应为 99.0% ~ 103.0%。

主产青海、西藏。此外，云南、新疆、四川、陕西、甘肃等地亦产。

【别名】

大朋砂，蓬砂，鹏砂，硼砂，盆砂。

【性味归经及毒性】

《中药大辞典》：甘、咸，凉。归肺、胃经。

【功效】

《中药大辞典》：清热消痰，解毒防腐。

《中医大辞典》：清热化痰。

《中药学》：外用清热解毒，内服清肺化痰。

《全国中草药汇编》：消炎。

【主治】

《中药大辞典》：主治喉痹，鹅口疮，胬肉攀睛。

《中华本草》：内服，治痰热咳嗽及噎膈积聚、诸骨鲠喉；外用，治喉咙肿痛，口舌生疮，目赤翳障胬肉，阴部溃疡。

《中医大辞典》：治咽喉肿烂。治百日咳，癫痫，尿闭。外用治霉菌性阴道炎，皮肤汗斑，脂溢性皮炎。

《全国中草药汇编》：适用于急性扁桃体炎，咽喉炎，口腔炎，牙龈炎，中耳炎，目赤肿痛，食管癌梗阻。

【用量】

《中药大辞典》：内服入丸散 1.5~3g。

《中华本草》：外用适量。

《中医大辞典》：研末服，0.9~1.5g。

《全国中草药汇编》：入丸散 2~5g。

【应用方法】

《中药大辞典》：内服，入丸、散。外用，沸水溶化冲洗，或研末敷。防腐生用，收敛煅用。

《中医大辞典》：治咽喉肿烂，口舌生疮，与冰片等研粉吹患处；目赤肿痛，制成眼药点眼。

《中药学》：外用，研极细末干撒或调敷患处；或化水含漱。

【警戒与禁忌】

《中药大辞典》：体弱者慎服。

《本草纲目》：土宿真君言知母、鹅不食草、芸薹、紫苏、瓺带、何首乌，皆能伏硼砂。

《本草经疏》：蓬砂其性能柔五金，去垢腻，克削为用，消散为能，宜功有余，难施不足，以暂用之药，非久服之剂。

《本草汇言》：倘属阴虚津燥，髓竭营枯，而成肺痿热胀、痹闷不通诸疾，法当禁用。

《本草求原》：虚人忌之。

《中药学》：本品以外用为主，内服宜慎。

【古籍论述】

《本草汇言》：李氏（濒湖）言此属卤石之剂。其性能柔金石，而去垢腻，体虽重坠而气质轻清，故本草散上焦胸膈之热，如通喉闭噎膈，消瘕聚骨硬，用此取其柔物也。

《要药分剂》：蓬砂，即硼砂。主消痰止嗽，破症结，喉痹，上焦胸膈痰热，生津液，去口气，消障翳，除噎膈反胃，积块结核瘀肉，阴溃，骨鲠恶疮，及口齿诸病，皆治之。

《神农本草经疏》：蓬砂出于西南番，采取煎淋而结。寇宗奭云：含化咽津，治喉中肿痛，膈上痰热。初觉便治，不能成喉痹也。兼能去口气，消障翳，除噎膈反胃，积块瘀肉及口齿诸病。

《本草纲目》：硼砂主治消痰止嗽，破症结喉痹。上焦痰热，生津液，去口气，消障翳，除噎膈反胃，积块结瘀肉，阴溃骨鲠，恶疮及口齿诸病（时珍）。

《本草正》：蓬砂消痰涎，止咳嗽，解喉痹，生津液，除上焦湿热、噎膈、癥瘕瘀血俱可。

《本草备要》：硼砂能金而去垢腻，故治噎膈积块，结核胬肉，目翳骨鲠（碱能软坚，含之咽汁）。

《本经逢原》：其性能柔五金而去垢腻。故主痰嗽喉痹，破症结治噎膈积聚，骨鲠结核恶肉，取其能柔物也。

《本草从新》：硼砂能柔五金而去垢腻，故治噎膈积块，结核胬肉目翳，骨鲠。

《本草求真》：蓬砂功专入上除热，故云能除胸膈热痰也，是以痰嗽喉痹，噎膈积聚，骨鲠结核，眼目翳障，口齿诸病。凡在胸膈以上者，无不可以投治。

《本草述钩元》：蓬砂主上焦痰热喉痹，破症结，除噎膈，消障翳，散瘀血阴溃，疗骨鲠恶疮及口齿诸病。

《本草撮要》：硼砂味甘咸凉，能柔五金，去垢腻，治噎膈、积块、结核、胬肉、目翳、骨鲠，制汞哑铜，证非有余不可轻用。

《本草择要纲目》：硼砂味甘微咸而气凉，其性能柔五金而去垢腻，故治噎膈积聚骨硬结核恶肉阴溃用之者，取其柔物也。

《药性切用》：蓬砂甘咸微凉，涤垢消肿，泄热除痰，为喉痹、口齿、噎膈、积块专药，并消蛋积。细研水飞，量虚实用。

《玉楸药解》：蓬砂消症化瘀，治癣积翳障，胬肉结核，喉痹骨硬。《本草纲目》谓其化痰止嗽，清肺生津，除反胃噎膈。此非循良之性，未可服饵也。

《本草详节》：蓬砂主消上焦痰热咳嗽，喉痹，痰结，目翳，噎膈反胃，积块，结核，瘀肉，骨鲠，小儿慢惊，及阴溃恶疮。

《景岳全书》：蓬砂消痰涎，止咳嗽，解喉痹，生津液，除上焦湿热噎膈，癥瘕瘀血，退眼目肿痛翳障，口齿诸病，骨鲠、恶疮。

《罗氏会约医镜》：硼砂疗噎膈、结核、骨硬。（皆辛散咸软之效）

《顾松园医镜》：蓬砂，能解胸膈痰热，故止咳嗽，除噎膈，皆用取其软坚也。

《医宗必读》：蓬砂，癥瘕噎膈俱瘥，鲫鲠骨鲠通宜。

【现代药理研究】

本品主要成分为含水四硼酸钠，另含有少量铅、铝、铜、钙、铁、镁、硅等杂质。现代研究表明，硼砂对食管癌、胰腺癌等均有抑制作用。硼砂配以轻粉等药物，能使食管癌症状缓解，癌肿缩小。尚有研究表明硼砂配血竭、百草霜等药物制成的愈红丹，能使乳腺癌疼痛缓解，癌肿消除，溃疡修复。硼砂配雄黄、三仙丹等制成的药片，置于阴道癌组织处，可使疼痛减轻、出血停止、黏液减少、癌肿块消除。

此外，硼砂还有影响物质代谢、抗菌、抗结核、抗病毒、抗炎、止痛、抗惊厥、防腐、缓解氟中毒等作用。

【毒理】

急性毒性：硼砂对小鼠和大鼠经口 LD_{50} 为 400～700mg/kg，对豚鼠、犬、兔、猫经口 LD_{50} 为 250～350mg/kg，大型动物口服硼砂 LD_{50} 为 5.33g/kg。饮水中硼含量 400mg/L 可引起雏鸡硼中毒。

亚急（慢）性毒性：硼砂的毒性与硼、硼酸相似，均是低毒蓄积性毒物，对动物的肝、肾、肾上腺、卵巢和睾丸的重量有较大影响。Weir 等进行了 90 天大鼠喂养实验，硼剂量分别为 0、2.6、8.8、26.3、87.5、262.5mg/（kg·d），最高剂量组动物全部于 3～6 周死亡；87.5mg/kg 组动物体重和肝、肾等脏器重量降低，肾上腺和肾脏的脏器系数（质量与体重之比）明显增加，但肝脏和卵巢脏器系数降低，睾丸重量也明显降低。2~4周龄雏鸡饮水硼含量在200mg/L时，可明显降低血液白细胞数，饮水硼含量在400mg/L时，可严重影响红细胞和白细胞的生成，对血红蛋白的生成具有抑制作用。添加400mg/L的硼饮水对鸡的生长与胸腺的早期发育有明显抑制和毒性作用，对肠绒毛及肠腺发育有明显抑制和毒害作用。高硼抑制鸡免疫器官的发育，使其抵抗力下降，健康状况恶化，可引起鸡锁骨间气囊鼓气，甚至死亡。

生殖毒性：雄性生殖系统是硼毒作用的靶器官。大鼠、小鼠和犬的实验中均观察到睾丸损伤。大鼠多代繁殖实验中，饲料中硼剂量为1170mg/kg时，雄性大鼠出现不育、睾丸萎缩、无精子现象，雌性大鼠出现排卵减少等现象。200mg/kg硼砂可使怀孕母兔流产。

过敏现象及使用禁忌：硼砂可引起猩红热样皮疹。含硼砂溶液可致荨麻疹型药疹，冰硼散可致过敏性休克。新霉素与硼砂配伍可使后者毒性作用增强。硼砂能与铁剂产生沉淀，影响铁剂吸收。硼砂与氨基糖苷类抗生素药物如链霉素、卡那霉素、庆大霉素、新霉素、妥布霉素等同用，均能使毒副作用增加，甚至危及生命。

硼砂及其制剂临床应用毒性：急性中毒多在误服或破损皮肤大面积接触后数小时发生。误服中毒者比破损皮肤大面积吸收中毒者发病慢，常在接触后48小时内突然发病。硼砂经由食品摄取后可与胃酸作用产生硼酸，硼酸具有积存性，连续摄取后会在体内蓄积，影响消化酶的功能，导致食欲减退、消化不良，抑制营养物质的吸收，促进脂肪分解而体重减轻。中毒症状为恶心、呕吐、腹痛、腹泻，严重时呕出物中有血或排出脓血便；还会出现惊厥、烦躁不安及角弓反张等神经症状，严重时出现休克、昏迷、皮肤红斑，表现为血压下降、循环衰竭、早期发热、黄疸、尿闭等症。其中胃肠道症状出现率为73%，神经症状出现率为67%，皮疹症状出现率为76%。复方硼砂含漱液误服后可引起局部组织腐蚀，吸收后可发生急性中毒，早期症状为呕吐、腹泻、皮疹以及中枢神经系统先兴奋后抑制等症状。硼砂对人的致死量为成人约20g，儿童约5g。

此外硼砂还具有致畸性和致突变性。

【临床应用】

硼砂常内服用于治疗痰热咳嗽及噎膈积聚、诸骨鲠喉。在食管癌的治疗中应用广泛，与手术和放化疗同用，具有良好的协同增效作用。

一、以硼砂为主的复方治疗食管癌临床应用

吴仕光等研究表明，中药"开导散"（以硼砂、硇砂、礞石、冰片为主，根据患者症状不同，辅以穿山甲、丁香、三七、急性子、威灵仙、麝香等药物）虽然无法直接杀死食管癌细胞，但是它们在祛腐生肌、软坚散结、清热解毒、理气活血等方面有显著疗效，能有效减轻食管癌组织的水肿，祛除腐败的癌组织，解除患者的梗阻症状，防治放射性咽炎、食管炎，减轻放疗的局部副作用，改善患者的饮食，帮助患者恢复体质，提高机体的免疫能力，有效提高放疗疗效。在相同的治疗时间内，中药组治疗过程中病灶缩小和食管管腔通畅的情况均比单纯放疗组出现早，而且随着放疗时间的延长上述变化愈加明显。

彭增福、陈再连及陈义文共同研制含有硼砂的"通消散"，治疗晚期食管癌取得新的进展，通消散药物组成：硇砂 20g，硼砂 15g，急性子 20g，甘草 10g，威灵仙 10g，三七 6g，重楼 10g，枯矾 1g，黄连 6g，丁香 3g，木香 6g，胆南星 5g，生半夏 9g，麝香 2.5g，冰片 0.3g，硫酸锌 0.8g。碾粉过 100 目筛，装入 0.25～0.5g 的胶囊备用。本法根据食管癌晚期病理生理变化而研制，结果表明该方有明显抗癌、消肿、散瘀积、消炎、抗菌、去腐肉、镇痛、收敛、止血等功效，能使哽噎的食管恢复部分功能，明显提高患者生活质量，延长生存期。

汤少玲等研究发现，消癌祛噎康复丹（沉香 9g，冰片 9g，火硝 50g，青礞石 15g，硼砂 100g，麝香 1g，猫眼草 25g）具有消炎止痛、祛腐散结之功效，能使肿瘤表面组织周围充血、炎症、水肿消失，腐烂组织脱落，进而扩大食管腔隙，改善吞咽困难症状，起到与微波治疗相同的作用。

汪寄岩发现开导散（硼砂二两，礞石一两五钱，火硝一两，硇砂三钱，沉香三钱，冰片三钱）能够起到祛痰消肿、消炎理气之功效。其中硼砂性寒而咸，有消炎退肿、软坚的作用。

郭崇智对 14 例患者辨证应用中药含化丸（三七 31g，桃仁 15g，硼砂 18g，百部 16g，甘草 12g，共研细末，炼蜜为丸，每丸重 6g，每日 3 次，每次含化 1 丸）、蜈蚣散，发现上述方药对患者梗阻、食管异物感、吐涎、胸背痛、胸闷等症状和客观体征（如 X 线）有一定改善。

徐家龄等用含有硼砂的开道散（硇砂、硼砂、干蟾皮各 1g，人工牛黄、玉枢散

各1.5g，蜈蚣1条，冰片0.3g，共为细末，分3次口服），治疗食管癌50例，显效者11例，有效者34例，无效者5例，总有效率为90%。

李晶等研究表明，哽噎症状较重的食管癌患者，可用通道散（硼砂、硇砂、冰片、牛黄、象牙屑、玉枢丹）缓解。

尤建良用开导散（青黛30g，硼砂30g，硇砂20g，冰片5g，沉香5g）治疗食管贲门癌梗阻患者51例，其中显效15例，好转22例，无效5例，总有效率为90.2%。

张代钊对食管、贲门梗阻患者以开道散1号治疗，具体药物为：冰片9g，硼砂60g，硇砂9g，丁香9g，礞石15g。共为细末，加糖制成膏状，冷却作片剂，每片0.5g，每次含化1片，每日3~4次。

马吉福用含有硼砂的治膈散（山慈菇200g，硼砂80g，硇砂、三七各20g，冰片30g，沉香60g，共研细末）治疗食管癌患者118例，其中64例显效，38例有效，16例无效，64例癌灶缩小，总有效率为86.44%，X线显示102例患者的食管狭窄有不同程度改善。

裘钦豪对河南省林县存活5年以上的60例食管癌、贲门癌患者进行研究，发现带砂散（青黛、硼砂各30g，紫硇砂6g，共研细末，每日3次，每次3g，麦冬汤下）有良好的疗效。

周建斌以蛤蚧硼砂粉（蛤蚧粉400g，硼砂200g，大麦粉500g）治疗食管癌48例，结果显效23例，具体表现为服药6~10天后排出大量黏液，能进半流食，服药2~3个疗程后吞咽梗阻感消失，能正常饮食，存活3年以上；有效24例，表现为服药1~3个疗程后，能进半流食，存活1~3年；无效1例，表现为服药后症状和体征无任何改善，存活不到1年。该方有效率为97.9%。方中应用硼砂清热解毒、防腐化痰，诸药配伍可明显改善进食梗阻情况。

龚建强记载验方（硼砂60g，礞石45g，火硝30g，硇砂、梅冰片、上沉香各9g，共研细末）用于治疗食管突然堵塞、滴水不能下咽的晚期食管癌患者，取得一定疗效。

邵玉英、孙宏新发现，通道化噎丸（由黄药子、硼砂、冰片、板蓝根、硇砂、肉苁蓉、蛤蚧等药物组成）联合化疗明显改善了食管癌患者的症状，缩小了瘤体，减轻了疼痛，增强了食欲。

二、含硼砂之复方联合其他疗法治疗食管癌的临床应用

（一）联合化疗的临床应用

姜玲研究表明，百口开关饮（代赭石、川牛膝、鹅管石、威灵仙、柿霜、急性子各10g，硼砂、紫硇砂各6g，青礞石5g）联合常规化疗能明显改善食管癌所致的吞咽困难，显著降低恶心呕吐的发生率，提高患者生存质量。百口开关饮中诸药合用，共奏益气软坚、化痰祛瘀之功效。

董路芳等以含硼砂之噎膈散加化疗治疗晚期食管癌，噎膈散药物组成：白芍15g，沉香10g，硇砂6g，芒硝20g，硼砂20g，冰片10g。共研细末。结果发现噎膈散加化疗治疗晚期食管癌疗效优于单纯化疗，尤其对缓解晚期食管癌患者吞咽困难症状疗效较好。

（二）联合放疗的临床应用

雷清怡将治膈散（山慈菇100g，硼砂30g，马钱子15g，生黄芪100g，威灵仙60g，急性子30g）结合放疗治疗食管癌患者62例，结果显示治膈散联合化疗在临床症状改善及对外周血象影响方面均优于单纯放疗组。治膈散具有活血化瘀、扶正祛邪、清热解毒、止痛散结、通利噎膈之功效。

秦善文等采用通噎丸（三七、熟地黄、黄芪、冰片、山慈菇、硇砂、硼砂、元明粉、蜂蜜）配合放疗治疗食管癌患者35例，并与同期35例单纯放疗患者进行对比观察，发现前者效果更好。通噎丸中诸药合用，共奏化瘀理气、化痰散结、滋阴益气之功。

（三）含硼砂的纯中药治疗食管癌的临床应用

刘根安等采用自制灵通丸（三棱30g，莪术30g，白花蛇舌草30g，硼砂10g，蜂房30g，僵蚕30g，蛤蚧30g，砂仁10g，茯苓20g，蜂蜜等）治疗食管癌。其中硼砂解毒消肿、祛腐止痛，与他药配伍具有扶正祛邪、降逆化痰、化瘀散结解毒之功效。可提高食管癌患者生存质量，改善症状，减轻痛苦，延长生存时间。

宝音以蒙药"壮西普立塔拉"（诃子、光明盐、荜茇、麦冬、硼砂、寒水石、硫黄等制成粉剂内服）为主结合其他蒙药对10例食管癌患者进行了治疗，结果痊愈1例，症状与体征完全消失，X线显示黏膜破坏显著改善；显效2例，症状消失，

主要体征显著好转，存活 2 年以上；有效 4 例，症状体征有所改善，食欲增加，生存 8 个月~1.5 年；无效 3 例，自觉症状虽有改善，但反复发作，存活 7 个月余死亡。

孙瑶章等自拟硇砂糖丸（硇砂 40g，青礞石 20g，丁香 5g，牛黄 5g，冰片 5g，硼砂 20g，干蟾皮 40g）治疗食管癌患者 14 例，发现患者服药 1~2 个月后吞咽困难、疼痛等症状明显缓解。

俞丽霞认为瘀毒型食管癌有明显的瘀血症状，疾病发展由浅入深，由气入血，病在血则凝结有物，主症为吞咽困难明显，胸背痛，面色晦暗，皮肤甲错，舌苔粗糙黄腻，舌质紫暗，脉细涩。治则为破瘀、软坚、解毒。常用药为开道散（朱砂、硇砂、硼砂、青黛、蛤壳粉、柿霜、白糖等）。

郑玉玲常用蛤粉 30g，柿霜 15g，硼砂 9g，硇砂 6g，青黛 45g，白糖 60g 研末，治疗食管癌梗阻，具有一定疗效。

王明鹏等整理治疗食管癌的单方、验方时发现硇砂 10g，硼砂 30g，朴硝 20g，青黛 20g，冰片 5g，木香 1g，共研细末，具有软坚散结的功效，适用于食管癌梗阻严重者。

陈建宗等以硇砂方（硇砂、荞麦面、槟榔、丁香共研为细末）治疗食管癌吞咽梗阻不通者 32 例，药后显效（吞咽梗阻症状基本消失，能正常进食，维持 2 个月以上）8 例，有效（吞咽梗阻症状减轻，可进半流食，维持 1 个月以上）15 例，无效 9 例。总有效率为 71.9%。

孙秉严用严灵丹（由蜣螂、九香虫、狗宝、猴枣、马宝、穿山甲、油桂、硼砂、雄黄等 23 味中药组成，共研细末，炼蜜为丸）治疗食管癌。该方对于改善食管癌患者体质和食欲、减轻胸闷胀满、胸部烧灼感、饮水呛咳，呕吐黏沫等均具有良好效果。

丁庆学以自制通道开关化噎丸（蛤蚧、黄药子、急性子、血竭、雄黄、朱砂、青黛、硼砂、芒硝等）治疗食管癌、贲门癌梗阻患者 35 例，取得满意疗效。硼砂清热解毒、消肿，与他药配伍共奏通道开关、消肿散结、降气行瘀之功。

杨振国用通幽冲剂（冬凌草、蛤蚧、硼砂、生地黄、熟地黄、当归、西洋参、麦门冬、桃仁、藏红花、贝母、海藻、郁金、代赭石、威灵仙、白术、陈皮、升麻等）治疗 81 例食管癌患者，结果治愈 10 例，显效 21 例，有效 34 例，无效 16 例，总有效率为80.2%。诸药共奏理气化痰、滋养津液、破结散瘀、开膈降逆之功效。

张代钊认为，痰瘀互结是导致食管癌的根本病机，因此降气化痰、活血化瘀、软坚散结应为主要治疗方法，常用药物为：硇砂6g，硼砂6g，丁香9g，冰片1.5g，共为细末。可明显改善食管癌患者的症状。

三、含硼砂的制剂在食管癌术后的应用

王菊子等研究发现，食管癌术后患者使用多贝尔漱口液（主要成分为甘油、碳酸氢钠、水、硼砂以及液化酚等物质）漱口，可以降低每日医疗费用，缩短护理时间，增加患者舒适度，明显改善患者口臭等症状，降低并发症的发生率。

枇杷叶　Pipaye
《名医别录》

【基原】

本品为蔷薇科植物枇杷 *Eriobotrya japonica*（Thunb.）Lindl. 的干燥叶。

主产于广东、江苏、浙江、福建、湖北等地。

【别名】

枇杷，蜜枇杷叶，炙枇杷叶，芦桔叶，巴叶，卢橘。

【性味归经及毒性】

《中国药典》：苦，微寒。归肺、胃经。

《中药大辞典》：苦，凉。

《中华本草》：味苦、微辛，性微寒。

【功效】

《中国药典》：清肺止咳，降逆止呕。

《中医大辞典》：降气和胃，止渴。

【主治】

《中国药典》：用于肺热咳嗽，气逆喘急，胃热呕逆，烦热口渴。

《中药大辞典》：主治阴虚痨嗽，妊娠恶阻，消渴，肺风面疮，酒齄鼻。

《中华本草》：主治咳血，衄血，吐血，胃热呕哕，小儿吐乳。

《中药学》：应用于胃热哕逆。

【用量】

《中药大辞典》：内服煎汤，9～15g，大剂量可用至30g；鲜品15～30g。

《中医大辞典》：煎服，4.5～9g。

《中药学》：煎服，6～10g。

【应用方法】

《中药大辞典》：内服煎汤，或熬膏，或入丸、散。润肺下气止咳逆，宜蜜汁炒用；和胃下气止呕哕，宜姜汁炒用。

《中医大辞典》：煎服，刷去毛。治肺病蜜炙用，治胃病姜汁炒用。

《中药学》：止咳宜蜜炙用，止呕宜生用。

【警戒与禁忌】

《中药大辞典》：入汤剂，需包煎。胃寒呕吐及风寒咳嗽证禁服。

《新修本草》：须火炙，布拭去毛，不尔，射人肺，令咳不已。

《本草经疏》：胃寒呕吐及肺感风寒咳嗽者，法并忌之。

《药性通考》：止可用以治阴虚之咳，他嗽不可用也。

《全国中草药汇编》：有报道，自采鲜枇杷叶约500g，浓煎约400mL，分2次口服，连服2天，之后渐出现头晕、行走不稳等症状。

【古籍论述】

《神农本草经疏》：枇杷叶主治参互，同竹茹、木瓜、芦根汁、石斛、麦门冬、人参、白茯苓，治胃热呕吐；加童便、人乳、竹沥、苏子、白芍药、蔗浆，治噎膈反胃。

《本草述钩元》：枇杷叶性善下气，治卒呃不止，噎膈反胃……治噎膈反胃。同白芍、生地黄、青蒿、五味子、黄柏、阿胶、枸杞子、杜仲、牡丹皮、鳖甲作丸……阳之亢者升而不下，则病乎胃与肺矣。（气生于胃统于肺）或由胃而上为卒呃，或上至于肺而不下为热嗽，甚者在胃为噎膈。

【现代药理研究】

枇杷叶主要含有熊果酸、齐墩果酸等三萜成分及橙花叔醇、金合欢花醇等挥发油。现代研究表明，枇杷叶对胃癌和肝癌等均有抑制作用。枇杷叶中的乌苏酸、科罗索酸在体外对人前列腺癌PC-3细胞和小鼠黑色素瘤B16-F10细胞具有很好的抑制作用，齐墩果酸对 PC-3 细胞也有一定的抑制作用。枇杷三萜类物质中乌苏烷型的抗癌活性较强，并随浓度的增加而增强。另有研究表明，枇杷叶能抑制肝癌小鼠 H22 肿瘤的生长，且能增强顺铂的化疗效果，提高机体免疫力，枇杷叶三萜类和酚类为其抑制 EGFR 激酶活性的主要活性成分。此外，熊果酸体外可抑制人肝癌 HepG2 细胞、胃癌 MGC803 细胞增殖并诱导细胞凋亡，其作用机制可能与 caspase-3 表达量增加有关。枇杷叶醇提物及多种提取成分有不同程度的镇咳、祛痰、平喘、抗病毒、抗菌、降血糖、抗炎、镇痛、利胆、增强免疫、增加胃肠蠕动等作用。

【临床应用】

枇杷叶味苦，性微寒，归肺、胃经，具有清肺止咳、降逆止呕之功效。在食管癌的治疗中起辅助作用，常用于治疗食管癌及放、化疗后的呕吐，临床取得满意疗效。

一、含枇杷叶之复方治疗食管癌的临床应用

（一）纯中药治疗食管癌的临床应用

杨振江等应用南星参斛汤治疗 73 例晚期食管癌患者，其中 39 例病情得到控制，22 例好转，9 例显效。南星参斛汤药物组成：生胆南星、金银花各 30g，代赭石 15g，党参、石斛、枇杷叶、生麦芽、枳实各 10g，青黛、生甘草各 3g。

王三虎认为癌毒互结、阴衰阳虚、痰气血瘀、燥湿相混、上下不通、本虚标实等病机贯穿食管癌病程始终，以上病机互为因果，形成恶性循环，难分难解。临床自制全通汤治疗，方中枇杷叶和胃降逆，与他药配伍疗效较好。

（二）联合放、化疗的临床应用

董秀荣等应用中药（旋覆花、代赭石、枇杷叶、车前子等）配合含顺铂方案化疗，可明显减轻顺铂的消化道毒性反应。

吴良村等认为大部分化疗药物都有较大的消化道毒性，易引起肝胃不和，出现恶心呕吐等症状，临床应用橘皮竹茹汤合旋覆代赭汤加减以疏肝和胃、降逆止呕，取得一定疗效。药物组成：柿蒂 30g，代赭石、焦三仙各 15g，枇杷叶、旋覆花、乌梅各 12g，姜竹茹、清半夏、橘皮各 10g，炒川黄连、吴茱萸、生甘草各 3g。

张芙蓉等应用自拟中药方剂"止吐汤"联合放疗治疗 98 例晚期食管癌患者的恶心呕吐症状，取得了满意的效果。止吐汤由菝葜、藤梨根、青皮、竹茹、茯苓、

半夏、枇杷叶、人参、麦冬、甘草组成。方中应用枇杷叶配合半夏、竹茹以降逆和胃、除烦止呕，改善患者恶心呕吐的症状。

蒲公英 Pugongying

《新修本草》

【基原】

本品为菊科植物蒲公英 *Taraxacum mongolicum* Hand. -Mazz. 、碱地蒲公英 *Taraxacum borealisinense* Kitam. 或同属数种植物的干燥全草。

全国大部分地区均产。

【别名】

凫公英，蒲公草，耩褥草，仆公英，仆公罂，地丁，金簪草，孛孛丁菜，黄花苗，黄花郎，鹁鸪英，婆婆丁，白鼓丁，黄花地丁，蒲公丁，耳瘢草，狗乳草，奶汁草，残飞坠，黄狗头，卜地蜈蚣，鬼灯笼，羊奶奶草，双英卜地，黄花草，古古丁。

【性味归经及毒性】

《中国药典》：苦、甘，寒。归肝、胃经。

【功效】

《中国药典》：清热解毒，消肿散结，利尿通淋。

《中药大辞典》：消痈散结。

【主治】

《中国药典》：用于疗疮肿毒，乳痈，瘰疬，肺痈，肠痈，湿热黄疸，热淋涩痛。

《中药大辞典》：主治疔腮，目赤肿痛，感冒发热，咳嗽，咽喉肿痛，胃炎，肠炎，痢疾，肝炎，胆囊炎，尿路感染，蛇虫咬伤，烧烫伤。

《中医大辞典》：治上呼吸道感染，扁桃体炎，咽喉炎，流行性腮腺炎，眼结膜炎，淋巴结炎，肺炎，急性胆囊炎，胰腺炎，急性乳腺炎，阑尾炎，盆腔炎，疔疮疖肿。

【用量】

《中药大辞典》：内服煎汤 10～30g，大剂量可用至 60g。

《中华本草》：外用适量。

《中医大辞典》：煎服 9~30g。

《中药学》：煎服 10~15g。外用鲜品适量。

【应用方法】

《中药大辞典》：内服煎汤，或捣汁，或入散剂。外用捣敷。

《中药学》：外用鲜品捣敷或煎汤熏洗患处。

【警戒与禁忌】

《中药大辞典》：非实热之证及阴疽者慎服。

《中药学》：用量过大可致缓泻。

【古籍论述】

《本草备要》：郑方升曰一茎两花，高尺许者，掘下数尺，根大如拳，旁有人形拱抱。捣汁酒服，治噎膈如神。

《本草纲目拾遗》：清火毒郁热，通乳通淋，消肿，治膈噎，疗一切毒虫蛇伤。

《本草撮要》：掘其根大如拳，旁有人形拱抱者，取以捣汁酒服，治噎膈良。

【现代药理研究】

蒲公英主要含有咖啡酸、绿原酸等有机酸类，正己醇、樟脑等挥发油及木犀草素、槲皮素及其苷等黄酮类成分。现代研究表明，蒲公英对肝癌、乳腺癌等均有抑制作用。蒲公英地上部分水提取物能活化巨噬细胞，有抗肿瘤作用，还能通过内质网应激使乳腺癌细胞停滞于 G_2/M 期，并诱导细胞凋亡。尚有研究表明，蒲公英提取物作用于人肝癌细胞系 HepG2 而降低癌细胞的存活率，同时肿瘤坏死因子（TNF）-α 与白细胞介素（IL）-1α 显著增加。蒲公英全草水煎醇提取物在体外对肝癌、大肠癌 Lovo 细胞的增殖有明显抑制作用。另有研究表明，蒲公英花提取物能抑制肝癌细胞 HepG2 的增殖，在体外有一定的抗肿瘤活性。此外，蒲公英根提取物能破坏线粒体膜电位，导致自噬，提示该品具有诱导胰腺癌细胞凋亡和自噬的作用。

体外实验提示蒲公英能激发机体的免疫功能，尚有利胆、保肝、抗内毒素、抗氧化活性、抑菌及利尿作用。

【毒理】

用量过大可致缓泻。

【临床应用】

蒲公英具有清热解毒、消肿散结、利尿通淋、清肝明目的作用。古今医家对蒲公英及其复方在临床中的应用研究较为深入，发现其可减少放化疗所致的食管炎、肺炎等副反应。现代药理研究证明，蒲公英可以广谱抗菌、增强机体免疫功能，临床可配合放化疗而起到减毒增效的作用。

一、联合放化疗的临床应用

任建平等临床观察发现连翘败毒膏（大黄、连翘、金银花、紫花地丁、蒲公英、栀子、白芷、黄芩、赤芍、浙贝母、玄参、桔梗、关木通、防风、白鲜皮、甘草、天花粉、蝉蜕）可预防和减少食管癌放疗后引起的放射性食管炎，提高放疗完成率。

刘松雷应用天芝草胶囊（白花蛇舌草、肿节风、半枝莲、延胡索、三棱、莪术、丹参、人参、黄芪、灵芝、鸡血藤、地黄、枸杞子、天花粉、蒲公英、山豆根、苦参、甘草等）联合放疗治疗晚期食管癌，可降低放疗时放射性咽炎和气管炎的发生率。方中蒲公英清热解毒，合诸药共奏活血解毒、益气养血之效。

冯晓飞研究发现补益制癌饮（人参20g，茯苓、黄芪、当归各15g，白芍、熟地黄、白术各12g，甘草、制首乌、金银花、蒲公英、紫花地丁各10g）可有效延长食管癌患者生存期，降低放疗不良反应发生率，提高机体免疫力。

梁婷等观察发现益气消瘤方（黄芪、太子参各30g，茯苓、白术、刘寄奴、竹茹、海浮石、代赭石、海螵蛸、薏苡仁、丹参、蒲公英、炒谷芽、炒麦芽各15g，陈皮12g，煅牡蛎20g，半夏、砂仁、生姜各10g，甘草6g）可改善食管癌患者化疗后免疫功能，提高生活质量。

二、纯中药治疗胃食管反流病等并发症的临床应用

孙建红观察半夏泻心汤加味（姜半夏12g，川黄连9g，党参18g，黄芩15g，干姜、甘草各6g，大枣7枚，浙贝母、海螵蛸、藤梨根、山豆根各15g，半枝莲、白花蛇舌草、蒲公英各30g，吴茱萸3g）治疗食管癌术后胃食管反流病，总有效率为91.67%。方中加蒲公英以增清热解毒、散结除痞之效，全方寒热互用、苦辛并进、补泻兼施、解毒散结以除噎嗝。

介世杰发现通噎汤（黄芩 10g，半枝莲 30g，蒲公英 20g，黄芪 30g，白术 30g，砂仁 10g，旋覆花 10g，代赭石 30g，半夏 10g，陈皮 10g，延胡索 20g，三七粉 5g）可改善食管支架置入术后的不适症状，缓解吞咽困难。

三、中药联合其他疗法治疗食管癌术后并发症的临床应用

杨玉巧等用平胃降逆汤（柴胡、半夏、枳实、佛手、白及、旋覆花各 10g，白芍 16g，黄连 8g，蒲公英 25g，吴茱萸 4g，乌贼骨 28g，浙贝母 12g）结合西药治疗残胃引起的反流性食管炎，临床综合疗效方面明显优于单纯西药组。此方以疏肝、和胃、降逆为主，辅以制酸止痛，可调理肠胃功能，缓解临床症状。

邓磊研究发现中药健脾开胃方（吴茱萸 3g，炙甘草、黄连各 4g，大黄、木香各 6g，党参 9g，陈皮、白芍、茯苓、半夏各 12g，白术、瓦楞子、蒲公英各 20g）加针灸辅助治疗老年食管癌术后胃瘫综合征，疗效显著。

唐晓辉等研究发现自拟补益散结饮（人参 20g，茯苓 15g，黄芪 15g，当归 15g，白芍 12g，熟地黄 12g，白术 12g，甘草 10g，制首乌 10g，金银花 10g，蒲公英 10g，紫花地丁 10g）辅助肠内营养支持治疗食管癌根治术后患者，可明显改善患者术后乏力、懒言、气短及自汗等症状，提高机体免疫功能，改善营养指标。

铅 Qian

《日华子本草》

【基原】

铅为一种灰白色的金属，主要为方铅矿的矿石中炼出的 Plumbum。

方铅矿是自然界分布最广的铅矿物，并常含银。

【别名】

黑铅，青金，乌锡，黑锡，铅精，水锡，素金，黑金，金公，水中金，乌铅，青铅，黑锡丹。

【性味归经及毒性】

《中药大辞典》：甘、寒。有毒。归肝、肾经。

【功效】

《中药大辞典》：解毒杀虫，镇逆坠痰。

【主治】

《中药大辞典》：主治瘰疬，疔毒，恶疮，慢性湿疹，神经性皮炎；亦用治痰痫，癫狂，气短喘急，噎膈反胃。

【用量】

《中药大辞典》：外用适量。内服煎汤 1.5～3g；入丸散，每日少于 2mg，用药时间不宜超过 2 个星期。一般不做内服使用。

【应用方法】

《中药大辞典》：外用煅末调敷。内服煎汤，或煅透研末，入丸、散。

【警戒与禁忌】

《中药大辞典》：孕妇，儿童，铅作业工人，有铅吸收或铅中毒倾向者，肝肾功能不全者禁服。不可多服、久服，严格控制用量，注意防止铅中毒。急性中毒以消化道和神经系统为主，当出现面呈土黄色或灰白色的"铅性面容"，口中有金属味，齿龈铅线，腹绞痛，便秘或腹泻，贫血，肝肿大，黄疸，精神及神经系统功能紊乱，多发性神经炎，尿毒症等铅中毒的主要表现时，应立即停止使用本品。

《本草品汇精要》：性濡滑，服之多阴毒，伤人心胃。

《本草经疏》：凡脾胃虚寒，阳火不足，饮食不化，下部阴湿诸证，法咸忌之。

《本经逢原》：如煅不透，服之令人头痛，以阴降太速，阳火无依故也……但性带阴毒，恐伤心肾，不可多服。

《得配本草》：畏紫背天葵。

【古籍论述】

《本草汇言》：黑铅得汞交感，能治一切阴阳混淆，上盛下虚，气升不降，发为呕吐、眩晕、噎膈反胃危笃诸疾。

《本草纲目》：铅，又名青金、黑锡、金公、水中金。治噎膈消渴风痫，解金石药毒（时珍）。时珍曰："铅，禀北方癸水之气，阴极之精，其体重实，其性濡滑，其色黑，内通于肾，故《局方》黑锡丹，《宣明》补真丹皆用之。得汞交感，即能治一切阴阳混淆，上盛下虚，气升不降，发为呕吐眩晕、噎膈反胃危笃诸疾，所谓镇坠之剂，有反正之功。但性带阴毒，不可多服，恐伤人心胃耳。"《本草通玄》：

铅，秉北方癸气，阴极之精，其体重实，其性濡滑。故黑锡丹得汞交感，治上盛下虚，气升不降，发为眩晕、噎膈反胃，镇坠之性，有反正之功。但偏于阴降，不可多服。

《本草易读》：铅……安神解毒，坠痰杀虫，明目固齿，乌发治痫。消瘰疬痈肿，止呕哕噎膈。

《要药分剂》：青铅，一名黑锡……治噎膈，风痫。

《本经逢原》：铅，一名黑锡……得汞交感，即能治一切阴阳混淆，上盛下虚，气升不降，噎膈、反胃、呕吐、眩晕诸疾。

《本草求真》：黑铅……凡一切水亏火炽。而见噎膈反胃。呕吐眩晕。痰气上逆等症。服此立能见效。但必煅制得宜。不令渗入压膀胱。以致又生他变。

《本草述钩元》：铅……（濒湖）得汞交感。即能治一切阴阳混淆。上盛下虚。气升不降。发为呕吐眩晕。噎膈反胃。危笃诸疾。但不可多服。

《得配本草》：铅，一名黑锡，治一切阴阳混淆，上盛下虚，气升不降，发为呕逆、眩晕、噎膈反胃危笃诸疾，所谓镇坠之剂，有反正之功。但性带阴毒，不可多服，恐伤人心胃。

《本草详节》：黑铅……得汞交感，又能治一切阴阳混淆，上盛下虚，气升不降，发为呕吐，眩运，噎膈，反胃危笃诸病，所谓镇坠之剂，有反正之功。但性带阴毒，多服伤人心胃耳。

《串雅内外编》：元霜，黑铅一斤，烊一薄饼，中穿一孔，以绳系之，将好米醋约寸许，瓮口用皮纸、箸子扎紧，再以砖石压之，勿泄气，放屋下阴处，待数日取起，铅饼上有白霜拭下，每铅一斤，取霜二两为止。治噎膈，每服五分，含口内，以白汤送下；治痰水咳嗽，每服三分，照前法服。

《顾松园医镜》：黑铅治气引下降诸疾，如呕吐、眩晕、噎膈、奔豚喘急危笃诸疾，有反正之功。

【现代药理研究】

现代研究表明，铅可通过诱导自噬功能，引起自噬细胞的异常聚集，从而增强凋亡水平。

【毒理】

神经毒性：铅通过破坏血脑屏障、诱导神经细胞凋亡、抑制 NMDA 受体通道、抑制一氧化氮合酶的活性，影响第二信使一氧化氮的产生，损害发育中的中枢神经系统。

对心脏的损害：铅能抑制心肌兴奋性，作用于蒲氏纤维，减慢心肌传导。铅可致冠状动脉收缩，干扰心脏扩张的代偿刺激，导致冠状动脉血流量下降。低剂量铅即能增强心肌对去甲肾上腺素的收缩反应，增加心肌负荷。

对脂质代谢的影响：铅对脂质代谢及脂质过氧化物的形成有一定影响，能致心肌脂肪退行性变及小动脉尤其是肾、脑和心的冠状动脉硬化，增加总胆固醇。

升高血压：鼠、狗、鸽等动物实验证实，血铅达 0.17mg/L、0.38mg/L、0.40mg/L时可使血压分别上升 15mmHg、54mmHg、17mmHg，当血铅达 0.7mg/L 时无血压升高现象。

巧妇鸟　Qiaofuniao

《本草拾遗》

【基原】

本品为鹪鹩科动物鹪鹩 *Troglodytes troglodytes*（Linaeus）的全体。

分布于全国各地区。

【别名】

桃虫，蒙鸠，鹪，女匠，工爵，鹪鸟眇，家鹪儿，黄脰雀。

【性味归经及毒性】

《中药大辞典》：甘，温。

《中华本草》：味辛、苦，性温。归肝、脾经。

【功效】

《中药大辞典》：补肺，健脾，益智。

《中华本草》：行气破血，消积止痛。

【主治】

《中药大辞典》：主治咳喘，噎膈，反胃，泄泻，智力减退。

《中华本草》：主治血气心痛，饮食积滞，脘腹胀痛，血滞经闭，痛经，癥瘕痞块，跌打损伤。

【用量】

《中药大辞典》：内服炙食 5~10g，煮食适量。

《中华本草》：3~10g。

【应用方法】

《中药大辞典》：内服炙食，或煮食。

《中华本草》：内服煎汤，或入丸散。外用适量，煎汤洗，或研末调敷。行气止痛多生用，破血祛瘀宜醋炒。

【古籍论述】

《本草述钩元》：巧妇，即鹪鹩，俗名黄脰，主治膈噎，以一枚烧灰酒服。或一服三钱，神验。

青黛　Qingdai

《药性论》

【基原】

本品为爵床科植物马蓝 *Baphicacanthus cusia*（Nees）Bremek.、廖科植物廖蓝 *Polygonum tinctorium* Ait. 或十字花科植物菘蓝 *Isatis indigotica* Fort. 的叶或茎叶经加工制的的干燥粉末、团块或颗粒。

主产于福建、广东、江苏、河北等地。

【别名】

靛花，青蛤粉，青缸花，蓝露，淀花，靛沫花，靛，靛沫，蓝靛。

【性味归经及毒性】

《中国药典》：咸，寒。归肝经。

《中药大辞典》：归肝、肺、胃经。

【功效】

《中国药典》：清热解毒，凉血消斑，泻火定惊。

《中医大辞典》：止血，清肝泻火。

《中药学》：凉血清斑。

【主治】

《中国药典》：用于温毒发斑，血热吐衄，胸痛咳血，口疮，痄腮，喉痹，小儿惊痫。

《中药大辞典》：主治吐血，衄血，咯血，咽喉肿痛，丹毒，疮肿，蛇虫咬伤。

《中医大辞典》：①治温病热毒癍疹，肝热惊痫。②治中耳炎，口腔炎，小儿鹅口疮。咽喉肿腐，黄水疮，湿疹。

《中药学》：适用于火毒疮疡，肝火犯肺。

【用量】

《中国药典》：内服 1~3g，宜入丸散用。外用适量。

《中药大辞典》：内服研末 1.5~6g。

【应用方法】

《中国药典》：宜入丸散用。外用适量。

《中药大辞典》：内服研末。

《中医大辞典》：外用干撒或调涂患处。

《中药学》：研细用。

【警戒与禁忌】

《中药大辞典》：虚寒及阴虚内热者禁服。

《本草经疏》：非血分实热而病生于阴虚内热，阳无所附，火气因虚上炎，发为吐衄等证，用之非宜。

《本草新编》：能败胃气，久服则饮食不能消。

《本草从新》：中寒者勿使。

《中药学》：胃寒者慎用。

【古籍论述】

《本经逢原》：青黛，治噎膈之疾，取其化虫之力也，和溺白垢，冰片吹口疳最效。

《本草求真》：青黛，大泻肝经实火，及散肝经火郁，故凡小儿风热惊痫……噎膈虫食等症，或应作丸为衣，或用为末干渗，或同水调敷，或入汤同服，或作饼子投治。皆取苦寒之性，以散风郁燥结之义，即云功与蓝等。

《麻科活人全书》：又治噎膈之疾。

【现代药理研究】

青黛主要含靛蓝、靛玉红等吲哚类生物碱，色胺酮、喹唑二酮、水杨酸等有机酸，菘蓝苷等苷类，铁、锰、锌等微量元素。现代研究表明，青黛对肿瘤有抑制作用。靛玉红在体外对肿瘤血管内皮细胞（Td-EC）有显著的生长抑制作用，一定浓度的靛玉红能显著降低 Td-EC 细胞迁徙活性并抑制血管的形成。尚有研究表明靛玉红对肿瘤细胞有抑制作用，但由于 CDK、Src 激酶参与不同肿瘤的生长过程，CDK、Src 激酶所起作用不同，因此靛玉红及其衍生物在抑制不同肿瘤细胞时，可产生多态性抑制作用。另有研究发现靛玉红能够明显抑制膀胱癌 ScaBer 细胞株增殖，其机制可能与 Oct-4、Sox-2、Nanog 等基因表达下调有关。

此外青黛还对白假丝酵母菌有较明显的抑制与杀灭作用，内服、外用均有一定的镇痛、抗炎作用，其有效成分靛蓝有一定的护肝作用。

【毒理】

青黛可能存在一定的胃肠毒性，主要表现为给药期间给药组动物体重增长缓慢、大便量增多、摄食量下降，但停药后可恢复正常。

【临床应用】

中医学认为，电离辐射属于"外邪热毒"的范畴，黄晓涛以银翘青黛汤（金银花 30g，芦根 20g，麦冬、连翘、玄参、沙参各 15g，生地黄、陈皮、法半夏、茯苓各 10g，青黛 6g）治疗食管癌放疗后引起的急性食管炎，该方可有效降低放疗后放射性食管炎的发生率，提高放疗完成率。方中青黛可改善食管黏膜局部微循环，促进炎症消除。

赵国岑教授针对食管癌晚期不能手术、不愿化疗且出现严重食管梗阻的患者，研制出消瘤含化丹（牛黄、麝香各 2g，海南沉香、礞石、冰片各 10g，青黛、硇砂各 20g，火硝 30g，硼砂 40g）以软坚散结、消肿去腐，缓解患者食管梗阻症状。

人参　Renshen

《神农本草经》

【基原】

本品为五加科植物人参 *Panax ginseng* C. A. Mey. 的干燥根和根茎。栽培的俗称

"园参";播种在山林野生状态下自然生长的称"林下山参"习称"籽海"。

主产于吉林、辽宁、黑龙江，以吉林抚松县产量最大，质量最好，称吉林参。

【别名】

山参，园参，参叶，人衔，鬼盖，土精，神草，黄参，血参，地精，百尺杵，海腴，金井玉阑，孩儿参，棒棰。

【性味归经及毒性】

《中国药典》：甘、微苦，微温。归脾、肺、心、肾经。

《中医大辞典》：甘、微苦，温。入脾、肺经。

《全国中草药汇编》：归心、肺、脾经。

【功效】

《中国药典》：大补元气，复脉固脱，补脾益肺，生津养血，安神益智。

《中华本草》：生津止渴。

《中医大辞典》：补气固脱。

【主治】

《中国药典》：用于体虚欲脱，肢冷脉微，脾虚食少，肺虚喘咳，气血亏虚，久病虚羸，惊悸失眠，阳痿宫冷。

《中药大辞典》：主治气虚欲脱，劳伤虚损，倦怠，纳呆，呕吐，大便滑泄，气短，自汗，久咳虚喘，消渴，健忘，尿频，崩漏等一切气虚津伤之证。

《中华本草》：主治脉微欲绝，脾虚倦怠乏力，食欲不振，泄泻，肺虚气短，咳嗽，喘促，体虚多汗，气虚津伤口渴，失眠多梦，血虚萎黄，肾虚阳痿，尿频，及一切气血津液不足之证。

《中医大辞典》：①治重病、久病或大出血后虚脱；②治肺虚气短喘促，脾虚食少、倦怠，反胃，久泻，肾虚阳痿，尿频，脱肛；③治病后津伤口渴，多汗；④治心悸怔忡，失眠健忘，小儿慢惊。

《中药学》：应用于肢冷脉微，心气不足。

【用量】

《中国药典》：3～9g，另煎兑服；也可研粉吞服，一次2g，一日2次。

《中药大辞典》：内服煎汤，3～10g，大剂量10～30g；或研末，1～2g。

《中医大辞典》：内服煎汤，1.5～9g（急救可用至30g）；研末服，0.9～1.5g。

《中药学》：煎服，3～9g；挽救虚脱可用15～30g。

《全国中草药汇编》：研末吞服，每次1.5～2g。

【应用方法】

《中药大辞典》：内服煎汤，宜另煎兑入；或研末，或熬膏，或泡酒，或入丸、散。

《中医大辞典》：内服煎汤，宜文火另煎，单服或冲服。

【警戒与禁忌】

《中国药典》：不宜与藜芦、五灵脂同用。

《中药大辞典》：实证、热证、湿热内盛证及正气不虚者禁服。不宜与茶同服。

《雷公炮炙论》：夏中少使，发心疢之患也。

《本草经集注》：恶溲疏，反藜芦。

徐之才《药对》：畏五灵脂，恶皂荚、黑豆，动紫石英。（引自《本草纲目》）

《汤液本草》：肺受火邪，不宜用。

《医学入门》：阴虚火旺吐血者慎用。

李言闻《人参传》：忌铁器。（引自《本草纲目》）

《药品化义》：脾胃热实，咳嗽痰盛，失血初起，胸膈痛闷，噎膈便结，有虫有积，不可用。

《药性论》：恶卤碱。

《千金要方》：人参对紫石英，人参发则烦热，头项强。

《珍珠囊》：咳嗽勿用之，短气用之。

《本草备要》：恶人溲。

《冯氏锦囊秘录》：热毒盛、血热痘初禁用。

《中医大辞典》：实证、热证或肝阳上亢，阴虚火动者忌用。反藜芦，畏五灵脂。

《全国中草药汇编》：不宜与莱菔子同用，不宜同时吃白萝卜或喝茶，以免影响药效。

【现代药理研究】

本品主要含人参皂苷 Ro、Ra1、Rb1、Re、Rg1 等多种三萜皂苷类成分，以及多糖、挥发油、氨基酸、有机酸、黄酮类、维生素类和微量元素等。现代研究表明，人参对肿瘤有抑制作用。人参皂苷 Rh2 可剂量依赖性地抑制 A549 细胞增殖，并且 20（S）-人参皂苷 Rh2 的抗肿瘤活性明显强于 20（R）-人参皂苷 Rh2，阻滞细胞周期于 G_1 期，具有构效效应。尚有研究表明人参皂苷 Rg3 对肺腺癌 NCI-H1650 细胞增殖具有明显的抑制作用，呈时间剂量依赖关系，其机制可能与降低细胞 Bcl-2、survivin 蛋白表达，增加 caspase-3、Bax 蛋白表达，促进细胞凋亡有关。另有研究表明人参皂苷 Rg5 对人食管癌细胞有抑制增殖作用，能够引起细胞周期滞留，并能诱导细胞凋亡，且呈现出剂量依赖性。此外，人参皂苷 Rg1 的热裂解产物能够升高 H22 荷瘤小鼠血清中肿瘤坏死因子（TNF）-α、干扰素（IFN）-γ 和白细胞介素（IL）-2 水平，促进肿瘤细胞凋亡和坏死。人参多糖可以通过激活 T 细胞来间接抑制肿瘤细胞生长，起到抗肿瘤的作用。

此外人参还可以抗休克，增强消化和吸收功能，加速糖的氧化分解，促进大脑对能量物质的利用，促进造血功能，还能抗疲劳、抗衰老、抗心肌缺血和心律失常。此外，人参可以调节中枢神经兴奋与抑制过程的平衡，增强免疫功能、抗辐射、抗应激、降血脂、降血糖和抗利尿等作用。

【毒理】

20 世纪 70 年代国外学者曾观察了 133 名两年内长期使用人参的患者，结果显示长期服用人参的患者表现出兴奋、晨间腹泻、皮疹、失眠、神经过敏、高血压、精神欣快、水肿、性欲增强、食欲减退、抑郁、低血压、闭经等症状与体征，滥用人参导致的上述症状、体征与皮质类固醇中毒相似。

另有报道，内服 3% 人参酊剂 100mL 后，仅感轻度不安和兴奋，内服 200mL，可出现中毒现象，如出现全身玫瑰疹、瘙痒、眩晕、头痛、体温升高及出血等。曾有内服人参根酊剂 500mL 而导致死亡的报道。

【临床应用】

人参是治疗食管癌的常用药物，具有大补元气、补脾益肺、生津、安神益智等作用，多用于食管癌术后扶助正气或中晚期食管癌的治疗。

一、以人参为主的复方治疗食管癌的临床应用

詹行闻用人参半夏汤联合六神丸治疗Ⅲ～Ⅳ期食管癌，发现该方案较西药替吉奥能更好改善患者的临床症状，提高生活质量，稳定并增加体重。人参在方中起到

大补元气、益气扶正的作用。

二、含人参之复方治疗联合食管癌的临床应用

（一）联合手术的临床应用

黄志军等通过临床观察发现参附注射液可使食管癌患者胃肠功能恢复时间明显缩短，心血管并发症发生率明显下降。参附注射液由人参和附子的有效成分组成，其中人参甘温力宏，大补元气；附子大辛大热，补火助阳。二者合用能上助心阳，下补肾阳，益气回阳。

戴聪军认为临床上手术和放化疗等治疗方法使食管癌患者机体受到损伤，免疫功能降低，并且手术及术后辅助治疗也难以解决肿瘤细胞转移或脱落播散的问题，因此采用扶正消癌法辅助治疗食管癌术后化疗的患者，能减轻手术及化疗所致的不良反应，提高患者生存质量，提高机体免疫力。扶正消癌汤药物组成：人参、厚朴、莪术各 10g，威灵仙 15g，黄芪、白花蛇舌草、仙鹤草各 30g，茯苓、玄参各 20g，砂仁、全蝎、蜈蚣各 6g。其中以人参配黄芪大补元气，诸药合用可益气养阴、固护后天之本。

任华用含有人参之十全大补汤联合肠内营养支持治疗食管癌术后患者，该治疗方案可改善患者营养状态、提高机体免疫力。研究发现十全大补汤具有增强免疫力的功效，在促进特殊性抗体生成的同时兼具抗癌活性。

邵扣凤应用含人参的扶正消癌汤（黄芪 30g，白花蛇舌草 30g，仙鹤草 30g，茯苓 20g，玄参 20g，威灵仙 15g，人参 10g，厚朴 10g，莪术 10g，砂仁 6g，全蝎 6g，蜈蚣 6g）联合化疗治疗食管癌术后的患者，扶正消癌汤可提高患者生活质量，减少化疗所产生的消化道不良反应。方中人参主要发挥生津止渴、补肺益肾、益气固脱的作用，与黄芪配伍可增强补气的功效，茯苓可促进黄芪、人参扶正补气；黄芪、人参、茯苓、玄参、砂仁、厚朴合用，可充分发挥扶正固本、养阴生津、补气益气的功效。全方合用，可达到益气固本、养阴生津、清热解毒、活血化瘀的功效。

岑小波等观察发现升阳益胃汤可减轻和治愈食管贲门癌术后腹泻和全身不适症状。升阳益胃汤由黄芪、人参、白术、甘草、柴胡、防风、羌活、独活、半夏、陈皮、茯苓、泽泻、黄连、白芍等组成，具有健脾益气、升阳举陷、除湿止泻、养血

和营、清热解毒之功效。

（二）联合化疗的临床应用

王新杰等认为食管癌病机实者多系气、血、痰互结于食管，虚者系津血日渐枯槁。该病以正虚为本，气滞、痰凝、瘀结为标，属本虚标实证，治宜扶正祛邪、标本兼治，应用复方斑蝥胶囊联合 TP 方案治疗晚期食管癌，取得了较满意的疗效。复方斑蝥胶囊方由斑蝥、人参、黄芪、刺五加、三棱、半枝莲、莪术、山茱萸、女贞子、熊胆粉、甘草等组成，其中人参大补元气，生津止渴，补脾益肺。实验室研究发现人参能促使 DNA、蛋白质及脂质合成，使球蛋白含量增加，增强恶性肿瘤患者的免疫功能，抑制肿瘤细胞生长。

宋振国等研究发现芪胶升白胶囊可改善食管癌患者化疗后的生活质量，恢复免疫力，减轻化疗所致的骨髓抑制，并显著提高临床疗效。芪胶升白胶囊主要成分为黄芪、阿胶、苦参、人参、当归、大枣、淫羊藿。其中人参能改善机体免疫功能，增强机体抵抗力，改善心脑血管功能。

郜娜娜等运用回生口服液联合化疗治疗老年晚期食管癌患者，发现该方法可以明显减轻化疗的不良反应，显著改善患者的生活质量。回生口服液主要由益母草、红花、当归、苏木、川芎、人参、桃仁、鳖甲、白芍、阿魏等 34 味中药组分构成，有消癥化瘀、扶正祛邪、改善机体免疫功能、抑制肿瘤增殖及转移等作用。其中人参在本方中具有大补元气、扶正固本、调节免疫力之功效。

王祥麒等应用至生胶囊联合化疗治疗中晚期食管癌患者，发现该方法可显著改善患者症状，提高生存质量。至生胶囊由天然麝香、莪术、冰片、人参、天然牛黄、冬虫夏草、西洋参等 16 味名贵中药组成。方中人参大补元气，诸药合用，共奏理气化痰、化瘀散结、消肿止痛、扶正固本之功，对食管癌肿瘤有消散回缩的作用。

李建国等应用莲芪胶囊联合化疗治疗食管癌，发现该方法能改善患者生活质量，延长生存期，增强免疫力。莲芪胶囊的主要成分是黄芪、莪术、半枝莲、人参、当归、浙贝母、败酱草、三棱、白术、薏苡仁、水蛭、女贞子、甘草等，方中应用人参补中益气。

李爱国、王鑫认为消化道反应是化疗的主要副作用，在临床应用含人参的旋覆代赭汤合香砂六君子汤（旋覆花、代赭石、半夏、生姜、人参、白术、炙甘草、大枣、茯苓、陈皮、木香、砂仁）的同时给予止吐散（法半夏、生姜）穴位贴敷，可明显改善患者恶心、呕吐等胃肠道反应。旋覆代赭汤出自《伤寒论》，方中人参既可扶助已伤之正气，又可防重镇之品伤胃，诸药相合，标本兼顾，共奏降逆化痰、益气和胃之功。香砂六君子汤出自《太平惠民和剂局方》，方中人参补益脾胃，诸药合用，共奏和胃、健脾、益气之效，能够改善脾胃功能。两方合用，可起到降逆止呕、益气补中、健脾和胃之效。

（三）联合放疗的临床应用

张春梅等研究发现茯苓汤联合放疗治疗中晚期痰气交阻型食管癌有较好的疗效，可以改善患者临床症状，提高生活质量和远期生存率。茯苓汤药物组成：茯苓 15g，人参 9g，橘皮 10g，白术 10g。其中人参大补元气的同时，亦可补脾胃之气。

张芙蓉等应用自拟中药方剂"止吐汤"联合放疗治疗晚期食管癌患者的恶心呕吐症状，结果显示患者呕吐的症状明显减少，临床取得了满意的疗效。"止吐汤"由菝葜、藤梨根、青皮、竹茹、茯苓、半夏、枇杷叶、人参、麦冬、甘草组成。方中人参、麦冬补气养阴；半夏、枇杷叶、竹茹降逆和胃、除烦止呕，甘草和解诸药，该方无毒副作用，且服用方便。

众多医家提出食管癌患者放疗后会产生吞咽困难、口干咽燥、大便干结、胸背灼痛、胃脘灼热、咳嗽等诸多症状，中医认为这是伤津耗液之征，因此多数医家采用清热解毒法治之。张学海等认为白虎加人参汤适用于食管癌放疗后的辅助治疗，该方具有清热解毒、养阴生津之效。

回生口服液由益母草、红花、三棱、香附、人参、大黄、五灵脂、虻虫、鳖甲、乳香、阿魏等组成。研究表明回生口服液在体内外对肿瘤细胞均有明显抑制作用，经体内代谢活化后对人癌干细胞有较强的杀伤作用，同时也能增强细胞免疫功能。张勇等应用回生口服液加放疗治疗食管癌，临床缓解率达 71.1%，明显优于单纯放疗，治疗后患者生存率也得到明显提高。

（四）联合放化疗的临床应用

研究表明，在放射及化学治疗基础上加用艾迪注射液辅助治疗晚期食管癌，能显著提高疗效，改善患者免疫功能，减少不良反应的发生。艾迪注射液是由人参、黄芪、刺五加、斑蝥等提炼的中药制剂，人参与黄芪合用对肿瘤细胞具有较好的抑制作用，同时可提高机体免疫力。

三、纯中药治疗食管癌的临床应用

王美阁等观察发现益气养阴化瘀方治疗中晚期食管癌疗效显著，能够改善患者吞咽困难症状，提高生活质量。益气养阴化瘀方药物组成：黄芪30g，人参、当归各20g，沙参、麦冬、白花蛇舌草、丹参各15g，玄参、生地黄、半枝莲各12g，天花粉18g，甘草9g。

叶淑华等发现抗癌通道丸可明显改善晚期食管癌患者食管梗阻的症状。抗癌通道丸由硼砂、丁香、姜半夏、蛤蚧、乳香、人参、三七粉、白矾、麝香、皂角刺、儿茶、全蝎、雄黄等组成，其中人参、姜半夏、蛤蚧补气降逆、化痰散结抗癌为君，与他药配伍，使痰消瘀化，毒解结散，正气得复。

秦丹梅应用回生口服液治疗晚期食管癌，使患者进食困难的症状明显减轻，神疲乏力等症状也有改善，生活质量提高。回生口服液主要由益母草、红花、水蛭（制）、香附（醋炙）、人参、没药（醋炙）、桃仁、五灵脂（醋炙）、虻虫、鳖甲、延胡索（醋炙）、阿魏等33味中药组成。

黄煌主要从"心阴阳两虚，而致脾失健运"论治食管癌，临床应用炙甘草汤加味治疗。方中重用炙甘草补中益气，以充气血生化之源，合人参、大枣补中气、益脾胃，气足血生，以复脉之本。

李迎霞等对噎膈的古文献进行回顾性研究发现，补虚药使用频次在古代噎膈用药中占第一位，达到21.72%，常用药物有甘草、人参、白术等。

井贵平选用补气运脾汤或右归丸加减治疗气虚阳微型食管癌患者，临床常运用人参、党参、黄芪、白术、茯苓、甘草温脾益气，与他药配伍共同发挥作用。

北京崇文光明医院以自拟消噎丸治疗食管癌，临床取得一定疗效。消噎丸由没药、郁金、牛黄、麝香、羚羊角、板蓝根、白花蛇舌草、茵陈、栀子、冬虫夏草、陈皮及人参组成。大量研究资料显示方中人参及冬虫夏草可以调节和增强机体免疫功能，纠正并恢复人体内环境失调，从而达到抗癌肿的目的。选此两味药一则防祛邪之品伤正，二则扶正以祛邪，补而不燥，滋而不腻，恰合病机。

沈金鳌提出治疗噎膈应标本兼治，先用辛甘升阳之品，如人参、黄芪、升麻、柴胡、当归、益智仁、草豆蔻等，引胃气以治其本，再加通塞之药，如木香、麦芽、青皮、陈皮等，以治其标。

人乳汁　Renruzhi
《名医别录》

【基原】

本品为健康哺乳期妇女的乳汁。

【别名】

奶汁。

【性味归经及毒性】

《中药大辞典》：甘、咸，平。归心、肺、胃经。

【功效】

《中药大辞典》：滋阴养血，润燥止渴。

《中华本草》：补阴养血。

【主治】

《中药大辞典》：主治虚劳羸瘦，精神衰乏，中风瘫痪，痨嗽，骨蒸盗汗，噎膈，消渴，血虚经闭，大便燥结，目赤昏暗。

《中华本草》：主治虚风瘫痪。

《中医大辞典》：治肝热目赤，涩痛多泪，点眼用；痈肿未溃，口疮，臁疮久不收口。

【用量】

《中华本草》：内服适量，外用适量。

【应用方法】

《中华本草》：内服新鲜热饮，适量。外用点眼。

《中医大辞典》：外涂。

【警戒与禁忌】

《本草经疏》：脏气虚寒，滑泄不禁，及胃弱不思食，脾虚不磨食，并不宜服。

《本经逢原》：脾虚易泻者勿食。

【古籍论述】

《冯氏锦囊秘录》：人乳晒干，入四君物汤，大补气血，和畅营卫，培益元阳，润长肌肉，驻颜明目，安养神魂，五脏均补，肠胃能润，止消渴，退虚热，润噎膈，补虚劳，祛目赤，止流泪，久服令人气而冲和，肥白悦泽。

《本草从新》：人乳润五脏，补血液，止消渴，泽皮肤，清烦热，理噎膈，悦颜利肠。（老人血枯便秘尤宜）

《本草撮要》：乳汁功专润五脏……理噎膈，悦颜色，利肠。得黄连点赤眼，虚寒滑泄胃弱者禁服。

《本草分经》：人乳甘咸，纯阴无定性，润五脏补血液，清烦热理噎膈，利肠。有孕之乳为忌乳，最有毒。

《药性切用》：人乳性味甘咸，滋阴养血，润燥补虚，能开血枯噎膈，阳实阴虚为宜。肠滑胃弱当忌。

《顾松园医镜》：人乳……噎膈之琼浆。因血液衰少所致，乳最滋养血液故也。

《删补颐生微论》：乳汁……补五脏，润肠胃，悦颜色，止消渴，退虚热，润噎膈，祛目赤，止泪流。

《医宗必读》：乳……润噎膈，大方之玉液也；祛膜赤，止流泪，眼证之金浆耶！

【现代药理研究】

人乳汁主要含游离氨基酸、脂肪、蛋白质、糖类、微量元素、维生素、烟酸及激素类成分。本品可预防坏死性肠炎、抑制致病菌生长、防辐射、促进大脑发育。

人屎　Renshi

《新修本草》

【古籍论述】

《本草纲目》：人屎，【附方】旧十三，新二十……噎膈反胃，诸药不效：真阿魏一钱，野外干人屎三钱，为末。五更以姜片蘸食，能起死人。乃赵玉渊方也。（《永类钤方》）噎食不下：人屎入萝卜内，火炼三炷香，取研。每服三分，黄酒下，

三服效。(《海上名方》)

《本草述钩元》：人屎，粪清俗名金汁。噎膈反胃，诸药不效，真阿魏一钱，野外干人屎三钱，为末，五更以姜片蘸食，能起死人。

肉桂　Rougui

《神农本草经》

【基原】

本品为樟科植物肉桂 *Cinnamomum cassia* Presl 的干燥树皮。

主产于广西、广东。

【别名】

牡桂，紫桂，大桂，辣桂，桂皮，玉桂，菌桂，桂，筒桂。

【性味归经及毒性】

《中国药典》：辛、甘，大热。归肾、脾、心、肝经。

《中药大辞典》：辛、甘，热。

《中医大辞典》：入肾、脾、肝经。

【功效】

《中国药典》：补火助阳，引火归原，散寒止痛，温通经脉。

《中医大辞典》：补肾阳，暖脾胃，除积冷。

《全国中草药汇编》：活血通经。

【主治】

《中国药典》：用于阳痿宫冷，腰膝冷痛，肾虚作喘，虚阳上浮，眩晕目赤，心腹冷痛，虚寒吐泻，寒疝腹痛。

《中药大辞典》：主治肾阳不足，命门火衰之畏寒肢冷，腰膝酸软，阳痿遗精，小便不利或频数，短气喘促，浮肿尿少诸证；命门火衰，火不归原，戴阳、格阳，及上热下寒，面赤足冷，头晕耳鸣，口舌糜破；脾肾虚寒，脘腹冷痛，食减便溏；肾虚腰痛；寒湿痹痛；宫冷不孕，产后瘀滞腹痛；阴疽流注，或虚寒痈疡脓成不溃，或溃后不敛。

《中医大辞典》：①治低血压。②治脾阳不振，胃腹冷痛。③治妇女冲任虚寒，癥瘕。④治阴疽色白，漫肿不溃或久溃不敛。⑤外敷局部或穴位治面神经瘫痪、支气管哮喘。

《中药学》：适用于冲任虚寒、寒凝血滞之痛经经闭。

《全国中草药汇编》：适用于奔豚。

【用量】

《中药大辞典》：内服煎汤 2～5g；研末 0.5～1.5g。

《中华本草》：外用适量。

《中医大辞典》：内服煎汤 1.5～4.5g；研粉冲服，每次 1～1.5g。

《中药学》：生用。煎服 1～5g；研末冲服，每次 1～2g。

【应用方法】

《中华本草》：内服煎汤，不宜久煎；研末，或入丸剂。外用研末，调敷；浸酒，涂擦。

《中药学》：生用。煎服，宜后下或焗服；研末冲服。

【警戒与禁忌】

《中国药典》：有出血倾向者及孕妇慎用，不宜与赤石脂同用。

《中药大辞典》：阴虚火旺，里有实热，血热妄行出血及孕妇均禁服。畏赤石脂。

《药对》：忌生葱、石脂。（引自《本草纲目》）

《医学启源》：春夏为禁药也。

《药性集要》：血热证忌桂，用桂忌用诸葱。

《本草经疏》：血崩血淋尿血，阴虚吐血咯血，鼻衄齿衄，汗血，小便因热不利，大便因热燥结，肺热咳嗽，产后去血过多，及产后血虚发热，小产后血虚寒热，阴虚五心烦热，似中风口眼㖞斜，失音不语，语言謇涩，手足偏枯，中暑昏晕，中热腹痛，妇人阴虚少腹痛，一切温热病头疼口渴，阳证发斑发狂，小儿痧疹腹疼作泻，痘疹血热干枯黑陷，妇人血热经行先期，妇人阴虚内热经闭，妇人阴虚寒热往来，口苦舌干，妇人血热经行作痛，男妇阴虚内热外寒，中暑泻痢暴注如火热，一切滞下纯血，由于心经伏热，肠风下血，脏毒便血，阳厥似阴，梦遗精滑，虚阳数举，脱阴目盲等三十余证，法并忌之。

《本草通玄》：忌见火。

《本经逢原》：脉虚无力者宜；阴虚失血，脉弦细无力者忌服。

《得配本草》：痰嗽咽痛、血虚内燥、孕妇、产后血热四者禁用。

《本草求真》：精亏血少，肝盛火起者切忌。

《中医大辞典》：有出血倾向者及孕妇忌服。

《中药学》：阴虚火旺，里有实热，有出血倾向者及孕妇慎用。

【古籍论述】

《要药分剂》：桂心主一切风气……主引血化汗化脓，内托痈疽痘疮，治噎膈腹满。

《本草备要》：桂心治风痹癥瘕，噎膈腹满，腹内冷痛，九种心痛（一虫、二疰、三风、四悸、五食、六饮、七冷、八热、九去来痛，皆邪乘于手少阴之络，邪正相激，故令心痛）。

《本草从新》：桂心……治风痹癥瘕，噎膈腹满，心腹诸痛。

《本草撮要》：桂心……治风痹癥瘕，噎膈腹满，心腹诸痛。

《罗氏会约医镜》：桂心……化噎膈，补火，功用与桂相同，惟入心脾为多。

【现代药理研究】

肉桂主要含桂皮醛、肉桂醇、肉桂醇醋酸酯、肉桂酸等挥发油和多糖及部分黄酮类成分。现代研究表明，肉桂对食管癌、宫颈癌等均有抑制作用。研究表明肉桂醛可能通过上调凋亡蛋白 Caspase-3、Caspase-9、促凋亡蛋白 Bax 表达，下调抗凋亡蛋白 Bcl-2、Mcl-1 表达而抑制食管癌鳞状细胞癌 Eca109 细胞增殖，促进其凋亡。尚有研究表明肉桂水提物（ACE-c）通过线粒体膜电位的丧失，导致人宫颈癌细胞株（SIHA）凋亡。肉桂总多酚可抑制急性淋巴性白血病细胞的增殖。

此外肉桂还有增强冠状动脉及脑血流量、缓解胃肠痉挛性疼痛、抑制动物实验性胃溃疡的形成、抗血小板凝集、抗凝血酶、降糖、抑菌等作用。

【毒理】

曾有报道，顿服肉桂末 1.2 两后发生头晕、眼花、眼胀、眼涩、咳嗽、尿少、口干渴、脉数大等毒性反应，经换服寒凉药后 1~2 周才逐渐消除。

【临床应用】

肉桂味辛、甘，性大热，归肾、脾、肝经，具有补火助阳、引火归原、散寒止痛、温通经脉的功效。在临床常用于治疗阳虚型食管癌。

一、联合放化疗的临床应用

耿春霞临床应用扶正抗癌方联合化疗治疗中晚期食管癌，治疗后患者的进食困难症状有明显改善，总有效率为87.5%，并能减轻化疗不良反应，提高患者的生活质量，起到增效减毒的作用。扶正抗癌方药物组成：红参、白术、蛇床子、淫羊藿、巴戟天、山茱萸、制附子、枸杞子、骨碎补、熟地黄、仙茅、杜仲、补骨脂、当归、肉桂。

刘太永等在应用放疗治疗食管癌的同时使用抗癌扶正糖浆及丹参注射液，该方法可增加放疗效果并减轻其副作用。抗癌扶正糖浆中应用肉桂与他药配伍，共奏气血双补、温肾助阳、健脾开胃之功效，同时可扶正祛邪以提高疗效。

霍杰等认为在食管癌患者放疗计划全部完成时，应采用中药扶正固本，顾护卫气，兼清余邪。故在此阶段常应用肉桂温阳化气，与他药配伍以资后天生化之源，临床取得一定疗效。

柯珂等发现复方皂矾丸可明显改善晚期食管癌同步放化疗患者的骨髓抑制情况，且可有效提高患者生活质量。复方皂矾丸的主要成分为皂矾、西洋参、海马、肉桂、大枣、核桃仁。方中应用肉桂温里散寒，与他药配伍共奏温肾健脾、益气养阴、生血止血之功。

二、纯中药联合手术治疗食管癌的临床应用

任华发现十全大补汤联合肠内营养可显著改善食管癌术后患者的营养状态，提高其免疫功能。方中应用肉桂与他药配伍以温补气血、调理机体，达到标本兼治的目的。

三、纯中药治疗食管癌的临床应用

齐元富认为食管癌患者大多年老肾阳虚损，不能温运脾土，一方面脾阳失运，水湿内停，日久聚湿生痰，聚于食管；另一方面脾失健运，水谷不能化生血液，精血渐枯或阴伤，胃之津液枯涸，虚火上炎，食管失养，干涩枯槁。脾、肾之经络均与食管相连，脾肾功能失常均可间接影响到食管，导致食管癌。故在临床治以温肾

阳、健脾气，常应用肉桂以温补肾阳，与他药配伍共同增效。

李天海临床常应用肉桂、干姜等治疗阳虚型食管癌，取得满意疗效。

乳腐　Rufu

《嘉祐本草》

【基原】

本品为牛乳等乳类的加工制成品。

【别名】

乳饼。

【性味归经及毒性】

《中药大辞典》：①《嘉祐本草》：微寒。②《本草品汇精要》：味甘，微寒，无毒。

【主治】

《中药大辞典》：①孟诜：润五脏，利大小便，益十二经脉，微动气。②《四声本草》：治赤白痢，切如豆大，面拌，酸浆水煮二十沸，顿服，小儿服之弥佳。

【用量】

《中药大辞典》：内服煎汤 30g。

【古籍论述】

《神农本草经疏》：乳腐主治参互同人乳、羊乳、梨汁、芦根汁、蔗浆，熬膏，治反胃噎膈，大便燥结。宜时时饮之，兼能止消渴。

《本草从新》：牛乳，味甘微寒，润肠胃，解热毒，补虚劳，治反胃噎膈……乳饼一名乳腐，力稍逊之，酥酪醍醐，皆牛羊乳所作，滋润滑泽，宜于血热枯燥之人。

三七　Sanqi

《本草纲目》

【基原】

本品为五加科植物三七 *Panax notoginseng*（Burk.）F. H. Chen 的干燥根和根茎。

主产于云南、广西；四川、湖北、江西等地亦产。

【别名】

山漆，金不换，血参，人七，佛手山漆，参三七，田漆，田三七，田七，滇三七（云南），人参三七，盘龙七（四川），滇七，汉三七。

【性味归经及毒性】

《中国药典》：甘、微苦，温。归肝、胃经。

《中药大辞典》：归肝、胃、心、大肠经。

《中华本草》：归肝、胃、心、肺、大肠经。

【功效】

《中国药典》：散瘀止血，消肿定痛。

《全国中草药汇编》：块根，化瘀止血，消肿止痛。

【主治】

《中国药典》：用于咯血，吐血，衄血，便血，崩漏，外伤出血，胸腹刺痛，跌仆肿痛。

《中药大辞典》：主治尿血，血痢，产后出血，跌仆损伤，胸痹心痛，脘胁久痛，癥瘕积块，血瘀经闭，痛经，产后瘀滞腹痛，疮痈肿痛。

《中华本草》：主治各种出血证，跌仆瘀肿，胸痹绞痛。

《中医大辞典》：治胃痛、胁痛、冠心病、心绞痛，治跌打瘀肿疼痛，熟三七粉能补血和血，用治失血、贫血。

【用量】

《中国药典》：3～9g，研末吞服，一次1～3g。外用适量。

《中医大辞典》：研末每次1.5～3g，每日2～3次。熟三七粉，每次3～5g。

《全国中草药汇编》：块根，入煎剂3～10g。研末冲服每次1.5～3g。外用适量。

【应用方法】

《中药大辞典》：内服煎汤，研末，或入丸散。外用磨汁涂或研末调敷。

《中华本草》：外用研末撒或调敷。

《中医大辞典》：研末内服并外敷。熟三七粉：三七打碎，用食用油炸至棕黄色，研粉。

【警戒与禁忌】

《中国药典》：孕妇慎用。

《中药大辞典》：少数患者药后有恶心、呕吐、药疹等副作用。一次冲服 5g，有引起二度房室传导阻滞的报道，说明用量不宜太大。

《本草从新》：能损瘀血，无瘀者勿用。

《得配本草》：血虚吐衄、血热妄行者禁用。

《中医大辞典》：孕妇忌服。

《中药学》：阴虚血热之出血不宜单用。

【现代药理研究】

三七中主要含人参皂苷、三七皂苷、七叶皂苷等四环三萜类成分及黄酮类、挥发油类等成分。现代研究表明，三七对胃癌、肝癌和肺癌等均有抑制作用。三七二醇型皂苷元磺酰胺类衍生物对肝癌细胞株 SMMC-7721、肺癌细胞株 A-549 的增殖具有一定抑制作用。三七提取物中的达玛烷型三萜皂苷元对前列腺癌、乳腺癌和肺癌具有很强的抗肿瘤活性。三七总皂苷能抑制小鼠乳腺癌自发性和实验性肺转移，显著降低肺转移结节数和肺脏转移指数，明显延长患者生存时间，调节肿瘤细胞的上皮–间质转化（EMT）可能是其抗肿瘤转移的作用机制之一。此外，三七总皂苷还能抑制人胃癌 SGC-7901 细胞的增殖和侵袭，促进其凋亡。

此外三七还具有抗血小板聚集及溶栓、造血、降低血压、减慢心率、降低心肌耗氧量和氧利用率、扩张脑血管、提高体液免疫功能、镇痛抗炎、改善学习记忆、抗疲劳、抗氧化、抗衰老、保肝、降血脂等作用。

【毒理】

三七总皂苷的毒性可能涉及脂质代谢和氨基酸代谢等代谢通路的紊乱，临床给药时不宜过量及长时间服用。

三七总皂苷肌内注射 $450mg \cdot kg^{-1}$ 对大鼠具有明显的肝脏、肾脏毒性。

【临床应用】

三七属于活血化瘀类药物，在临床上常用于食管癌的治疗，历代文献均有记载。该药具有化瘀止血、活血止痛的作用。古往今来，众多医家对三七及含三七的复方治疗食管癌进行了深入研究，发现其可明显减轻吞咽困难的症状，临床疗效显著而可靠。与手术、放化疗同用也有良好的协同增效作用，值得进一步研究并开发应用。

一、以三七为主的复方治疗食管癌的临床应用

（一）联合化疗提高临床疗效

彭仁通等在化疗基础上加复方虎七散（蛤蚧、三七、浙贝母、炙黄芪、红参、当归）治疗食管癌，能提高近期疗效，减轻化疗不良反应，改善患者血液高黏状态，改善临床症状，提高生活质量和生存率。方中三七粉化瘀止血、活血消肿定痛，配合诸药共奏大补气血、扶正培元、软坚散结、消肿定痛之功。

王振祥等通过观察散结通膈汤（蛤蚧、三棱、莪术、昆布、海藻、法半夏、陈皮各 10g，三七 6g，茯苓、急性子、半枝莲、丹参各 15g，白花蛇舌草、全瓜蒌各 30g）联合替吉奥治疗食管癌，发现中西医结合治疗具有增效减毒的作用，并可抑制肿瘤生长，降低毒副作用发生率，改善患者不适症状，提高生存质量。方中三七活血祛瘀、行气止痛，为君药，配合诸药以达理气化痰、破瘀软坚、解毒散结之功。

王新杰等在豆根管食通口服液（山豆根、沉香、急性子、黄药子、姜半夏、三七、制天南星、郁金）联合化疗治疗食管癌的临床研究中，发现豆根管食通口服液能明显改善食管癌患者的一般情况和症状体征，提高患者的生活质量，减轻临床症状，明显提高机体的免疫功能等。方中三七化瘀理气，为佐使之药，诸药相合，共奏解毒散结、化痰祛瘀的功效。

李志刚等运用培正散结通膈汤（太子参、黄芪、急性子、茯苓、山楂、半枝莲、丹参各 30g，半夏 9g，陈皮、蛤蚧、旋覆花各 10g，全瓜蒌、代赭石各 20g，冬凌草 40g，莪术、三棱各 12g，三七粉 2g）联合 TP 方案治疗中晚期食管癌，可使患者临床受益率显著提高，吞咽困难等症状明显改善，且骨转移等不良反应减少。三七在此方中主要起抗癌解毒、活血化瘀之功。

武志等运用益气消瘀汤［黄芪 18g，西洋参 15g，白及 15g，法半夏 15g，三七 5g，土鳖虫 10g，胆南星 10g，川贝母 15g，蛤蚧粉 6g（冲服），焦三仙各 15g，水蛭 10g，天花粉 15g，石斛 15g］配合化疗治疗食管癌，该方法能明显提高咽食梗阻缓解率。三七在本方中主要发挥通络软坚、化瘀退肿的作用，配合其他补益药物共奏益气消瘀、抗癌散结之功。

马纯政等运用虎七散（蛤蚧 150g，三七粉、瓦楞子各 50g，郁金 90g，瓜蒌、乳香各 30g）联合化疗治疗中晚期痰瘀互结型食管癌，治疗后患者病情控制率、中医

症状和 KPS 评分等指标均优于单纯化疗。方中三七为臣药，配合诸药共奏行气消瘀、解郁止痛之功。

张学理等运用加味培正散结通膈汤（冬凌草 40g，生黄芪 30g，太子参 30g，急性子 30g，白茯苓 30g，生山楂 30g，丹参 30g，半枝莲 30g，代赭石 30g，全瓜蒌 20g，醋三棱 12g，醋莪术 12g，蛤蚧 10g，广陈皮 10g，旋覆花 10g，清半夏 9g，三七粉 2g）辅助化疗治疗食管癌，结果显示该方法可明显减少患者恶心呕吐等不良反应，提高生存质量。方中三七粉消肿定痛、活血化瘀、滋补强壮，诸药联合可发挥活血化瘀、散结止痛、扶正培本、清热解毒等作用，进而达到消噎通膈、消除肿瘤的目的。

李志刚等研究消膈汤［全瓜蒌 20g，半夏 9g，陈皮 10g，党参 12g，急性子 30g，茯苓 30g，莪术 12g，三棱 12g，半枝莲 30g，丹参 30g，山楂 30g，白花蛇舌草 30g，蛤蚧 10g，三七粉 2g（冲），旋覆花 10g（包煎），代赭石 20g］联合 GP 方案治疗中晚期食管癌后发现，治疗组相比对照组，在骨髓抑制及不良反应例数、提升临床疗效等方面均有明显优势。方中三七有抗癌解毒、消癥化积之功，配合诸药共同发挥通噎消膈、益气扶正的作用。

（二）联合放疗以提升临床疗效

赵月霞等研究发现含三七的中药复方［全瓜蒌 20g，半夏 9g，陈皮 10g，党参 12g，急性子 30g，茯苓 30g，莪术 12g，三棱 12g，半枝莲 30g，丹参 30g，山楂 30g，白花蛇舌草 30g，蛤蚧 10g，三七粉 2g（冲），旋覆花 10g（包煎），代赭石 20g］能提高食管癌患者的放疗耐受度，进而提高疗效。方中三七主要发挥活血化瘀、消肿散结的功效。

谢学军等观察发现加减参赭培气汤结合放疗能提高食管癌治疗有效率，减轻放射性食管炎发生率，降低局部复发率。参赭培气汤由张锡纯所创，此方由生代赭石 30g（先煎），党参 15g，清半夏 15g，天花粉 15g，天冬 10g，桃仁 10g，土鳖虫 10g，三七 5g 组成。三七在本方中主要起活血化瘀之功。

朱春宁等发现在食管癌放疗同时配合养阴清热汤（黄芪 30g，太子参 20g，生白术 15g，女贞子 15g，红景天 30g，冬凌草 15g，连翘 10g，山豆根 15g，麦冬 10g，北沙参 15g，黄精 10g，炒枳壳 10g，生甘草 5g，三七粉 3g）能显著降低放射性食管炎发生率，帮助患者放疗的顺利进行。养阴清热汤中三七粉化瘀止痛，配伍其他药物共奏养阴清热、活血化瘀之效。

刘利利等以通幽汤（生地黄 15g，熟地黄 15g，当归 15g，桃仁 12g，红花 6g，炙甘草 3g，三七 12g，丹参 12g，玄参 10g，延胡索 10g，赤芍 12g，贝母 6g，瓜蒌 6g）联合放射性 ^{125}I 粒子植入治疗瘀血内结型食管癌，该方法能提高瘀血内结型食管癌患者的近期疗效和生活质量，减少放射性 ^{125}I 粒子植入术后血象及全身的不良反应。三七在通幽汤中发挥活血化瘀、抗癌消肿之功。

刘延军等发现解毒散结汤（当归 15g，桃仁 15g，红花 15g，三七粉 5g，蜣螂 15g，半夏 15g，全瓜蒌 25g，海藻 30g，昆布 30g，威灵仙 30g，白花蛇舌草 30g）联合放疗治疗食管癌，较单纯放疗能明显提高临床疗效，改善患者哽咽不畅的症状，减少毒副反应发生率，其中三七主要发挥活血化瘀、解毒散结之功。

（三）联合放化疗提升临床疗效

袁文俊等发现中药减癥通噎汤（旋覆花 30g，代赭石 30g，太子参 20g，血竭 10g，三七 10g，莪术 15g，延胡索 20g，石见穿 20g）与放化疗协同治疗食管癌，能减少副反应发生率，且近期和远期疗效均明显优于单纯放化疗。方中三七味苦性温，能于血分化其血瘀，发挥活血化瘀、散结消肿的功效，与其他药物联合使用共同缓解哽噎症状。

二、单纯中药治疗食管癌的临床应用

叶淑华等运用抗癌通道丸（硼砂、丁香、姜半夏、蛤蚧、乳香、人参、三七粉、白矾、麝香、皂角刺、儿茶、全蝎、雄黄）含化治疗晚期食管癌，该药能明显改善患者哽噎不顺的症状，延长生存期，方中三七活血化瘀、消痰解毒为臣，诸药合用，使痰消瘀化、毒解结散、正气恢复，用治晚期食管癌引起的食管梗阻，能收到良好效果。

三、纯中药治疗食管癌并发症的临床应用

（一）纯中药治疗食管梗阻的临床应用

高国青等用三七粉冲服六神丸治疗晚期食管癌咽下困难的症状，总体缓解率为 87.5%。三七性温，味甘微苦，入肝、胃、大肠经，具有止血、活血化瘀、消肿定痛的功效，有抗疲劳、抗衰老、提高机体免疫力的作用。三七粉与六神丸合用可以

消肿、抗炎、止痛、改善食管痉挛。

宋宝丽等运用三七噎膈散治疗食管癌,方中三七养血活血、化瘀散结,配合诸药,痰瘀得以减轻,吞咽困难能较迅速得以缓解。

(二)单纯中药治疗疼痛的临床应用

韩素雅等研究发现三七、桃仁、没药配伍川芎、细辛等活血止痛类中药联合规范化护理能明显改善中晚期食管癌患者的疼痛和抑郁症状,减少不良反应的发生率。

(三)纯中药治疗食管支架置入术后的不适症状

介世杰等观察发现通噎汤(黄芩 10g,半枝莲 30g,蒲公英 20g,黄芪 30g,白术 30g,砂仁 10g,旋覆花 10g,代赭石 30g,半夏 10g,陈皮 10g,延胡索 20g,三七粉 5g)能明显改善食管支架术后胸痛、胸骨后异物感等不适症状,缩短病程。通噎汤中三七粉化瘀止痛,配合诸药具有辛开苦降、化瘀消积的功效。

砂仁　Sharen

《药性论》

【基原】

本品为姜科植物阳春砂 *Amomum villosum* Lour. 、绿壳砂 *Amomum villosum* Lour. var. *xanthioides* T. L. Wu et Senjen 或海南砂 *Amomum longilihulare* T. L. Wu 的干燥成熟果实。

主产于广东、广西、云南、海南等地。

【别名】

缩砂仁,缩砂蜜,缩砂蔤,春砂仁。

【性味归经及毒性】

《中国药典》:辛,温。归脾、胃、肾经。

《中医大辞典》:入脾、胃经。

【功效】

《中国药典》:化湿开胃,温脾止泻,理气安胎。

《中华本草》:行气宽中。

《中医大辞典》:健脾化湿。

《中药学》：温中止泻。

【主治】

《中国药典》：用于湿浊中阻，脘痞不饥，脾胃虚寒，呕吐泄泻，妊娠恶阻，胎动不安。

《中药大辞典》：主治湿阻气滞，脘腹胀满，不思饮食，恶心呕吐，腹痛泄泻，血崩，一切食毒。

《中医大辞典》：治胃腹胀痛，食欲不振，痢疾。

《中药学》：脾胃气滞。

【用量】

《中药大辞典》：内服煎汤 3 ~ 6g。

《中医大辞典》：煎服 1.5 ~ 6g。

【应用方法】

《中药大辞典》：内服煎汤，后下；或入丸散。

《中医大辞典》：不宜久煎。

【警戒与禁忌】

《中药大辞典》：阴虚有热者禁服。

《本草经疏》：凡腹痛属火，泄泻得之暑热，胎动由于血热，咽痛由于火炎，小儿脱肛由于气虚，肿满由于湿热，上气咳嗽由于火冲迫肺而不由于寒气所伤，皆须详察鉴别，难以概用。

《药品化义》：肺有伏火忌之。

《本草从新》：血虚火炎者勿用，胎妇多服耗气，必致难产。

《得配本草》：孕妇气虚，血热胎动，肺热咳嗽，气虚肿满，四者禁用。

《药性考》：有痧忌。

《中药学》：阴虚血燥者慎用。

【古籍论述】

《本草纲目》：缩砂密仁治脾胃气结滞不散，补肺醒脾，养胃益肾，理元气，通滞气，散寒饮胀痞，噎膈呕吐，止女子崩中，除咽喉口齿浮热，化铜铁骨鲠。

《本草乘雅半偈》：缩砂仁乃若解毒散滞，伸筋舒郁，化痞却痛，彻饮调中，开噎膈，摄吐逆，此正开发上焦、宜五谷味、苏胃醒脾之功力也。

《本草汇言》：卢子由先生曰，其花实在根，若芙蕖之本，敛缩退藏之谓密矣。犹夫其息以踵，孕毓元阳，保任冲举者也。是故，升出降入，靡不合宜。宁独对待阴凝，开发上焦，宣五谷味，苏胃醒脾而已。即虚可补，胎可安，滑可涩，脱可收，渗可弥，奔豚可下，乃若解毒散滞，伸筋舒郁，化痞却痛，彻饮调中，开噎膈，摄吐逆，此正开发上焦、宣五谷味、苏胃醒脾之功力也。

《要药分剂》：缩砂仁，理元气，通滞气，散寒饮胀痞，噎膈呕吐，安胎，止女子崩中，化铜铁骨鲠。

《本草备要》：砂仁治腹痛痞胀，噎膈呕吐，上气咳嗽，赤白泻利，霍乱转筋，奔豚崩带。

《本经逢原》：缩砂蜜治脾虚泄泻，宿食不消，泻痢白沫，腹中虚痛，寒饮胀痞，噎膈呕吐，和中行气，止痛安胎，用之悉效。

《本草从新》：砂仁治腹痛痞胀，霍乱转筋，噎膈呕吐，上气咳嗽，奔豚崩带，赤白泻痢，祛痰逐冷，消食醒酒，止痛安胎，散咽喉口齿浮热，化铜铁骨鲠。

《本草述钩元》：缩砂密主脾胃气结滞不散，醒脾开胃，益肾和中，行气，散寒饮，消宿食，治胀痞，噎膈呕吐，止冷气痛……乃若解毒散滞，伸筋舒郁，化痞却痛，彻饮调中，开噎膈，摄吐逆，此正开发上焦、宣五谷味、苏胃醒脾之力也。

《本草正义》：缩砂蔤，濒湖谓醒脾养胃，理元气，通滞气，散寒饮胀痞，噎膈呕吐，亦皆与白豆蔻同一主治。

《玉楸药解》：缩砂仁和中调气，行郁消满，降胃阴而下食，达脾阳而化谷，呕吐与泄利皆良，咳嗽共痰饮俱妙，善疗噎膈。

《中国药物学大纲》：缩砂通滞气，散寒饮胀痞，噎膈呕吐，止女子崩中，除咽喉口齿浮热，化铜铁骨鲠。

《本草详节》：缩砂仁主暖胃，消化酒食，心腹中虚冷痛，霍乱转筋，呕吐，水泻，赤白痢，休息痢，气痢，肾积奔豚，脾胃气结滞不散，寒饮胀痞，噎膈，咽喉、口齿浮热，胎动腹痛。

《医学摘粹》：缩砂仁，和中调气，行郁消渴。降胃阴而下食，达脾阳而化谷。呕吐与泄利皆良，咳嗽共痰饮俱妙。善疗噎膈，能安胎妊。

《罗氏会约医镜》：砂仁治腹痛，噎膈，呕吐，霍乱，祛痰，逐冷，消食，消胀（悉属胃寒）。

《麻科活人全书》：缩砂仁治脾虚泄泻，宿食不消，泻痢白沫，腹中虚痛，寒饮胀满，噎膈呕吐，和中行气，止痛安胎，用之悉效。

《本草易读》：砂仁行气调中，消食醒酒，止痛安胎，除呕住泻。噎膈胀痞之疾，崩带喘痰之痾。上气咳嗽之剂，霍乱转筋之药。

《本草衍句》：砂仁行一切腹中滞气，霍乱奔豚，呕吐泻痢，治腹痛，除痞满，醒酒，安胎，疗噎膈，止带崩。

【现代药理研究】

砂仁主要含乙酸龙脑酯、樟脑、樟烯、柠檬烯等挥发油，黄酮类、多糖、黄酮苷类、有机酸类以及微量元素等。现代研究表明，砂仁对肿瘤有抑制作用。砂仁60%乙醇提取物能显著抑制 MCF-7 乳腺癌细胞生长，且呈现出浓度依赖性，砂仁活性强，效果显著。

此外砂仁有促进消化、消除肠胀气、抗氧化、抗炎镇痛、抑菌等作用。

【临床应用】

砂仁是常用化湿药，普遍用于食管癌的治疗。该药具有化湿开胃、温脾止泻、理气安胎之效，用于治疗湿浊中阻、痞满不饥、脾胃虚寒、呕吐泄泻、妊娠恶阻、胎动不安等病证。现代常与手术和放化疗同用，有良好的协同增效作用。

一、含砂仁之复方治疗食管癌的临床应用

（一）联合放化疗的临床应用

黎月恒认为痰、气、瘀、毒交阻于食管而成噎膈，需分阶段治疗。其中术后阶段以益气养血、健脾和胃为主，选八珍汤加减。纳差者，加砂仁、炒山楂；放疗阶段常可并发放射性食管炎、放射性肺炎，临床常表现为吞咽哽噎不适，难于进食。此阶段以益气健脾、养阴清热为主，选六君子汤合沙参麦冬汤加减。恶心呕吐者加砂仁、法半夏。

白龙发现和胃散结汤（薏苡仁、野葡萄藤、猕猴桃根、大血藤各30g，茯苓20g，党参、白术、黄芪、藿香、佩兰、豆蔻、苦参各15g，砂仁12g，黄连6g，姜半夏9g）能改善中晚期食管癌患者术后和化疗后出现的恶心呕吐、纳差、腹泻等胃肠道不良反应，并能提高患者生活质量。

杨迪用健脾和胃方（太子参20g，旋覆花10g，代赭石30g，白术10g，茯苓

15g，姜半夏 6g，陈皮 6g，木香 5g，砂仁 5g，枳壳 10g，桔梗 10g，半枝莲 15g，白花蛇舌草 15g，炙甘草 6g，炒谷芽 15g，炒麦芽 15g）联合化疗治疗中晚期食管癌，能起到调节免疫，缓解化疗药导致的腹胀、食欲差等消化道功能障碍的作用。

张寅刚用健脾通络方（丹参、黄芪各 20g，夏枯草、砂仁、莪术、枳实、黄连、党参、三棱各 15g，半夏、木香、陈皮、厚朴、甘草各 6g，吴茱萸 3g）联合 TP 化疗方案治疗中晚期食管癌，可提高患者免疫力，改善患者的生活质量。方中砂仁为臣药，具有行气、燥湿化痰、降逆止呕之功。

俞淑花认为放疗属于热毒，会耗气伤阴，加重血瘀气虚程度，通过临床观察发现解毒、养阴、益气类药物可显著减少食管炎发生，提高患者存活率，使放、化疗安全性更高。

李云霞等人发现 TP 方案治疗晚期食管癌的同时加用六君子汤能提高疗效，有效减轻化疗带来的毒副反应，其机制考虑与影响食管癌患者 TGF-β1/Smad 信号通路有关。六君子汤药物组成：白术、砂仁、香附、姜半夏、炙甘草、焦三仙各 10g，太子参、茯苓、山药、鸡内金各 15g，黄芪 20g，大枣 10 枚。方中砂仁可治脾胃虚寒、呕吐泄泻，具有疏肝解郁、健脾和胃的功效，常用于治疗脾虚气滞证的食管癌患者。

（二）治疗食管癌术后并发症的临床应用

食管支架置入术虽能迅速缓解患者吞咽障碍症状，但易出现胸痛、胸部烧灼感、反酸、呕吐等多种并发症。许亚培等人用启膈化瘀汤（沙参、麦冬、茯苓各 15g，郁金、砂仁、丹参、当归、清半夏、浙贝母、白术、旋覆花各 10g，黄芩 9g，代赭石 20g）治疗食管癌支架置入术后出现的胃食管反流病，治疗后患者症状及食管黏膜损伤程度得到有效改善，生活质量提高。本病的病理特点多为脾虚、气滞、痰瘀，选启膈化瘀汤化裁，以健脾化痰、活血化瘀，方中砂仁具有理气化痰、解郁开结之效。

食管癌根治术后 95% 的患者会出现胃肠功能紊乱。任光国等人提出食管癌手术切断迷走神经术后，早期进行中药干预有较好的临床疗效，术后胃肠功能紊乱属于中医"泄泻"的范畴，辨证为脾胃虚弱证，以健脾益气、理气化痰为治法，以四君子汤加味（鸡内金 20g，生山楂 20g，广木香 12g，砂仁 9g，人参 10g，白术 10g，茯苓 10g，甘草 6g）治疗，其中砂仁理气健脾、化湿和中。

二、纯中药治疗食管癌的临床应用

徐丽霞等人用丁香透膈汤（丁香 5g，砂仁 3g，生黄芪 20g，白花蛇舌草 30g，夏枯草 20g，制半夏 10g，制胆南星 10，生瓦楞子 30g，急性子 20g，蜣螂 10g，制蛤蚧 10g，威灵仙 20g，石打穿 20g，露蜂房 10g，全蝎 5g，蜈蚣 2 条）治疗晚期食管癌进行性吞咽困难，经治疗患者症状、食管镜下所见病灶及转移灶均有改善。方中砂仁化湿行气、温中和胃。

齐元富教授主张治疗食管癌应以化痰理气、活血化瘀、滋阴润燥为主。痰气交阻证多见于食管癌的早、中期患者，方用启膈散或二陈汤加减（郁金、莪术、茯苓、荷叶、浙贝母、砂仁、丹参、北沙参、旋覆花、半夏、陈皮、甘草），其中砂仁化痰理气以升降脾胃气机。

郁仁存教授认为噎膈的治疗一方面应健脾养后天，补肾益先天；另一方面应活血化瘀、解毒散结。食管癌晚期多见气血两虚型，方以补中益气汤合六味地黄丸加减（生黄芪 30g，党参、草河车、金荞麦各 15g，熟地黄、山药、山萸肉、当归、白芍、白术、茯苓、牡丹皮、泽泻、补骨脂、旋覆花、代赭石、威灵仙、焦三仙、鸡内金、砂仁各 10g），方中砂仁行气健脾。

三、纯中药治疗食管癌并发症的临床应用

针对中晚期食管癌出现的食管梗阻，王晞星教授以四逆散合旋覆代赭汤加减［柴胡 10g，白芍 15g，枳实 15g，旋覆花 12g（包煎），代赭石 30g，郁金 15g，砂仁 10g（后下），急性子 15g，威灵仙 30g，冬凌草 60g］治疗，两方中选砂仁行气解郁，治气滞痰阻之吞咽困难。

高永昌等人发现香砂六君子汤加味对于食管因癌肿浸润压迫、炎症、水肿、痉挛所致的吞咽梗阻疗效较好，方中砂仁具有理气化痰之效。

山豆根　Shandougen

《开宝本草》

【基原】

本品为豆科植物越南槐 *Sophora tonkinensis* Gagnep. 的干燥根和根茎。

主产于广东、广西、江西、贵州等地。

【别名】

山大豆根，黄结，苦豆根，广豆根，南豆根（通称），小黄连，岩黄连（贵州），柔枝槐。

【性味归经及毒性】

《中国药典》：苦，寒；有毒。归肺、胃经。

《中药大辞典》：归心、肺、胃经。

《中医大辞典》：入心、肺、大肠经。

【功效】

《中国药典》：清热解毒，消肿利咽。

《中药大辞典》：泻火解毒，消肿止痛。

《中华本草》：止痛杀虫。

《中医大辞典》：利咽喉。

【主治】

《中国药典》：用于火毒蕴结，乳蛾喉痹，咽喉肿痛，齿龈肿痛，口舌生疮。

《中药大辞典》：主治肺热咳嗽，烦渴，黄疸，热结便秘，热肿秃疮，痔疮癣疥，虫毒咬伤。

《中医大辞典》：治急性扁桃体炎，痢疾，肿瘤。治热毒疖肿，毒虫蜇伤，宫颈糜烂。现用于治疗慢性肝炎，银屑病，癌症。

【用量】

《中国药典》：3～6g。

《中药大辞典》：煎汤6～12g。

《中华本草》：外用适量。

《中医大辞典》：煎服4.5～9g。

【应用方法】

《中药大辞典》：内服煎汤，或磨汁，或研末，或入丸散。外用含漱或捣敷。

《中医大辞典》：磨汁涂，研粉撒。

【警戒与禁忌】

《中药大辞典》：脾胃虚寒泄泻者禁服。

《本草经疏》：虚寒者忌服。

《本草汇》：脾虚食少而泻者，切勿沾唇。

《得配本草》：虚火炎肺，咽喉肿痛者禁用。

《中药学》：本品苦寒有毒，过量服用易引起呕吐、腹泻、胸闷、心悸等副作用，故用量不宜过大，脾胃虚寒者慎用。

《全国中草药汇编》：脾胃虚寒泄泻者忌服，用量不宜超过10g。有报道服用山豆根（广豆根）10g复方煎剂8～10剂，突然出现中毒反应，表现为头晕眼花、四肢无力、头重脚轻、步履不稳、摇摇欲倒、大脑不能完全支配四肢，继续服用则出现四肢功能丧失、瘫痪、神志欠清楚。

【现代药理研究】

山豆根主要含黄酮、二氢黄酮、黄酮醇等黄酮类成分，苦参碱、羽扇豆碱等生物碱类及羽扇豆烷等三萜类成分。现代研究表明，山豆根对肿瘤有抑制作用。山豆根颗粒及其饮片均可对抗肝癌H22腹水瘤、S180实体瘤，其作用机制可能与抑制细胞因子的表达有关。尚有研究表明山豆根还对对乙酰氨基酚引起的HepG2肝癌细胞损伤具有显著的保护活性。

此外山豆根还有增强心肌收缩力、抗心律失常、抗动脉血栓形成、抗菌、抗病毒、抗炎、保肝、抗氧化及增强免疫等作用。

【毒理】

山豆根大苦大寒，过量服用易引起呕吐、腹泻、胸闷、心悸等。本品含有广豆根总碱，大剂量使用对心脏呈负性频率、负性传导作用和心肌复极化障碍，对呼吸中枢先兴奋后抑制。中毒时的主要症状有：不同程度的头痛、头晕、恶心、呕吐、腹痛或腹泻、四肢无力、心悸、胸闷，重者表现为面色苍白、四肢颤抖、麻木、大汗淋漓、心跳加快、血压升高、步态不稳等，继则呼吸急促、四肢抽搐、面唇青紫、瞳孔散大，最终因呼吸衰竭而死亡。山豆根中毒的主要原因是超剂量用药。

肝毒性：山豆根醇提物（2.779～5.427g·kg^{-1}）和水提物（1.789～3.494g·kg^{-1}）对小鼠肝脏具有一定的毒性，且具有剂量、时间依赖性。5.427g·kg^{-1}醇提物或3.494g·kg^{-1}水提物给药1小时后即引起小鼠血清中丙氨酸氨基转移酶、天门冬氨酸氨基转移酶水平升高，醇提物和水提物均能导致小鼠肝脏指数（反映肝脏毒性程度的指标）升高。山豆根所致肝损伤可能与炎症因子、脂质过氧化、抑制细胞色素酶（CYP）亚型的活性有关。山豆根醇沉物可造成大鼠肝脏毒性及血脂相关生化指标升高。

神经毒性：对大鼠神经电生理及神经病理的研究表明，山豆根汤剂可以引起大脑基底神经核和海马的病理改变，显示其对神经的毒性作用。

山豆根水煎剂表现出胃肠道等消化道毒性。给予小鼠山豆根总生物碱（生药 $92.11g \cdot kg^{-1}$），小鼠先出现呼吸急促，之后呼吸停止而死亡。尼可刹米（中枢呼吸兴奋剂）可以延长山豆根总生物碱中毒小鼠的存活时间，这表明山豆根总生物碱具有抑制呼吸中枢的作用。

【临床应用】

山豆根味苦，性寒，具有清热解毒、利咽喉、消肿止痛之功效，具有消炎和抗肿瘤的作用。近年来报道它对肿瘤细胞有一定的细胞毒作用，但作用机理尚不清楚。

一、含山豆根之复方治疗联合食管癌的临床应用

（一）联合化疗的临床应用

王新杰等研究发现通噎消积方（炙黄芪30g，当归20g，鸡血藤30g，薏苡仁30g，灵芝15g，山豆根30g，茯苓20g，枳壳9g，白英30g，白花蛇舌草30g，昆布12g，焦三仙各12g）联合西药治疗食管癌。治疗后 KPS、QOL 评分均较治疗前显著上升，CEA、CA19-9 水平显著下降，总有效率为 56.7%，明显优于单独使用西药，能明显提高临床疗效，改善患者机体状态与生活质量。

余花艳采用化疗联合口服自拟含有山豆根的中药汤剂（威灵仙、银花、败酱草、黄药子、水蛭、代赭石、浙贝母、紫参、石见穿、夏枯草、急性子各30g，山豆根12g，板蓝根、天冬、麦冬各15g，白花蛇舌草60g，沙参、制桃仁各20g，制杏仁、木鳖子各15g，甘草6g）治疗转移性食管癌，发现中药能固护胃气，整体调治，扶正培本；西药抑制癌细胞生长，或杀死癌细胞。两者合用能减轻化疗的不良反应，调整患者机体免疫功能，提高临床治愈率。

唐书生等应用祛瘀解毒消肿汤配合化疗 PVPC 方案治疗食管癌，总有效率为81.1%。祛瘀解毒消肿汤组方：威灵仙、金银花、败酱草、黄药子、水蛭、代赭石、夏枯草、急性子、紫参、石见穿、浙贝母各30g，山豆根12g，板蓝根、天冬、麦冬、木鳖子、制杏仁各15g，白花蛇舌草60g，沙参、制桃仁各20g，甘草6g。

杨学峰等采用中药制剂活化开通胶囊（莪葵、莪术、水蛭、三七、蛤蚧、威灵

仙、山豆根、山慈菇、郁金、半夏、黄芪、西洋参）联合 DFO 化疗方案治疗食管癌患者，发现该方法能快速缓解症状，提高患者生活质量，防止复发和转移，延长生存期，且能减少或减轻化疗的毒副反应。

郑玉玲教授采用局部治疗（胃镜下微波＋瘤体封闭）与全身治疗（DPV 方案联合食管通汤）相结合的方法治疗中晚期食管癌患者 30 例，疗效显著。食管通汤药物组成：冬凌草 30g，山豆根 12g，急性子 15g，黄药子 12g，制天南星 10g，威灵仙 30g，沉香 3g，姜竹茹 15g。

（二）联合放疗的临床应用

郑玉玲等将收治的 60 例食管癌患者在常规放疗的同时加服地黄管食通口服液，该方减少了放射线的副作用，并起到了协同增效的作用，收到较满意的疗效。地黄管食通方由熟地黄、山豆根、冬凌草、牡丹皮等组成，在诸多清热解毒药中独选山豆根、冬凌草，因二者归肺胃二经，兼有引经报使之意。

王慧杰等将 96 例食管鳞癌患者随机分为治疗组（扶正增效消噎汤加放疗）、对照组（放疗），治疗组 1 年、2 年、3 年生存率分别为 85.5%、69.1%、52.7%，对照组 1 年、2 年、3 年生存率为 70.7%、51.2%、39.0%。两组急性放射性食管炎发生率分别为 25.45% 和 60.98%，外周血白细胞下降率分别为 29.06% 和 46.34%。说明中药加放疗能提高患者近期生存率，降低放射性食管炎发生率和外周血白细胞下降率。扶正增效消噎汤药物组成：黄芪、生薏苡仁、丹参、冬凌草各 15g，西洋参、红花、莪术、川芎各 6g，枸杞子、女贞子、山豆根、威灵仙、白花蛇舌草各 9g。

孙静等观察到噎消通口服液（生胆南星 30g，生半夏 30g，山豆根 15g，半枝莲 30g，白花蛇舌草 30g，露蜂房 12g，重楼 15g，穿山甲 15g，威灵仙 30g，醋制硇砂 0.5g，白及 15g，生姜 10g，大枣 10 枚）对人食管癌 TE-1 细胞具有抑制作用，与放疗配合则有增敏作用。

陈志峰等在食管癌高发地区开展增生平片（山豆根、白蔹皮、拳参、败酱草、夏枯草、黄药子）提高食管癌放疗患者远期生存率的前瞻性观察，得出"中药增生平片可以提高食管鳞癌Ⅲ期和Ⅳ期远期生存率"的结论。

（三）联合放化疗的临床应用

陈光伟根据多年临床实践发现消噎汤化裁对食管癌患者放化疗及手术后有良好

疗效，消噎汤药用黄芪 15g，灵芝 15g，山豆根 15g，穿山甲 15g，黄药子 15g，蜈蚣 2 条（焙干、研末冲服），胆南星 12g，生半夏 12g。方中山豆根属清热解毒药，不但有直接抗菌、抗病毒的作用，而且有明显的抗癌活性，亦能促进恢复免疫功能。全方共奏扶正抗癌、活血解毒、化痰止痛之效。

张秋枫等发现膈气散［木香 10g，厚朴 15g，姜半夏 15g，三棱 10g，莪术 10g，陈皮 15g，槟榔 10g，枳壳 10g，半枝莲 30g，蜈蚣 6g，全蝎 6g，制天南星 15g，郁金 10g，山豆根 15g，旋覆花 10g（布包煎），急性子 10g］能改善中晚期食管癌同步放化疗患者的临床症状和体征，减轻了放化疗的毒副反应，提高了机体的免疫功能和生活质量。

二、纯中药治疗食管癌的临床应用

唐书生以开顺饮加减（威灵仙 30g，冬凌草 30～60g，白花蛇舌草 30～60g，黄药子 15g，蛤蚧 15g，山豆根 12g，紫河车 30g，砂仁 6g，薏苡仁 30～60g，生半夏 30g，枳实 15g，丹参 20～30g，大黄 6g，甘草 6g，醋制紫硇砂 2g）治疗 60 例食管癌患者，结果显示：60 例患者中完全缓解 1 例（1.7%），部分缓解 5 例（8.3%），微效 6 例（10%），稳定 35 例（58.3%），进展 13 例（21.7%）。

付永艳等观察增生平片（山豆根、拳参、北败酱草、白鲜皮、夏枯草、黄药子）对 241 例食管、贲门和胃癌前病变患者的治疗效果，发现总有效率达 91.9%，其中山豆根清胃火、消肿利咽为君药。

蛇吞蛙 Shetunwa

【古籍论述】

《本草纲目》：蛤蟆，［附方］……噎膈吐食：用蛇含蛤蟆，泥包，煅存性，研末。每服一钱，酒下。（《寿域方》）

《本草品汇精要》：黄颔蛇，蛇吞蛙，主噎膈，劳嗽，蛇瘘（纲目附录）。治噎膈，用蛇含蛤蟆，泥包烧存性，研末，米饮服。

《本草纲目》：黄颔蛇，蛇吞蛙［主治］噎膈，劳嗽，蛇瘘（时珍）。噎膈：用蛇含蛤蟆，泥包烧存性，研末，米饮服。

麝香　Shexiang

《神农本草经》

【基原】

本品为鹿科动物林麝 *Moschus berezovskii* Flerov、马麝 *Moschus sifanicus* Przewalski 或原麝 *Moschus moschiferus* Linnaeus 成熟雄体香囊中的干燥分泌物。

主产于东北、华北及陕西、甘肃、青海、新疆、四川、西藏、云南、贵州、广西、湖北、河南、安徽等地，现在多人工饲养。

【别名】

遗香，脐香，心结香，当门子，生香，麝脐香，四味臭，元寸香，臭子，腊子，香脐子，寸香，原麝香，香樟子，香子。

【性味归经及毒性】

《中国药典》：辛，温。归心、脾经。

《中药大辞典》：归心、肝、脾经。

《中医大辞典》：苦，温。

【功效】

《中国药典》：开窍醒神，活血通经，消肿止痛。

《中药大辞典》：活血散结。

【主治】

《中国药典》：用于热病神昏，中风痰厥，气郁暴厥，中恶昏迷，难产死胎，胸痹心痛，心腹暴痛，跌仆伤痛，痹痛麻木，痈肿瘰疬，咽喉肿痛。

《中药大辞典》：主治血瘀经闭，癥瘕积聚，心腹急痛，跌打损伤，痈疽恶疮，喉痹，口疮，牙疳，脓耳。

《中医大辞典》：治惊痫，中恶烦闷。治痞块积聚，难产死胎，痈疽肿毒，中耳炎。现常用治冠心病、心绞痛、哮喘、面神经麻痹等。

【用量】

《中国药典》：0.03~0.1g，外用适量。

【应用方法】

《中药大辞典》：内服入丸散，一般不入汤剂。外用研末撒、调敷或入膏药中敷贴。

【警戒与禁忌】

《中药大辞典》：虚脱证禁用。本品无论内服或外用均能堕胎，故孕妇禁用。

《药性论》：（用）麝香，禁食大蒜。

《本草经疏》：孕妇不宜佩戴，劳怯人亦忌。

《中医大辞典》：孕妇忌服。

【现代药理研究】

麝香主要含麝香酮、麝香醇、麝香吡啶等麝香大环类成分。现代研究表明，本品对多种肿瘤有抑制作用。麝香能抑制荷瘤小鼠肿瘤生长、延长生存期。尚有研究表明麝香对胃癌裸鼠异位移植瘤具有抑制效果，可以减缓癌细胞的进一步增殖和分化，机制可能与下调肿瘤组织血管内皮生长因子及 Bcl-2 表达活性、上调 Bax 表达活性有关，也可能与抑制肿瘤细胞的增殖、促进其凋亡和坏死等有关。

此外麝香有改变血脑屏障的通透性、增强中枢神经系统的耐缺氧能力、改善脑循环、兴奋中枢、改善学习记忆作用、保护脑缺血及减轻继发神经元的损伤等作用，还具有明显的强心作用，增强心肌收缩力和心排血量。而麝香注射液可促进损伤神经的功能修复，麝香酮能明显增加子宫收缩频率和强度，并具有抗早孕和抗着床的作用。

麝香还有免疫调节、抗血小板聚集、扩张血管、抗心肌缺血、抗炎等多种作用。

【毒理】

麝香急性毒性实验，LD_{50} 为 $0.2907 \pm 0.02067g/kg$，高剂量组动物腹腔给药 20 分钟后出现活动减少，呈镇静状态。中毒剂量组动物出现四肢伏倒、震颤、双目紧闭、呼吸明显抑制及死亡。当给予剂量为 $0.06g/kg$ 以上时，对大鼠的红细胞、白细胞、肝、脾均有一定影响。

【临床应用】

麝香具有开窍醒神、活血散结、止痛消肿的功效。《太平圣惠方》载："入方脉科用，通关窍，活痰结、痞块、癥瘕诸证。"《本草述》言："第非从里而达表之为散，及无内无外，凡壅者、结者、闭者，随其所患之处而能散也。"麝香在中晚期食管癌患者的治疗中对于改善症状、提高生存质量具有明显作用。

一、纯中药治疗食管癌的临床应用

中晚期食管癌患者具有明显的吞咽困难的症状，孙亚波等配制蓝天丸（麝香、硇砂、制马钱子、血竭、皂角刺、冰片、沉香、蜈蚣）以化痰祛瘀、散结止痛，对于改善中晚期食管癌患者吞咽困难症状，提高生活质量确有疗效。

詹行闻使用人参半夏汤联合六神丸（麝香、牛黄、冰片、珍珠粉、制蟾酥、明雄黄）治疗Ⅲ～Ⅳ期食管癌，可明显改善患者吞咽梗阻、胸膈痞满、呕吐痰涎、食欲减退等症状，生存质量明显改善。

王国方运用香甲散（麝香 0.1g，牛黄 0.3g，鳖甲 30g，炮山甲 9g，蜈蚣 10g，全蝎 10g，没药 10g，西洋参 10g，山药 30g）治疗晚期食管癌，该方具有清热解毒、软坚散结、活血祛瘀、行气止痛、祛除癌毒、缓解疼痛等作用。结果表明加用香甲散抗癌治疗能明显缓解患者的乏力和纳差症状，减轻癌性疼痛，提高生活质量，延长患者的无疾病进展生存时间。

蒋勇应用开关化瘤丸（麝香、硇砂、山慈菇、沉香、芒硝、三七粉、儿茶、硼砂、血竭、冰片、朱砂）治疗食管癌，通过口服方式给药，可使药力集中，药效持久发挥，在短时间内起到缩小瘤体的效果，并改善临床症状，配合辨证施治可扶正固本，对癌细胞逆转为正常细胞具有积极的促进作用。短期内使患者的症状得到改善，显著提高生活质量，延长患者生命。

二、含麝香的藏药治疗食管癌的临床应用

多杰才让应用藏药八味野牛血散卡插尖（野牛心血 15g，诃子 15g，熊胆 0.25g，麝香 0.05g，红花 15g，荜茇 15g，胡椒 10g，安息香 10g）治疗早期食管癌，此药不是直接作用于肿瘤细胞，而是通过改善自身免疫机能以达到治病的目的。在改善患者营养不良、消瘦、体质虚弱等方面有明显优势，具有助消化、保护胃黏膜、改善胃肠功能的作用，能缓解病情、提高患者生存质量、延长生命周期。

拉浪多杰使用藏药复方"幕其吉曼"（由麝香、熊胆、丁香、寒水石等 30 多种天然药物组成）治疗早中期食管癌。该复方有助于改善进食困难造成的营养亏损，增强患者的体质，并且可在一定程度上控制恶性肿瘤的增殖，最终使患者的预期寿命延长，达到带瘤生存的效果。

三、含麝香之复方联合放化疗治疗食管癌的临床应用

王祥麒应用经验方至生胶囊（天然麝香、莪术、冰片、人参、冬虫夏草、西洋参）联合 PP 化疗方案治疗中晚期食管癌患者，化疗加服至生胶囊组的总有效率为 66.7%，高于单纯化疗组（45.8%），前者可减少脱发、口腔黏膜炎、白细胞和血小板减少、肝肾功能损害等毒副反应。

邵玉英、孙宏新应用西黄丸（牛黄、麝香、乳香、没药）配合化疗治疗中晚期食管癌，与单纯化疗对比，西黄丸配合化疗能够起到协同抑瘤的作用，同时在改善患者临床症状、提高生存质量等方面也有良好作用。

刘孟忠等使用珍黄胶囊（珍珠、牛黄、麝香、冰片、西洋参、田七、沉香）配合放疗治疗食管癌，能够减轻患者胸膈痞满、胸背灼痛、口吐痰涎和大便秘结等症状，比单纯放疗的近期疗效好。

四、含麝香的中药复方治疗咽下困难等并发症的临床应用

因食管癌早期容易被忽视，往往发现时已为晚期，其中尤以吞咽困难为主要症状。高国青运用三七粉冲服六神丸（牛黄、麝香、蟾酥、雄黄、冰片、珍珠）治疗晚期食管癌，发现可以明显缓解吞咽困难症状，总有效率为 87.5%。

叶淑华、关新胜应用抗癌通道丸（硼砂、丁香、姜半夏、蛤蚧、乳香、人参、三七粉、白矾、麝香、皂角刺、儿茶、全蝎、雄黄）治疗晚期食管癌食管梗阻症状，结果显示患者食管梗阻再通率和中位生存期明显提高。

神曲　Shenqu

《药性论》

【基原】

本品为辣蓼、青蒿、杏仁等药加入面粉混合后经发酵而制成的曲剂。

全国各地均有生产。

【别名】

六神曲，六曲。

【性味归经及毒性】

《中药大辞典》：甘、辛，温。归脾、胃经。

【功效】

《中药大辞典》：消食化积，健脾和胃。

《中医大辞典》：消食调中。

【主治】

《中药大辞典》：主治饮食停滞，消化不良，脘腹胀满，食欲不振，呕吐泻痢。

《中医大辞典》：治胸痞腹胀，呕吐泄泻。

《中药学》：饮食积滞。

【用量】

《中药大辞典》：内服煎汤，10～15g。

《中医大辞典》：煎服6～12g。

《中药学》：煎服6～15g。

【应用方法】

《中药大辞典》：内服煎汤，或入丸散。

《中药学》：消食宜炒焦用。

【警戒与禁忌】

《中药大辞典》：脾阴不足，胃火盛，及孕妇慎服。

《本草经疏》：脾阴虚，胃火盛者不宜用；能落胎，孕妇宜少食。

《本经逢原》：无积而久服，则消人元气。

《国药的药理学》：神曲是借其发酵作用以促进消化机能，但是在胃酸过多，发酵异常的患者当绝对避免使用。

【古籍论述】

《神农本草经》：吐泻是阴阳之不交，泄泻是水谷不分，赤白痢是湿热下注，噎膈是贲门干槁，翻胃是命门火衰，痰饮是水气泛溢，与神曲更无干涉；若误服之，轻则致重，重则致死，可不慎哉！

《医学心悟》：凡噎膈症，不出胃脘干槁四字。

【现代药理研究】

本品为酵母制剂，主要含酵母菌、淀粉酶、维生素B复合体、麦角甾醇、蛋白质及脂肪、挥发油，还有苦杏仁苷、青蒿素、香草酸、芦丁、金丝桃苷、阿魏酸、槲皮苷、槲皮素、山奈酚以及多种微量元素等。现代研究表明，神曲有增进食欲、维持正常消化机能等作用。神曲中槲皮素对常见的肠道致病菌具有较好的抑制作用。神曲可以促进小鼠、家兔的小肠、回肠平滑肌收缩，显著延缓胃排空速率，促进食物水解并提高肠胃动力，从而增强消化功能。

【临床应用】

神曲在食管癌的治疗中常起辅助作用，临床中常随症加减，改善患者消化系统的症状。

一、含神曲的中药复方治疗食管癌的临床应用

郑玉玲教授认为因食管癌患者多为高龄，正气本虚，治疗不可一味扶正或祛邪，当二者兼顾，通过应用补益之品振奋肺脾肾功能，麦芽、山楂、神曲可促进脾胃运化，断生痰之源，综合提高机体抗癌的能力。

郁仁存教授以固本祛瘀方或固本抑瘤方（生黄芪、鸡血藤、白英各 30g，党参、女贞子、龙葵、草河车各 15g，白术、茯苓、枸杞子、山萸肉、焦三仙、鸡内金各 10g）加减治疗食管癌放、化疗后或中、晚期气虚血瘀型患者，以达到益气活血、化瘀解毒的目的。

临床研究发现扶正消瘤汤（山豆根、夏枯草、生地黄、槟榔、赤芍各 12g，穿山甲、知母、郁金、桃仁、杏仁各 9g，半边莲、生石膏各 30g，天花粉、郁李仁、火麻仁、松子仁、神曲各 15g，黄连、大黄、冰片各 3g）可缓解食管癌患者放疗后吞咽困难症状，提高免疫功能，改善血清免疫球蛋白水平。

二、放化疗联合含神曲的中药复方治疗食管癌的临床应用

武志等人运用化疗联合益气消瘀汤［黄芪 18g，西洋参 15g，白及 15g，法半夏 15g，三七 5g，土鳖虫 10g，胆南星 10g，川贝母 15g，蛤蚧粉 6g（冲服），焦三仙各 15g，水蛭 10g，天花粉 15g，石斛 15g］治疗食管癌。结果显示配合化疗后患者复发率明显降低，可使病灶减小或消失。

临床研究发现，在化疗的基础上联合扶正口服液（黄芪 300g，党参 200g，生地黄 150g，阿胶 100g，枸杞子 200g，黄精 100g，神曲 100g，大枣 100 枚）能有效改

善食管癌化疗患者的生活质量，提高机体抵抗力，减轻化疗所致的骨髓抑制及消化道不良反应。

化疗联合噎膈 I 号方（人参、五味子、蜣螂、炙鸡内金、白扁豆、焦神曲、青皮、陈皮各 10g，麦冬、山慈菇、大贝母、半枝莲、红豆杉各 15g，生薏苡仁、白花蛇舌草、仙鹤草各 30g，蜈蚣 3 条，炒苍术 20g）对于改善患者的症状、体力、生活质量、体重及控制患者的肿瘤指标等方面有明显的帮助，且有助于减轻化疗毒副反应、增强化疗疗效。

研究表明，扶正固本颗粒（黄芪、党参、山楂、陈皮、女贞子、补骨脂、白术、枸杞子、云苓、神曲、麦芽、鸡血藤、茵陈、菟丝子）配合放疗治疗中晚期食管癌患者，可增加近期疗效，提高远期生存率，同时可减轻骨髓抑制等副反应。

三、手术联合含神曲的中药复方治疗食管癌术后并发症

临床研究发现应用和胃降逆汤（苍术、延胡索、砂仁、木香、麦芽、佩兰、神曲、降香各 10g，厚朴 9g，旋覆花 12g）可有效治疗食管癌术后反流的问题。

生姜（姜汁） Shengjiang

《名医别录》

【基原】

本品为姜科植物姜 *Zingiber officinale* Rosc. 的新鲜根茎。生姜汁系生姜洗净后打烂，绞取其汁入药。

主产于四川、贵州、湖北、广东、广西。

【别名】

姜，姜根，百辣云，勾装指，因地辛，炎凉小子，鲜生姜，蜜炙姜，生姜汁。

【性味归经及毒性】

《中国药典》：辛，微温。归肺、脾、胃经。

《中药大辞典》：辛，温。

【功效】

《中国药典》：解表散寒，温中止呕，化痰止咳，解鱼蟹毒。

《中药大辞典》：降逆止呕，解诸毒。

《中医大辞典》：发表散寒，消痰下气。

【主治】

《中国药典》：用于风寒感冒，胃寒呕吐，寒痰咳嗽，鱼蟹中毒。

《中药大辞典》：主治恶寒发热，头痛鼻塞，呕吐，反胃，痰饮喘咳，胀满，泄泻，鱼蟹、菌蕈等食物中毒。

《中医大辞典》：①解半夏、天南星及鱼、蟹、禽、兽肉毒。②外用治寒湿痹痛，跌打损伤，痈疽，冻疮，毒蛇咬伤。

《中药学》：脾胃寒证。

【用量】

《中药大辞典》：内服煎汤 3～10g。外用适量。

《中医大辞典》：煎服 3～9g。

【应用方法】

《中药大辞典》：内服煎汤，或捣汁冲。外用捣敷，或炒热熨，或绞汁调搽。

《中医大辞典》：捣汁饮。

【警戒与禁忌】

《中药大辞典》：阴虚内热及实热证禁服。

《本草经集注》：恶黄芩、黄连、天鼠矢。

《本草纲目》：食姜久，积热患目。凡病痔人多食兼酒，立发甚速。痈疮人多食，则生恶肉。

《本草经疏》：久服损阴伤目。阴虚内热，阴虚咳嗽吐血，表虚有热汗出，自汗盗汗，脏毒下血，因热呕恶，火热腹痛，法并忌之。

《药性纂要》：患瘰疬者忌食。

《医林纂要》：多食耗气生热，与酒同食尤不宜。

《随息居饮食谱》：多食、久食，耗液伤营。病非风寒外感、寒湿内蓄，而内热阴虚，目疾，喉患，血证，疮疡，呕泻有火，暑热时疟，热哮火喘，胎产，痧胀及时病后，痧痘后，均忌之。

【古籍论述】

《本草撮要》：姜汁味辛温润，入手太阴足阳明经，功专治噎膈反胃，得童便治痰中暴卒，合黄明胶熬膏，贴风湿痹痛。

《药性切用》：姜汁辛温微润，能治噎膈反胃，救诸卒中，宜灌之。

《本草从新》：姜汁润、开痰，辛温而润，治噎膈反胃。

【现代药理研究】

生姜主要含有 α-姜烯、生姜酚、姜醇、姜烯酮、姜酮等挥发油。本品对多种肿瘤有抑制作用。研究表明生姜可能通过影响 MAPK 通路中 ERK、P38 磷酸化水平，导致细胞 G_1 期阻滞从而有明显的抑制肿瘤细胞活性的作用。尚有研究表明生姜醇提取物抑制支持细胞系 TM4 细胞的增殖并诱导其细胞凋亡，可能对预防和治疗睾丸癌有一定作用。另有研究表明生姜中的 6-姜酚可通过上调激活基因-1（NAG-1），下调原癌基因细胞周期蛋白 D1，使细胞周期阻滞于 G1 期，从而促进细胞凋亡。此外，生姜中 6-姜辣素可通过阻断 NF-κB 信号通路，在体内抑制肿瘤形成新的血管，控制肿瘤生长、转移。

生姜能促进消化液分泌，保护胃黏膜，具有抗胃溃疡、促消化、改善胃功能、保肝、利胆、抗炎、解热、抗菌、镇痛、镇吐等作用。生姜可能有助于缓解化疗引起的呕吐和疲劳，而生姜醇提物能兴奋血管运动中枢、呼吸中枢、心脏。生姜水浸液对伤寒杆菌、霍乱弧菌、堇色毛菌、阴道滴虫等均有不同程度的抑制作用，并有防治血吸虫病的作用。

【临床应用】

姜汁性辛，味微温，具有温中止呕、发汗解表、润肺止咳之功效。在临床常用来治疗食管癌患者及放化疗期间出现的恶心、呕吐等症状。

一、单药姜汁治疗食管癌的临床应用

食管癌因病灶梗阻或化疗的患者大多容易发生呕吐，而生姜是"呕家之圣药"，于尔辛常嘱患者嚼服生姜，咽下其汁，把渣吐掉，或将生姜片含咽，或用生姜片轻擦舌面。若出现恶心时，可直接饮用生姜汁。

二、以姜汁为主的复方治疗食管癌的临床应用

沈尔安根据自身临床经验，将生姜汁与茶叶搅匀服用，具有解毒散寒、止呕防癌之功效，可用于治疗各类肿瘤放疗化疗中出现的恶心、呕吐等。

三、含姜汁之复方治疗食管癌的临床应用

（一）联合放化疗的临床应用

致远总结临床治疗食管癌经验，发现噎膈膏联合放疗能起到治疗食管癌的作用。噎膈膏由人乳、牛乳、芦根汁、生晒参汁、龙眼肉汁、甘蔗汁、梨汁、生姜汁组成。将以上诸液、汁混合熬至稠厚状冷却收膏，以温开水冲服，可起到滋阴补血、生津止渴、降逆止呕、补虚强身的作用。

（二）纯中药治疗食管癌的临床应用

朱昌国等在应用天夏开道汤治疗失去手术和放化疗机会的晚期食管癌患者时，由于初治患者呕恶较甚，常滴少许姜汁于其舌面上以降逆止呕，取得满意疗效。

焦中华等以化积方为基础，并选用和胃降逆、化痰消瘀、软坚散结、清热解毒之品治疗食管癌，临床取得一定疗效。因食管癌患者常有恶心、呕吐之症状，故嘱患者在煎药时常放入4~5片生姜，或服药前先服少量生姜汁以和胃止呕，提高疗效。

刘华为在治疗津亏热结型食管癌时，常选用含有生姜汁的沙参麦冬汤加味，临床效果较好。

刘驰总结治疗食管癌的食疗便方，认为五汁饮与其他方法联合应用，可以延长食管癌患者的生存时间并减轻其痛苦。五汁饮组成：韭菜汁、牛乳、生姜汁、竹沥、儿童小便，五汁混合为一日量，频频温服，连续饮用10余日。

李翠华等认为中晚期食管癌患者常饮食难下，吞咽困难，可调制五汁安中饮，梨汁、藕汁、生姜汁、韭菜汁各10mL与牛乳60mL混合，每日少量频服，以养阴生津，开塞通道，改善患者症状。

白桦等在临床治疗食管干涩、口燥咽干的食管癌患者时，常应用五汁安中饮口服治疗，取得满意疗效。

黄志华等应用通幽汤加味治疗食管癌，可使患者吞咽困难的症状得到明显改善。通幽汤组成：生地黄、熟地黄、当归、制半夏、白花蛇舌草、七叶一枝花各30g，桃仁、厚朴、枳实各15g，红花、炙甘草、升麻、大黄各10g，生姜汁、韭菜汁各6g。水煎取汁并浓缩至300mL，每日1剂，分6~8次频服。

许步仙临床应用自拟方治疗食管癌，方中用姜汁炒厚朴，与他药配伍，以辛苦通降，苦降则胃气顺，辛开则胃气散，从而达到满意效果。

狮油　Shiyou

【古籍论述】

《本经逢原》：狮油，近世医师以之治噎膈病。盖噎膈皆郁痰瘀积所致，用取涤垢之意，试之辄验。

《本草纲目拾遗》：狮子油，血、粪……近世医者以之治噎膈病，盖噎膈皆郁疾瘀积所致，用取涤痰之意，试之辄验，由是方家争为奇物，但性最猛利，力能堕胎，孕妇忌用……消热结，治膈、大小便不通。救生苦海：用狮油酒服二、三厘，自效。

石碱　Shijian

《本草衍义补遗》

【基原】

本品为蒿、蓼等草灰中提取之碱汁，和以面粉，经加工而成的固体。

【别名】

花碱，碱，灰碱，水碱，枧砂，干饼药。

【性味归经及毒性】

《中药大辞典》：辛、苦、涩，温。

《中华本草》：归胃、大肠经。

《中医大辞典》：咸、苦，温。

【功效】

《中华本草》：软坚消积，化痰祛湿，去翳。

【主治】

《中药大辞典》：主治积聚，噎膈，反胃，疣赘，痈疽，瘰疬，目翳。

《中华本草》：主治积块，食滞不化。

《中医大辞典》：治虫牙痛。

【用量】

《中华本草》：外用适量。

《中医大辞典》：内服 3~9g。

【应用方法】

《中药大辞典》：内服入丸散。外用研末，或水醋调点涂。

《中医大辞典》：治疣赘，研末调敷；虫牙痛，研末填蛀孔内。

【警戒与禁忌】

《中华本草》：脾胃虚弱者慎服。

《本草纲目》：量虚实用，过服损人。

《本草经疏》：作泄，胃薄者忌之。

《本经逢原》：患者食之，多发浮肿。

【古籍论述】

《本草纲目》：石碱杀齿虫，去目翳，治噎膈反胃，同石灰烂肌肉，溃痈疽瘰疬，去瘀血，点痣黶疣赘痔核，神效。

《本草备要》：碱，一作碱，治反胃噎膈，点痣、黶、疣、赘。

《本草从新》：碱，治反胃噎膈，点痣黶疣赘。

《本草撮要》：碱，治反胃噎膈，点痣黶疣赘。

《本草详节》：碱，主消痰，磨积块，杀齿虫，及噎膈，反胃。同石灰，烂肌肉，溃痈疽、瘰疬。

【临床应用】

《医林纂要》云：石碱可软坚，消积，化痰，去翳。治积块，噎膈反胃，目翳，疣赘。临床可用于食管癌的治疗。

陈继理运用仕乐生胶囊（木香、大黄、山奈、诃子、寒水石、碱花）治疗食管癌术后残胃功能性排空障碍，这些药物协同作用具有和胃健脾、导滞消积、行血止痛之功。

石见穿　Shijianchuan

《本草纲目》

【基原】

本品为唇形科植物华鼠尾草 *Salvia chinensis* Benth. 的干燥地上部分。

主产于江苏、安徽、江西、云南、湖北、四川、广西、广东、湖南等地。

【别名】

小红参，紫丹花，月下红，华鼠尾草，乌沙草，黑面风，大发汗，石打穿，石大川，亦名紫参，五凤花，小丹参，墨面风，山缝拿，红根参，半枝莲，田芹菜，活血草。

【性味归经及毒性】

《中药大辞典》：辛、苦，微寒。

《中华本草》：归肝、脾经。

《中医大辞典》：苦、辛，平。

【功效】

《中药大辞典》：清热利湿。

《中华本草》：活血化瘀，散结消肿。

《中医大辞典》：清热解毒，活血镇痛。

【主治】

《中药大辞典》：主治噎膈，痰喘，瘰疬，痛经，经闭，湿热黄疸，痢疾，带下。

《中华本草》：主治月经不调，崩漏，便血，热毒血痢，淋痛，风湿骨痛，疮肿，乳痈，带状疱疹，麻风，跌打伤痛。

《中医大辞典》：治急、慢性肝炎，脘胁胀痛，骨痛，赤白带下。外用治面神经麻痹，痈肿。

【用量】

《中药大辞典》：内服煎汤，6～15g。

《中华本草》：外用适量。

《中医大辞典》：内服煎汤，9～15g。

【应用方法】

《中药大辞典》：内服煎汤，或绞汁。外用捣敷。

【古籍论述】

《本草纲目拾遗》：石打穿，铁筅帚。葛祖方：一名龙芽草、石见穿、地胡蜂、地蜈蚣。葛祖方：消宿食，散中满，下气，疗吐血各病，翻胃噎膈，疟疾，喉痹，闪挫，肠风下血，崩痢食积，黄白疸，疔肿痈疽，肺痈，乳痈，痔肿。

【现代药理研究】

石见穿主要含有多糖、熊果酸、齐墩果酸等成分。现代研究表明，石见穿对食管癌、胃癌、直肠癌、肝癌、阴茎癌均有抑制作用。石见穿中所含的熊果酸和齐墩果酸均有抗人肺癌细胞增殖和侵袭的作用，并可诱导细胞凋亡。尚有研究表明石见穿多糖对肝癌细胞的增殖有明显抑制作用，且石见穿多糖能够诱导肝癌细胞 SMMC-7721 凋亡。另有研究表明石见穿多糖还可抑制胃癌 MGC-803 细胞的迁移，其作用与抑制 MGC-803 细胞内的 IL-8 蛋白表达水平有关。此外，石见穿提取物对肝癌 H22 小鼠移植性肿瘤的生长具有抑制作用，并认为该作用可能是通过下调肿瘤组织中 VEGF 的表达，阻断肿瘤血管生成而发挥的。

石见穿具有抑制内皮细胞增殖、迁移和小管形成的作用，并可以缓解急性肝衰竭，且可以影响免疫功能。

【毒理】

脾胃肾虚者慎用。

【临床应用】

石见穿具有活血化瘀、清热解毒、消肿止痛的功效。主治噎膈、痰喘、瘰疬、痈肿、痛经、闭经、湿热黄疸、痢疾、带下。在临床治疗食管癌时多联合化疗应用。

一、含石见穿复方中药在食管癌中的应用

孙桂枝尤喜用石见穿，常将威灵仙与石见穿合用以缓解吞咽困难。沈舒文治疗食管癌痰瘀毒结的经验用药有硇砂、威灵仙、蜈蚣、石见穿、山慈菇、蛤蚧等。刘嘉湘拟方（八月札、丹参、檀香、公丁香、急性子、威灵仙、冬凌草、山豆根、石见穿、蜣螂、蜈蚣）治疗食管癌。

王三虎自拟了治疗食管癌的主方全通汤（石见穿 30g，冬凌草 30g，威灵仙 12g，人参 6g，肉苁蓉 15g，当归 12g，栀子 10g，生姜 6g，枇杷叶 12g，降香 12g，代赭石 20g，瓜蒌 12g，竹茹 12g），临床应用取得较好疗效。

二、含石见穿之复方联合放化疗在食管癌治疗中的应用

高侃等以碎岩散（生黄芪 20g，炮附片、肉桂、公丁香、醋紫硇砂、鼠妇各

6g，鹿角胶、沉香、王不留行、急性子各12g，熟地黄24g，紫檀香、生胆南星各9g，石见穿15g，莪术、山慈菇各10g）联合化疗治疗气虚阳微型食管癌，该方法可明显改善患者的临床症状，提高生活质量，延长生存期，且能减轻化疗的毒副反应。

徐海帆等采用自拟方（白花蛇舌草、当归各20g，白英、半枝莲、仙鹤草、太子参、石见穿、菝葜各10g，全蝎3g，鸡血藤、茯苓、生薏苡仁各15g，黄芪30g，川芎、红花、血竭、水蛭、生甘草各6g）配合放疗治疗中晚期食管癌患者，可显著降低放疗引起的毒副作用，改善患者的机体免疫力和全身状况。

蔡霄月等在化疗基础上加用食管通结颗粒（党参、枳实、蜈蚣、急性子、石见穿、制胆南星），可显著提高中晚期食管癌的近期疗效，改善临床症状，减轻化疗后的不良反应，同时调节患者的免疫功能。

吴成亚等在二术郁灵丹的基础上，拟方"芪术郁灵汤"（黄芪、莪术、白术、郁金、威灵仙、石见穿）辨治食管癌，全方软坚散结、通络止痛，具有抗癌消肿、缓解肿瘤梗阻和压迫引起的疼痛症状的作用。

韩自力等在化疗基础上加用自拟方（太子参、石见穿、白花蛇舌草、麦冬、夏枯草、红花、生地黄、蜈蚣、玉竹、蜈蚣、当归、天花粉、山慈菇等）治疗食管癌术后患者，其生活质量、免疫状况、生存时间均明显改善。

李荣等在化疗基础上联合中药自拟方（太子参、麦冬、玉竹、当归、红花、天花粉、生地黄、蜈蚣、夏枯草、石见穿、白花蛇舌草、山慈菇、蜈蚣等）治疗食管癌术后患者，患者的生活质量及免疫状况均显著改善，生存率也明显提高。

丁荣杰等在化疗基础上联合自拟中药方仙朴消噎饮〔白花蛇舌草、石见穿各30g，威灵仙、半枝莲、川厚朴各15g，西洋参、麦冬、半夏各12g，三七粉（冲服）、穿山甲（先煎）各10g，蛤蚧3g（冲服）〕治疗中晚期食管癌，该方法可以有效延长患者的生存期，并减轻化疗带来的白细胞减少等毒副作用。

王巾帼等运用扶正抗癌方联合化疗治疗中晚期食管癌，疗效确切，能提高化疗患者的生活质量。扶正抗癌方药物组成：黄芪、生薏苡仁、白花蛇舌草各30g，党参、生白术、石英各15g，仙鹤草、石见穿各20g，七叶一枝花12g，炙甘草9g。

唐书生等在辨证施治的基础上采用祛瘀解毒消肿汤（威灵仙、银花、败酱草、夏枯草、急性子、黄药子、水蛭、代赭石、浙贝、紫参、石见穿各 30g，山豆根 12g，板蓝根、天冬、麦冬、制杏仁、木鳖子各 15g，白花蛇舌草 60g，沙参、制桃仁各 20g，甘草 6g）联合 PVPC 化疗方案治疗食管癌，取得了较好疗效。

李勇等在化疗基础上加用噎嗝方（生半夏、礞石各 10g，石见穿 30g，急性子、莪术各 20g）治疗中晚期食管癌患者，能有效缓解吞咽困难，控制肿瘤生长，提高中晚期食管癌患者的生活质量，延长生存期。

金长娟等应用中药食管通结方（八月扎、枳实、枳壳、石见穿、蜈蚣、生胆南星、生半夏、急性子）治疗食管癌术后患者，不仅对患者的生活质量和临床症状有明显改善，而且能显著提高患者的免疫力。

董鹏飞等在化疗基础上应用扶正通嗝汤（人参、茯苓、山慈菇各 15g，白术、石见穿各 20g，黄芪 25g，半夏 12g，白花蛇舌草、半枝莲各 30g）治疗中晚期食管癌，可以减毒增效，提高患者生存质量。

王莉民等在放化疗基础上联合中药自拟方（白花蛇舌草、当归各 20g，白英、半枝莲、仙鹤草、太子参、石见穿、菝葜各 10g，水蛭、川芎、红花、血竭、生甘草各 6g，全蝎 3g，鸡血藤、茯苓、生薏苡仁各 15g，黄芪 30g）治疗老年食管癌患者，临床效果较好，患者短期生存质量有所提高。

杨茜文等以食管通结方（党参、蛤蚧、急性子、石见穿、胆南星、诃子、枳实）辅助化疗治疗中晚期食管鳞癌，可以改善患者的临床症状，减轻毒副反应，提高生活质量，改善机体的免疫功能。

三、含石见穿之复方中药单独应用治疗食管癌

李明瑞采用自拟食管癌基础方（山慈菇、白花蛇舌草、浙贝母、石见穿、太子参、水蛭、旋覆花、砂仁、白术、郁金等）治疗老年食管癌，可以增强患者肌体的免疫功能和抗病能力，延长带瘤生存时间。

徐丽霞等用丁香透膈汤（丁香、全蝎各 5g，砂仁 3g，生黄芪、急性子、威灵仙、石见穿、夏枯草各 20g，白花蛇舌草、生瓦楞子各 30g，制半夏、制胆南星、制蛤蚧、蜣螂、露蜂房各 10g，蜈蚣 2 条）治疗晚期食管癌，可有效改善患者症状，缩小病灶，延长生存期。

水蛭　Shuizhi

《神农本草经》

【基原】

本品为水蛭科动物蚂蟥 *Whitmania pigra* Whitman、水蛭 *Hirudo nipponica* Whitman 或柳叶蚂蟥 *Whitmania acranulata* Whitman 的干燥全体。

全国大部分地区均产。

【别名】

蛭蝚，至掌，蚑，马蜞，马蛭，蜞，马蟥，马鳖，红蛭，水蛭，蚂蝗蜞，黄蜞，水麻贴，沙塔干，肉钻子，蚂蟥，门尔哥蚂里。

【性味归经及毒性】

《中国药典》：咸、苦，平，有小毒，归肝经。

《中药大辞典》：有毒。

《中医大辞典》：归肝、膀胱经。

【功效】

《中国药典》：破血通经，逐瘀消癥。

【主治】

《中国药典》：用于血瘀经闭，癥瘕痞块，中风偏瘫，跌仆损伤。

《中医大辞典》：治血滞经闭，癥瘕积聚，跌打瘀痛，治急性结膜炎，角膜瘢翳。现治高脂血症。

《中药学》：瘀滞心腹疼痛。

【用量】

《中国药典》：1～3g。

《中药大辞典》：内服煎服，3～9g；入丸散，每次0.5～1.5g，大剂量每次3g。

《中医大辞典》：内服煎服，1.5～3g；炒黄研末0.6～1g。

《全国中药汇编》：研末服0.3～0.5g。

【应用方法】

《中医大辞典》：内服煎汤，或炒黄研末。现治高脂血症，制成片剂、注射剂用。本品浸渍于蜂蜜内，取浸出液滴眼。

《全国中草药汇编》：以入丸散或研末服为宜，或以鲜活者放置瘰肿局部吸血消瘀。

【警戒与禁忌】

《中国药典》：孕妇禁用。

《中药大辞典》：体弱血虚、孕妇、妇女月经期及有出血倾向者禁服。

《日华子本草》：畏石灰。

《本草衍义》：畏盐。

《本草品汇精要》：妊娠不可服。

《中药学》：月经过多者禁用。

《全国中草药汇编》：孕妇及无瘀血者忌服。

【现代药理研究】

水蛭主要含氨基酸、蛋白质、肝素及抗凝血酶、溶血甘油磷脂类等成分。本品对多种肿瘤有抑制作用。研究表明水蛭能通过改善肿瘤缺氧微环境、抑制肿瘤血管生成来发挥抗肿瘤作用，水蛭提取物具有良好的抑制 HL60 细胞增殖作用，其机理与细胞周期 G1 抑制 Cyclin E、CDK2 的表达降低有关。尚有研究表明水蛭提取物能抑制肝癌细胞 DNA 甲基转移酶表达，其抗肿瘤机制可能是参与 DNA 的去甲基化。

水蛭水煎液有强抗凝血作用，研究发现水蛭提取物、水蛭素对血小板聚集有明显的抑制作用，对肾缺血有明显的保护作用，并能改善血液流变学、降血脂、消退动脉粥样硬化斑块、增加心肌营养性血流量；还可通过调节血脂，减少脂质浸润，抑制平滑肌细胞表型转化、增殖和迁移，抑制内膜增厚，减缓动脉粥样硬化的进展。

【毒理】

水蛭煎液易使脾胃虚弱的患者出现恶心、呕吐、腹痛、腹泻及胃溃疡等不良反应，个别患者易出现过敏反应，主要表现为皮肤红疹、瘙痒以及过敏性紫癜等。

【临床应用】

水蛭是治疗食管癌的常用药物，该药具有破血通经、逐瘀消癥的功效，多用于治疗癥瘕痞块，在临床治疗痰瘀互结型食管癌方面疗效显著。

一、以水蛭为主的复方治疗食管癌的临床应用

宋华柱认为食管癌患者忧思伤脾，脾伤气结，气结则津液不得输布，聚而成痰；

恚怒伤肝，肝伤则气郁，气郁则血不能行，积而为瘀；痰瘀阻塞食管，吞咽困难。在临床常应用海藻、水蛭验方治疗食管癌。海藻能消瘿瘤结气，且有化痰之功，水蛭能逐瘀血、破癥瘕，二药配伍具有软坚化瘀、消痰散结的作用。

沈兆科认为食管癌多伴有痰凝、血瘀、毒蕴等实证的病理表现，故常重用水蛭以破气、引血、消瘤，与他药配伍，改善患者吞咽困难及纳差等症状。

李华认为体内正气不足是食管癌发病之基础，加之情志失调、饮食不节等，致瘀毒内生、痰气互结。临床上自拟龙蛭通噎汤治疗中晚期食管癌，方中重用水蛭，水蛭味咸且苦，其咸以散结，苦以通泄，能逐瘀滞而消癌肿；与他药配伍，全方共奏化痰软坚、通噎散结之功，疗效显著。

二、含水蛭之复方联合放化疗治疗食管癌的临床应用

（一）联合化疗的临床应用

根据食管癌病因病机特点，含水蛭复方可以协助化疗减轻患者的症状，增强化疗效果。杨学峰等应用活化开通胶囊联合化疗治疗中晚期食管癌，获得较好疗效。他认为气、痰、瘀、热是食管癌发病的中心环节，治疗当以活血化痰、开郁通噎为主，方中应用水蛭破瘀散结，斩关夺隘，开通力猛，配合他药取得疗效。

黄代鸿在化疗的基础上给予中药辨证施治治疗食管癌，效果显著。药物组成：全瓜蒌、莪术、半夏、浙贝母、干蟾皮、水蛭、山慈菇。方中应用水蛭配合山慈菇温阳开结，抗菌利尿，加速毒物的排出。

武志等人认为中医治疗食管癌总不离软坚散结、活血化瘀、抗癌止痛等法。临床应用益气消瘀汤配合化疗治疗食管癌效果满意。选方用药时运用水蛭等虫类药物以通络软坚、化瘀退肿，起到蠕动走窜、搜剔脉络、松透病根、攻坚破瘀之功。现代药理研究证实水蛭还可抑制或杀伤肿瘤细胞。

路国森等人认为食管癌的治疗当以理气活瘀、化痰散结为主，故应用理气化痰药物的同时，给予水蛭化瘀理气，诸药共奏活瘀、祛痰、散结之功。临床与化疗联合应用，可提高化疗效果，并改善患者生活质量。

孙太振在中晚期食管癌的治疗中为提高疗效，降低化疗毒副作用，采用中药与化疗相配合的方法，取得了较好效果。其中，中药采用水蛭等虫类药物以蠕动走窜、搜剔脉络、松透病根、攻坚破瘀，有直接细胞毒作用，可抑制或杀伤肿瘤细胞；与

他药配伍，可增强化疗疗效，减轻化疗毒副作用。

王璐等应用自拟方水蛭散瘀方联合化疗治疗食管癌食管狭窄，收到较满意的疗效。方中水蛭有破血通经、逐瘀消癥之功效。

杨渊等人应用替吉奥联合通膈散治疗晚期食管癌，通膈散中应用水蛭活血化瘀、软坚散结、消肿止痛，与他药配伍可抑制肿瘤增殖，增强免疫力。

（二）联合放疗的临床应用

诸多研究表明，含水蛭的中药可以增加食管癌放疗的效果，减轻毒副作用。张如楠等应用放疗增效方联合放疗治疗食管癌，可提高食管癌患者的生活质量，减轻毒副作用。中医学认为放疗会导致热毒内侵、耗阴伤津、脾胃失和，热盛津伤则易形成瘀血，故方中还应用水蛭以活血化瘀，改善患者症状，减轻放疗毒副作用。

杨会彬等应用回生口服液联合放疗治疗食管癌，该方法可增强患者的免疫功能，提高放疗疗效，减轻不良反应。回生口服液中水蛭活血化瘀，可抑制肿瘤生长及转移，同时减少放射性食管炎及放射性肺损伤的发生。

徐海帆等应用自拟方配合放疗治疗中晚期食管癌，可显著提高疗效，降低放疗引起的毒副作用，改善患者的机体免疫力和全身状况。自拟方剂药物组成：白花蛇舌草 20g，白英、半枝莲、仙鹤草、太子参、石见穿、菝葜各 10g，全蝎 3g，鸡血藤、茯苓各 15g，黄芪 30g，生薏苡仁 5g，当归 20g，水蛭、红花、血竭、川芎、生甘草各 6g。方中应用水蛭破血消积，配合他药，共奏益气养血、破瘀散结之功。

（三）联合放化疗的临床应用

董华琼等应用回生口服液联合放化疗治疗食管癌，可提高患者的生活质量，改善免疫功能。回生口服液由益母草、鳖甲、水蛭（制）等33味中药组成，具有活血化瘀、调畅气机、补虚扶正、化痰通络的作用，可以降低放化疗导致的免疫功能下降和Ⅲ～Ⅳ度骨髓抑制的发生率，具有较好的辅助治疗作用。

王莉民等应用含有水蛭的中药方剂联合放化疗治疗老年食管癌患者，临床效果尤佳，患者短期生存质量有所提高。方中水蛭消癥破血，诸药合用，共奏破瘀散结、益气养血之功。

三、纯中药治疗食管癌临床应用

李勇等人认为食管癌的病理关键在痰瘀互结，夹毒成癌，阻碍食管。当以涤痰化瘀、逐毒消癌为基本治法，故临床应用含有水蛭的噎膈二号方治疗食管癌，该方可改善患者吞咽梗阻、癌痛、纳差消瘦等症状。

吴茂林等应用半升喜鸭汤治疗晚期食管癌，能提高患者的生活质量，延长生存期，减轻进食哽咽等症状。方中水蛭具有破血通经、逐瘀消癥之效。

周营认为瘀毒内结是食管癌的基本病机，临床以清热解毒、软坚散结、祛痰化瘀三法治疗，创制二半消液减轻患者吞咽困难的症状，该方由半边莲、半枝莲、蟾酥、水蛭、全蝎、昆布、蜈蚣等药物组成。方中水蛭软坚散结、解毒化痰，与他药合用共奏清热解毒、软坚散结、祛痰化瘀之功。

秦丹梅应用回生口服液治疗食管癌，能缓解患者进食困难及饮食减少的症状，减轻患者痛苦，提高生活质量，临床受益颇丰。

张志敏应用含有水蛭的开噎启膈汤治疗中晚期食管癌，发现该方可以明显改善患者吞咽困难等症状，提高患者生存质量，效果满意。

关新胜等人认为食管癌以体虚为本，气结痰凝、血瘀毒聚为标。故选用抗癌灵胶囊治疗，方中应用行气、化痰、补虚药物的同时，加水蛭以破血逐瘀、软坚散结，最终达到气畅瘀除、痰化毒清、结散管通之目的。

林时永自拟灵仙二草汤治疗各种原因导致无法进行手术和放化疗的中晚期食管癌患者，取得较好的疗效。方中应用水蛭活血化瘀、软坚散结，且现代药理研究认为该药对肿瘤细胞有抑制作用，可抑制精原细胞分裂。与他药配伍，对中晚期食管癌患者有缓解临床症状、改善食欲、减轻疼痛、延长生存期的效果。

周琳认为痰、瘀是食管癌的重要病理因素，临床应用通噎汤治疗中晚期食管癌，可有效改善患者咯吐黏痰的症状。方中水蛭破瘀散结，配合他药，以化痰散结、破瘀通管、止痛止呕。

朱祥麟认为食管癌的治疗应以疏肝解郁、活血化瘀散结、养阴生津润燥为主，故临床运用会厌逐瘀汤化裁治疗。方中水蛭为清热、解毒、抗癌之品，可化痰、消瘀、散结，对改善晚期食管癌进食哽噎症状有明显疗效，并显著延长了患者带瘤生存的时间。

四、纯中药治疗食管癌并发症

癌性疼痛是晚期食管癌常见的并发症，也是导致晚期食管癌患者生活质量下降的重要因素。林少东在临床中应用中药益气散结汤配合西药止痛治疗，患者疼痛绝大部分得到缓解或消失，总有效率为96.1%，疗效明显优于既往单纯应用西药治疗，并能帮助患者逐渐减少止痛药的使用，避免了因长期使用止痛药所引起的耐受性和成瘾性的发生。其中益气散结汤含有水蛭等虫类药物，通过细胞毒作用来破坏或抑制肿瘤细胞的增殖能力，促使肿瘤细胞凋亡，是癌性疼痛的对因治疗。

檀香　Tanxiang

《名医别录》

【基原】

本品为檀香科植物檀香 *Santalum album* L. 树干的干燥心材。

国外主产于印度、澳大利亚、印度尼西亚，我国海南、广东、云南等地亦产。

【别名】

旃檀，白檀，白檀香，黄檀香，真檀，裕香。

【性味归经及毒性】

《中国药典》：辛，温。归脾、胃、心、肺经。

《中药大辞典》：归脾、胃、肺经。

【功效】

《中国药典》：行气温中，开胃止痛。

《中医大辞典》：理气和胃。

《中药学》：散寒调中。

【主治】

《中国药典》：用于寒凝气滞，胸痹心痛，脘腹疼痛，呕吐食少。

《中药大辞典》：主治胸腹胀痛，霍乱吐泻，噎膈吐食，寒疝腹痛及肿毒。

《中医大辞典》：治心腹疼痛，噎膈，胸膈痞闷不舒，寒疝气痛。

《全国中草药汇编》：适用于气逆，冠心病胸中闷痛。

【用量】

《中国药典》：2~5g。

《中药大辞典》：内服煎汤，1.5~3g。

《中华本草》：外用适量。

《中医大辞典》：煎服，1.5～4.5g。

《全国中草药汇编》：煎服，1～3g。

【应用方法】

《中药大辞典》：内服煎汤，后下；或入丸散。外用磨汁涂。

《全国中草药汇编》：入煎剂宜后下。

【警戒与禁忌】

《中药大辞典》：阴虚火盛之证禁服。

《本草汇言》：辛香芳烈而窜，如阴虚火盛，有动血致嗽者，勿用之。

《本经逢原》：禁用火焙，痈疽溃后脓多禁用。

【古籍论述】

《本草通玄》：檀香温中下气，理噎膈吐食，消风热肿毒，引胃气上升，以进饮食。

《要药分剂》：檀香主治噎膈吐食。

《本草详节》：檀香主心腹痛，肾气上攻痛，水磨涂外肾，散腰肾冷气痛，疗噎膈，引胃气上升，及中恶，鬼气，杀虫。

《罗氏会约医镜》：檀香引胃气上升，进饮食，止腹痛，疗噎膈，除毒肿，（醋磨汁涂，以上皆辛温之效）辟秽气，逐鬼魅。

《医宗必读》：檀香辟鬼杀虫，开胃进食。疗噎膈之吐，止心腹之痛。

【现代药理研究】

檀香主要含有 α-檀香醇、β-檀香醇等挥发油成分。现代研究表明，檀香对肿瘤有抑制作用。檀香油及其成分 α-檀香醇通过调节 MAPK、AP-1、β-catenin 和 PI3K/Akt 通路，上调 p21、激活 caspases/PARP，可以对皮肤癌、前列腺癌、头颈癌和乳腺癌具有化学预防作用。尚有研究表明檀香油可降低乳头状瘤的发病率，提示其可能作为一种抑制剂作用于化学诱导的皮肤癌。另有研究表明檀香中的木质素类成分对 HL-60 人白血病早期幼粒细胞和 A549 人肺腺癌细胞均有较强的细胞毒性。此外，α-檀香醇可以有效诱导前列腺癌细胞 PC-3 和 LNCaP 两种前列腺癌细胞的凋亡。

檀香木有中枢镇静作用，并对小鼠肠运动亢进有抑制作用，还有利尿和抑菌作用。檀香挥发油对胃肠功能和离体肠平滑肌有抑制作用，檀香精油可能具有减轻阿霉素引起的心律和血压指标改变的潜在作用。

【临床应用】

檀香具有行气止痛、散寒调中之功效。可用于治疗寒凝气滞、胸膈不舒、胸痹心痛、脘腹疼痛、呕吐食少，亦可治疗噎膈饮食不入，在治疗食管癌中多有应用。

五香四蔻散（丁香、沉香、檀香、藿香、木香、红豆蔻、白豆蔻、紫豆蔻、草豆蔻）治疗食管癌有一定疗效。

刘嘉湘拟方（八月札、丹参、檀香、公丁香、急性子、威灵仙、冬凌草、山豆根、石见穿、蜣螂、蜈蚣）治疗气滞血瘀型食管癌，有较好疗效，方中檀香可理气通滞。

裴正学在化疗基础上应用含有檀香之裴氏噎嗝方（三棱、莪术、党参、黄芪、半夏、陈皮、枳实、木香、丹参、檀香、砂仁、厚朴、重楼、夏枯草、黄连、吴茱萸、甘草）治疗中晚期食管癌，患者生活质量和中医证候有明显提高和改善，该方能增加患者体重、减轻化疗后引起的毒副反应。

高侃等在 LFP 化疗基础上联合应用碎岩散［生黄芪 20g，炮附片、肉桂各 6g，鹿角胶 12g，熟地黄 24g，沉香 12g，紫檀香 19g，公丁香 6g，生胆南星 9g，石见穿 15g，莪术、山慈菇各 10g，王不留行、急性子各 12g，紫硇砂（醋制）、鼠妇各 6g］治疗气虚阳微型食管癌，可明显改善患者临床症状，提高生存质量，延长生存期，且能减轻化疗的毒副反应。

头垢　Tougou

【古籍论述】

《本草备要》：发，头垢，治淋及噎膈劳复。

土鳖虫（䗪虫）　Tubiechong
《神农本草经》

【基原】

本品为鳖蠊科昆虫地鳖 *Eupolyphaga sinensis* Walker 或冀地鳖 *Steleophaga plancyi*

（Boleny）的雌虫干燥体。

主产于江苏、浙江、湖北、河北、河南。

【别名】

地鳖，土鳖，过街，簸箕虫，蚵蚾虫，地鳖虫，地蜱虫，地乌龟，土元，土鳖虫，臭虫母，盖子虫，土虫，节节虫，蚂蚁虎。

【性味归经及毒性】

《中国药典》：咸，寒；有小毒。归肝经。

《全国中草药汇编》：归肺经。

【功效】

《中国药典》：破血逐瘀，续筋接骨。

《中医大辞典》：活血散瘀，通经止痛。

【主治】

《中国药典》：用于跌打损伤，筋伤骨折，血瘀经闭，产后瘀阻腹痛，癥瘕痞块。

《中药大辞典》：主治癥瘕积块，跌打瘀肿，木舌重舌。

《中医大辞典》：治癥瘕积聚，痛经。

【用量】

《中药大辞典》：内服煎汤，3~10g；研末，1~1.5g。

《中华本草》：外用适量。

《中医大辞典》：内服煎汤，3~9g；烘焙后研末吞服，每次0.9~1.5g。

【应用方法】

《中药大辞典》：内服煎汤；或酒浸饮；研末。外用煎汤含漱、研末撒或鲜品捣敷。

《中医大辞典》：或烘焙后研末吞服。

【警戒与禁忌】

《中国药典》：孕妇禁用。

《中药大辞典》：年老体弱及月经期者慎服。

《本草经集注》：畏皂荚、菖蒲。

《药性论》：畏屋游。

《本草经疏》：无瘀血停留者不宜用。

《本草从新》：虚人有瘀，斟酌用之。

《本草用法研究》：贫血者、腹泻者、有外感者，均忌用。

《中医大辞典》：孕妇忌服。

【现代药理研究】

土鳖虫主要含有脂肪酸、氨基酸、生物碱及多种微量元素。本品对肿瘤有抑制作用。研究表明土鳖虫醇提物具有较强的体外抗肿瘤活性，可抑制人肝癌细胞株（HepG-2）和人胃癌细胞株（SGC-7901）细胞的增殖并诱导 HepG2 肿瘤细胞凋亡。尚有研究表明土鳖虫在体外对消化道肿瘤细胞的生长有明显的抑制作用，在体内也有一定的抑瘤作用。

此外土鳖虫水提取液有调节脂质代谢、促进骨损伤愈合、抗凝血和抗血栓的作用，土鳖虫冻干粉具有调节血脂的作用。

【毒理】

土鳖虫对于有药物过敏史的患者易引起过敏反应，主要表现为全身瘙痒，皮肤上有鲜红色皮损或密集细小的丘疹，甚至引起剥脱性皮炎。

【临床应用】

土鳖虫在临床中多用于治疗跌打损伤、筋伤骨折、血瘀经闭、产后瘀阻腹痛、癥瘕痞块，近年来多用于食管癌的治疗。

一、含土鳖虫之复方在食管癌临床治疗中的应用

姚兆科等自拟黄芪水蛭汤（黄芪60g，水蛭4条，土鳖虫15g，七叶一枝花30g，黄药子、穿山甲、甘草各10g）联合化疗治疗中晚期食管癌，能有效延长患者的生存时间。

李修五善用土鳖虫治疗食管癌瘀毒阻滞明显者，临床效果较好。

林丽珠常以自拟祛瘀化痰方（土鳖虫、蛤蚧各6g，桃仁、法半夏各10g，丹参30g，红豆杉3～6g，竹茹、瓜蒌皮、白术、石上柏各15g）治疗血瘀痰结型食管癌。

刘延庆治疗食管癌常用土鳖虫等入络搜剔之品，以祛瘀消瘤。

吴清郁以启膈汤加减（土鳖虫、蜈蚣、山慈菇、半枝莲、半夏、党参）水煎

服，治疗食管癌36例，用药2周后，吞咽困难症状消失者20例，好转13例，无效3例，有效率为90.38%。

梁剑波临床对于瘀血凝滞、交阻气道型食管癌以自拟消瘀解结饮（急性子、土鳖虫、石菖蒲、川贝、郁金各10g，王不留行、丹参、南沙参各15g，当归、桃仁、红花各5g）治之。

王晓兵等采用自拟涤痰化瘀方加减［半夏10g，陈皮、胆南星各12g，甘草9g，夏枯草、王不留行、丹参、茯苓、瓜蒌各15g，大黄9g，土鳖虫、桃仁各12g，急性子20g，硇砂0.13g（冲服）］治疗食管癌，该方能有效缓解患者呕吐、吞咽困难及疼痛等症状。

二、含土鳖虫之复方联合放疗在食管癌临床治疗中的应用

谢学军等应用加减参赭培气汤［生代赭石30g（先煎），党参、清半夏、天花粉各15g，天冬、桃仁、土鳖虫各10g，三七5g］结合放疗治疗中晚期食管癌，临床观察发现该方具有放疗增敏作用，并减轻患者局部炎症及全身放疗反应。

王瑞群应用中药（太子参、天花粉各15g，山豆根、红花、土鳖虫各6g，半枝莲、白花蛇舌草各20g，威灵仙30g，佛手10g，生山药18g，天冬12g）联合放疗治疗食管癌，该方具有降低患者不良反应发生率的效果。

徐跃峰在放疗基础上结合中药基本方（半枝莲、白花蛇舌草各20g，天花粉、太子参各15g，土鳖虫、山豆根各6g，佛手10g，威灵仙30g，山药18g）治疗中晚期食管癌疗效确切，且临床不良反应发生率较低。

三、含土鳖虫之复方联合化疗在食管癌临床治疗中的应用

武志等应用加减益气消瘀汤［黄芪18g，西洋参、白及、法半夏、天花粉、石斛、川贝母、焦三仙各15g，三七5g，土鳖虫、水蛭、胆南星各10g，蛤蚧粉6g（冲服）］联合化疗治疗食管癌，可使病灶消失或减小，吞咽困难、虚弱无力、疼痛等伴随症状得到缓解，较单纯西医治疗疗效明显而安全。

李少荣等以中药（桃仁、当归、红花各5g，急性子、石菖蒲、川贝母、土鳖虫、郁金各10g，王不留行、南沙参、丹参各15g）联合紫杉醇化疗治疗瘀血凝滞型

食管癌，该方能有效增强患者化疗的耐受能力，提高临床疗效，改善生活质量。

周军丽等用自拟方（太子参、半枝莲、白花蛇舌草、生山药、天花粉、天冬、山豆根、红花、土鳖虫、佛手、威灵仙）加微波及局部化疗治疗食管癌患者 28 例，疗效显著。

土附　Tufu

《本草纲目拾遗》

【基原】

本品为塘鳢科塘鳢属动物沙塘鳢 *Odontobutis obscura*（Temminck et Schlegel）的全体。

主产于江苏、浙江、安徽、福建、湖北、湖南等地。

【别名】

土部，鲈鳢，荡部，荡鱼，土步，吐哺，菜花鱼，土鮒，土鱼莆，鮒鱼，土鹜，土哺，土鮒。

【性味归经及毒性】

《中药大辞典》：姚可成《食物本草》"味甘，温，无毒"。

《中华本草》：甘，性温。

【功效】

《中药大辞典》：补脾益气，除湿利水。

【主治】

《中药大辞典》：主治脾虚食少，水肿，湿疮，疥藓。

【用量】

《中药大辞典》：内服适量。

【应用方法】

《中药大辞典》：内服，顿食。

【古籍论述】

《本草纲目拾遗》：土附，味甘，性温。补脾胃，治噎膈，除水肿湿气，疗一切疮疥。"

土人参　Turenshen

《滇南本草》

【基原】

本品为马齿苋科土人参属植物锥花土人参 *Talinum paniculatum*（Jacq.）Gaertn. 的根或叶。

我国陕西、江苏、安徽、浙江、江西、福建、台湾、湖北、湖南、广西、广东、四川、贵州、云南等地均产。

【别名】

土高丽参，土洋参，瓦参。

【性味归经及毒性】

《中医大辞典》：甘，平。入脾、肺经。

【功效】

《中医大辞典》：补中益气，润肺生津，凉血止血。

【主治】

《中医大辞典》：治气虚乏力，自汗，脾虚泄泻，肺燥咳嗽，虚喘，头晕目眩，咯血，吐血，遗精，多尿，自汗盗汗，乳汁稀少，月经不调。

【用量】

《中医大辞典》：煎服，15～30g。

【应用方法】

《中医大辞典》：煎服。

【古籍论述】

《本草从新》：土人参，补肺气、通下行。治反胃噎膈由于燥涩，凡有升无降之证，每见奇效。

《本草纲目拾遗》：土人参治反胃噎膈由于燥涩，凡有升无降之症，每见奇效。以其根一直下行，入土最深故也。

瓦楞子　Walengzi

《本草备要》

【基原】

本品为蚶科动物毛蚶 *Arca subcrenata* Lischke、泥蚶 *Arca granosa* Linnaeus 或魁蚶 *Arca inflata* Reeve 的贝壳。

主产于山东、浙江、福建、广东。

【别名】

蚶壳，瓦垄子，蚶子壳，魁蛤壳，花蚬壳，瓦垄蛤皮，血蛤皮，瓦屋子，毛蚶皮，毛蛤，瓦垅。

【性味归经及毒性】

《中国药典》：咸，平。归肺、胃、肝经。

《中药大辞典》：甘，咸，平。

《中医大辞典》：入肝、脾、胃经。

【功效】

《中国药典》：消痰化瘀，软坚散结，制酸止痛。

【主治】

《中国药典》：顽痰胶结，黏稠难咯，瘿瘤，瘰疬，癥瘕痞块，胃痛泛酸。

《中药大辞典》：顽痰久咳，胃痛吐酸，牙疳，外伤出血，冻疮及烫火伤。

《中医大辞典》：治胃痛、嘈杂，顽痰积结，瘰疬，瘀血癥瘕。

《中药学》：治痰火凝结之瘰疬。

【用量】

《中药大辞典》：煎汤，9～15g；研末，每次1～3g。

《中医大辞典》：研末，每次1.5～3g。

【应用方法】

《中药大辞典》：内服煎汤，宜打碎先煎；研末，或入丸散。外用煅后研末调敷。

《中医大辞典》：内服或研末冲服。

《中药学》：消痰化瘀、软坚散结宜生用，制酸止痛宜煅用。

【警戒与禁忌】

《中国药典》：痰积者不宜。

《本草用法研究》：无瘀血痰积者勿用。

【现代药理研究】

瓦楞子主要含有碳酸钙及少量磷酸钙、硅酸盐等成分。现代研究表明，本品能中和胃酸，可对抗消化性溃疡，同时，其中的黏液质胶可在胃、十二指肠黏膜表面形成薄的保护层并促进肉芽生长，加快溃疡面愈合。

此外瓦楞子能显著升高大鼠血清中超氧化物歧化酶及血管内皮生长因子含量，降低大鼠血清中 MDA 含量，具有制酸止痛的作用，其保护胃黏膜的作用机制与抑制地诺前列酮合成和分泌下降，削弱攻击因子对黏膜的损伤有关。

【临床应用】

瓦楞子是治疗食管癌的常用药，历代文献均有记载。该药具有制酸、止痛、散结的作用，可明显减轻食管癌泛酸等症状，疗效显著而可靠。

一、含瓦楞子之复方治疗联合食管癌的临床应用

联合化疗的临床应用

王林等用虎及散(蛤蚧、白及、人参、黄芪、血竭、瓦楞子等)合并常规化疗治疗食管癌，总有效率为 76%。该方具有增效减毒、改善患者生活质量、延长生存期的作用。

杨得振等以疏肝降逆法（旋覆花、川楝子各 15g，代赭石、半夏、瓦楞子、柴胡各 12g，人参 6g，当归 10g，白芍、陈皮、郁金、甘草各 9g）配合化疗治疗晚期食管癌，该方法可降低化疗毒副作用、提高患者生存质量。

二、纯中药治疗食管癌的临床应用

郁仁存用沙参麦冬汤配伍枳壳、厚朴花、旋覆花、代赭石、瓦楞子等治疗食管癌放疗后引起的放射性食管炎，效果显著。瓦楞子在方中起到制酸止痛的作用。

张成铭等以含有瓦楞子之加味旋覆代赭汤治疗食管癌、贲门癌术后反流性食管炎患者 42 例，取得较好疗效。加味旋覆代赭汤药物组成：旋覆花（包）10 ~ 20g，

代赭石 10~30g，半夏、鹅管石、金钱草各 20~30g，党参（生晒参）10~15g，炙甘草、露蜂房各 6~10g，蛇舌草、煅瓦楞子各 15~30g，威灵仙 12~15g，败酱草 30~45g，生姜 3~5 片，大枣 4~6 枚。刘华为用柴桂龙牡汤合半夏泻心汤加味（柴胡、黄芩、姜半夏、党参、桂枝、白芍、生龙骨、生龙牡、炮姜、陈皮、半枝莲、瓦楞子、炙甘草）治疗食管癌，能有效缓解患者反酸、烧心等症状。瓦楞子在方中起到制酸止痛、化痰散结的作用。

徐丽霞等运用丁香透膈汤（丁香 5g，砂仁 3g，生黄芪、急性子、夏枯草、威灵仙、石打穿各 20g，白花蛇舌草、生瓦楞子 30g，制半夏、制胆南星、蜣螂、制蛤蚧、露蜂房各 10g，全蝎 5g，蜈蚣 2 条）治疗晚期食管癌患者 80 例，治疗后症状好转者 72 例，总有效率为 90.5%。

王晞星用四逆散合小陷胸汤加减（柴胡、半夏各 10g，白芍、枳实、瓦楞子、莪术、威灵仙各 30g，瓜蒌、胆南星、急性子、旋覆花、代赭石各 15g，黄连、甘草各 6g）治疗肝脾不调、痰瘀互结型食管癌，治疗后患者进食哽噎、胸骨后疼痛症状得到缓解，反酸、烧心等不适明显减轻。瓦楞子起到消痰化瘀、制酸止痛的作用。

万年青　Wannianqing

《履巉岩本草》

【基原】

本品为百合科万年青属植物万年青 *Rohdea japonica*（Thunb.）Roth，的根状茎或全草。

多为栽培或野生于山涧、林下湿地。分布于华东、华南、西南及湖北、河南等地。

【别名】

千年润，葟，千年葟，屋周，万年青根，冬不雕草，开口剑，斩蛇剑，白河车，牛尾七，冲天七，竹根七，铁扁担，青龙胆，九节莲，野郁蕉，状元红，白重楼，铁棕榈，万年肥，包谷七，诸总管，搜山虎。

【性味归经及毒性】

《中药大辞典》：苦、微甘，寒，小毒。归肺、心经。

【功效】

《中药大辞典》：清热解毒，强心利尿。

《中华本草》：凉血止血。

【主治】

《中药大辞典》：主治咽喉肿痛，痄腮，疮疡肿毒，乳痈，蛇虫咬伤。咯血，吐血。

《中华本草》：主治水肿臌胀，崩漏。

《中医大辞典》：①治风湿性心脏病心力衰竭，心律失常，白喉，白喉引起的心肌炎，流行性腮腺炎，细菌性痢疾，疔疮走黄，崩漏。②治跌打损伤，痈疖肿毒，烧烫伤。

【用量】

《中华本草》：内服煎汤，3~9g；鲜品可用至30g。

《中医大辞典》：内服煎汤，3~6g；鲜品9~15g。

【应用方法】

《中药大辞典》：内服煎汤，鲜品，或浸酒，或捣汁。外用鲜品捣敷；或捣汁涂，或塞鼻，或煎水熏洗。

【警戒与禁忌】

《中药大辞典》：孕妇禁服。服用过量会出现恶心，呕吐，头痛，头晕，腹痛，腹泻，四肢麻木，肢端发冷，严重时出现心律失常，心脏传导阻滞，谵妄，昏迷，甚至死亡。

《湖南药物志》：多服令人吐。

《中药急性中毒与解救》：有积蓄作用，大量服用，较洋地黄易于发生中毒。

【古籍论述】

《本草纲目拾遗》：万年青，一名千年蒀。李氏草秘：万年青，今酒肆多种之，能解眼蛊，治白火丹。为末，酒服一二钱，即愈。又治噎膈。

【现代药理研究】

万年青主要含有强心苷类、螺甾烷类等成分。现代研究表明，本品有正性肌力与负性传导、扩张冠状动脉、改善心肌供血和增强心肌收缩力、增加心排出量的作用，能兴奋迷走神经，减缓心率。醋浸液具有抑菌作用。

【毒理】

万年青可引起肺嗜酸性粒细胞浸润症，有咳嗽（以干咳为主）症状。有的病例表现为气喘、呼吸困难、发热、荨麻疹、肺部有斑片状阴影等症状。万年青可引起心脏传导阻滞，最后心搏停止。另有研究表明万年青有洋地黄毒苷样作用，万年青根的强心作用效力比洋地黄大 3 倍，但排泄快，很少蓄积中毒，但如用量过大也可发生中毒。

王瓜　Wanggua

《神农本草经》

【基原】

本品为葫芦科植物王瓜 *Trichosanthes cucumeroides*（Ser.）Maxim. 的果实。

分布于江苏、浙江、湖北、四川、台湾等地。

【别名】

钩，薅菇，土瓜，钩娄瓜，雹瓜，老鸦瓜，野甜瓜，马雹儿，马剥儿，马爬瓜，公公须，杜瓜，鸽蛋瓜，吊瓜，山冬瓜，水瓜，苦瓜莲，小苦兜。

【性味归经及毒性】

《中药大辞典》：苦，寒。归心、肾经。

【功效】

《中药大辞典》：清热，生津，化瘀，通乳。

【主治】

《中药大辞典》：主治消渴，黄疸，噎膈反胃，经闭，乳汁不通，痈肿，慢性咽喉炎。

《中医大辞典》：治乳汁滞少。

【用量】

《中华本草》：内服煎汤，5～9g，外用适量。

《中医大辞典》：煎服，4.5～9g。

【应用方法】

《中药大辞典》：内服煎汤，或入丸散。外用捣敷，或研末敷。

【警戒与禁忌】

《中药大辞典》：孕妇、虚证禁服。

《本草品汇精要》：妊娠不可服。

《本草从新》：稍稍夹虚，切勿妄投。

【古籍论述】

《医学入门》：王瓜，野甜瓜，又名马剥儿。味酸，似家甜瓜，治噎膈有功。

《续医说》：王瓜生苦菜秀，非今作菜之瓜，其实小而有毛者，北人呼为赤包儿，能治膈噎病者是也，一云马剥儿，一名马雹儿。

威灵仙　Weilingxian

《新修本草》

【基原】

本品为毛茛科植物威灵仙 *Clematis chinensis* Osbeck、棉团铁线莲 *Clematis hexapetala* Pall. 或东北铁线莲 *Clematis manshurica* Rupr. 的干燥根和根茎。

主产于辽宁、吉林、黑龙江、山东。

【别名】

能消，葳灵仙，葳苓仙，铁脚威灵仙，灵仙，黑脚威灵仙，九草阶，风车，鲜须苗，黑骨头，黑木通，铁杆威灵仙，铁搧帚，七寸风，铁脚灵仙，牛闲草，牛杆草，老虎须，辣椒藤，铁灵仙，灵仙藤，黑灵仙，黑须公，芝查藤根。

【性味归经及毒性】

《中国药典》：辛、咸，温。归膀胱经。

《中药大辞典》：辛、咸，微苦，温，小毒。归膀胱、肝经。

《中医大辞典》：辛，温。

【功效】

《中药大辞典》：祛风除湿，通络止痛。

《中医大辞典》：消骨鲠，散结消肿。

《中药学》：止痛。

《全国中草药汇编》：叶，消炎解毒。

【主治】

《中国药典》：用于风湿痹痛，肢体麻木，筋脉拘挛，屈伸不利。

《中药大辞典》：主治脚气肿痛，疟疾，骨鲠咽喉。并治痰饮积聚。

《中医大辞典》：治风寒湿痹，腰膝冷痛，四肢麻木，黄疸，积聚，噎膈，急性扁桃体炎，丝虫病。治鱼骨鲠喉。治腮腺炎。

《中药学》：本品通络止痛之功，还可用治跌打伤痛。

《全国中草药汇编》：叶，消炎解毒。适用于咽喉炎。

【用量】

《中药大辞典》：内服煎汤，6~9g，治骨鲠咽喉可用至30g。

《中医大辞典》：治鱼骨鲠喉，15~30g。

《中药学》：消骨鲠可用30~50g。

《全国中草药汇编》：根6~10g，叶15~30g。外用适量。

【应用方法】

《中药大辞典》：内服煎汤；或入丸、散；或浸酒。外用捣敷，或煎水熏洗，或作发泡剂。

《中医大辞典》：水醋煎服。鲜品捣烂，醋浸三日，取浸液涂患处，每日三四次。

《全国中草药汇编》：绞汁含咽。

【警戒与禁忌】

《中药大辞典》：气血亏虚及孕妇慎服。

《海上急验方》：其性甚善，不触诸药，但恶茶及面汤。以甘草、栀子代饮可也。

《本草衍义》：根性快，多服疏人五脏气。

《本草汇言》：凡病血虚生风，或气虚生痰，脾虚不运，气留生湿、生痰、生饮者，咸宜禁。

《中药学》：本品辛散走窜，气血虚弱者慎服。

《全国中草药汇编》：大面积外敷威灵仙全草10小时后，接触部分发生红斑、大疱和灼痛，伴心悸、胸闷等全身性不良反应，持续6天，经治疗痊愈。

【古籍论述】

《滇南本草》：威灵仙，能治噎膈，寒湿伤筋骨，止湿脚气。烧酒煎服，祛脾风，多服损气。

【现代药理研究】

威灵仙主要含有原齐墩果酸、长春藤皂苷元及有机酸、甾体、多糖等化学成分。本品对食管癌、乳腺癌、子宫癌、肝癌有抑制作用。研究表明威灵仙多糖对人舌鳞癌细胞 Tca-8113 具有明显的杀伤和抑制作用；尚有研究表明威灵仙多糖还能促进人肝癌 Bel7402 细胞凋亡，其机制可能与激活 Fas、抑制 Bcl-2 的基因表达有关。另有研究表明威灵仙所含的齐墩果酸可显著抑制大鼠体内癌细胞的生长，对移植性肝癌所造成的肝功能损伤具有明显的改善作用，其作用机制可能与下调 VEGF 和 MVD 的表达水平有关。

此外威灵仙有抗炎镇痛、抗利尿、抗疟、降血糖、降血压、利胆等作用；原白头翁素对革兰阳性菌、革兰阴性菌和真菌都有较强的抑制作用；威灵仙醋浸液对鱼骨刺有一定的软化作用，可使食管蠕动节律增强，频率加快，幅度增大，促使骨刺松脱；威灵仙醇提取液有引产作用。

【毒理】

有报道因过量服用威灵仙引起胃出血及中毒致死的案例。威灵仙含有的白头翁素具有刺激性，可使皮肤发疱、黏膜充血，威灵仙使用剂量过大时会出现毒性反应。有报道称威灵仙外用可致过敏性皮炎。

【临床应用】

威灵仙是治疗食管癌的常用药物，该药具有祛风湿、通经络、止痛、消骨鲠的作用，可使咽部、食管平滑肌松弛，增强蠕动，减轻进行性吞咽困难的症状，同时可抑制肿瘤，提高机体免疫。威灵仙及其复方与放化疗合用，具有减毒增效的作用，但仍需进一步研究。

一、以威灵仙为主的复方治疗食管癌的临床应用

（一）减轻食管癌主要症状

马培志用复方灵仙片（威灵仙、板蓝根、猫眼草、胆南星、人工牛黄、硇砂等）治疗中晚期食管癌，可改善食管癌患者吞咽困难的症状，总有效率为 86.4%。治疗后多数患者进行性吞咽困难症状减轻，且未发生出血等并发症，提示此药物安全有效。

邹浩生研究仙灵液（仙鹤草、威灵仙、法半夏、莪术、灵芝、白芍、急性子、黄药子等）治疗食管癌的短期临床疗效，发现该药可提高机体免疫力，在提高患者生存质量、改善吞咽困难、胸骨后疼痛、恶心纳呆等症状方面具有显著疗效。

（二）提高放化疗效果

王秀艳以复方天仙胶囊（天花粉、威灵仙、莪术、白花蛇舌草、黄花等）联合放疗治疗中晚期食管癌，与单纯放疗相比，该方法可降低放射性肺炎、放射性食管炎等不良反应的发生率，提高患者机体免疫功能和生活质量。

周雪林研究发现仙朴消噎饮［威灵仙、川厚朴、半枝莲各 15g，白花蛇舌草、石见穿各 30g，蛤蚧 3g（冲服），三七粉（冲服）、穿山甲（先煎）各 10g，西洋参、麦冬、半夏各 12g］联合化疗治疗中晚期食管癌，可提高抗肿瘤作用和患者生活质量，同时减轻化疗药物的毒副作用，改善患者预后。方中威灵仙可使咽部、食管平滑肌松弛，增强蠕动，与厚朴、半夏合用，可缓解食管狭窄，减轻食物反流。丁荣杰等应用仙朴消噎饮联合化疗治疗中晚期食管癌，发现该方法有助于改善患者化疗后消化道毒性症状，减轻骨髓抑制。

二、含威灵仙之复方治疗食管癌的临床应用

（一）联合放化疗的临床应用

王明军观察发现解毒通膈汤（石见穿、冬凌草各 30g，蛤蚧、白芍、生姜各 6g，威灵仙、北沙参、麦冬、当归、枇杷叶、降香、瓜蒌、竹茹各 12g，肉苁蓉 15g，栀子 10g，代赭石 20g）联合放疗可降低老年食管癌患者急性放射性食管炎、放射性肺炎和骨髓抑制的发生率。方中威灵仙消痰涎、散瘀积为臣药，与他药合用，共奏解毒通膈、养阴润燥之效，恰中疾病病机。

马纯政等以化痰散瘀法（姜半夏、胆南星、丹参各 9g，威灵仙 30g，黄药子、川贝母各 10g，瓜蒌、桃仁、茯苓、郁金、当归、红花、茯苓各 15g）联合化疗治疗中晚期食管癌，该法可以减轻患者吞咽困难症状，且骨髓抑制率较单纯化疗明显降低，具有增效减毒作用。

杨学峰用活化开通胶囊（菝葜、莪术、水蛭、三七、蛤蚧、威灵仙、山豆根、山慈菇、郁金、半夏、黄芪、西洋参）联合化疗治疗中晚期食管癌，可提高患者生存质量，改善吞咽困难、咯吐黏液等不适症状。

刘炳男运用降逆运脾方（姜半夏、郁金、炒白术各 9g，陈皮、旋覆花、炒枳壳、莪术、醋柴胡各 10g，茯苓 24g，代赭石 12g，鸡内金 30g，生黄芪、丹参、乌梅各 18g，威灵仙、太子参各 15g，山药 30g，九香虫、砂仁、炙甘草各 6g）治疗Ⅲ、Ⅳ期脾虚痰湿型食管癌，对患者瘤体大小、中医证候、KPS 评分、体重、肿瘤标记物及化疗毒副反应等指标进行观察，发现降逆运脾方可显著改善患者临床症状，提高生活质量。

（二）纯中药治疗食管癌的临床应用

食管癌患者确诊时多数已是中晚期，很多患者在不满足手术治疗及放化疗指征，或拒绝手术及放化疗时，单纯中药治疗成为食管癌的主要方式。

牛红星以纯中药（香附 12g，砂仁、炒白术各 10g，党参 30g，茯苓 12g，制半夏 9g，薏苡仁 40～60g，全蝎 8～15g，蜈蚣 0.5～3g，威灵仙 30～60g）治疗食管癌，总有效率为 80%，治疗后患者吞咽困难、胸骨后疼痛症状减轻。

（三）纯中药治疗食管梗阻等并发症的临床应用

含有威灵仙之丁香透膈汤（丁香 5g，砂仁 3g，生黄芪、夏枯草、急性子、威灵仙、石打穿各 20g，白花蛇舌草、生瓦楞子各 30g，制半夏、制胆南星、蛞蝓、制蛤蚧、露蜂房各 10g，全蝎 5g，蜈蚣 2 条）治疗晚期食管癌，能改善患者进行性吞咽困难症状，影像学显示患者原发及转移病灶较前缩小。

唐书生观察开顺饮［威灵仙、紫河车各 30g，冬凌草、白花蛇舌草、薏苡仁各 30～60g，黄药子、蛤蚧、枳实各 15g，山豆根 12g，生半夏 30g，丹参 20～30g，砂仁、大黄、甘草各 6g，醋制紫硇砂 2g（冲服）］治疗食管癌的近期疗效，结果显示有效率为 20%，稳定率为 58.3%。治疗后患者梗阻症状显著改善。开顺饮以威灵仙消痰通经引药入经，全方共奏清热解毒、化痰活血、散结消肿之效。

张成铭以旋覆代赭汤加味方［旋覆花 10～20g（包），代赭石 10～30g，半夏、鹅管石、金钱草各 20～30g，威灵仙 12～15g，党参（生晒参）10～15g，炙甘草、露蜂房各 6～10g，白花蛇舌草、煅瓦楞子各 15～30g，败酱草 30～45g，生姜 3～5 片，大枣 4～6 枚］治疗食管癌术后反流性食管炎。治疗后胃镜结果显示总有效率为 85.71%，症状积分疗效显示总有效率达 90.48%，患者术后反酸、烧心等症状显著改善。

乌梅　Wumei

《本草经集注》

【基原】

本品为蔷薇科植物梅 *Prunus mume*（Sieb.）Sieb. et Zucc. 的干燥近成熟果实。

主产于四川、浙江、福建、湖南、贵州。此外，广东、湖北、云南、陕西、安徽、江苏、广西、江西、河南等地亦产。

【别名】

梅实，熏梅、桔梅肉，梅，春梅，酸梅，黄仔，合汉梅，干枝梅。

【性味归经及毒性】

《中国药典》：酸、涩，平。归肝、脾、肺、大肠经。

《中药大辞典》：酸，平。

《中医大辞典》：酸、涩，温。

【功效】

《中华本草》：敛肺止咳，涩肠止泻，止血，生津，安蛔，治疮。

《中药学》：本品炒炭能固崩止血。

【主治】

《中国药典》：用于肺虚久咳，久泻久痢，虚热消渴，蛔厥呕吐腹痛。

《中药大辞典》：主治久咳不止，尿血便血，崩漏，虚热烦渴，疮痈胬肉。

《中医大辞典》：①血崩，遗尿，带下不止。②治牛皮癣。

《全国中草药汇编》：适用于胆道蛔虫症。

【用量】

《中华本草》：内服煎汤，3～10g。外用适量。

《中医大辞典》：煎服，3～9g；熬膏服，每次9g，每日3次。

《中药学》：煎服6～12g，大剂量可用至30g。

【应用方法】

《中药大辞典》：内服煎汤，或入丸散。外用烧存性研末撒，或调敷。

《中医大辞典》：熬膏服。乌梅炭研末敷；鸡眼，用乌梅和盐水、米醋研烂涂敷。

《中药学》：外用捣烂或炒炭研末外敷。止泻、止血宜炒炭用。

【警戒与禁忌】

《中药大辞典》：不宜多食久食。

《食疗本草》：多食损齿。

《日华子本草》：多啖伤骨，蚀脾胃，令人发热。

《本草纲目》：忌猪肉。

《本草经疏》：不宜多食，齿痛及病当发散者咸忌之。

《药品化义》：咳嗽初起，气实喘促，胸膈痞闷，恐酸以束邪气，戒之。

《得配本草》：疟痢初起者禁用。

《中药学》：外有表邪或内有实热积滞者均不宜服。

【古籍论述】

《本草纲目》：乌梅敛肺涩肠，止久嗽泻痢，反胃噎膈，蛔厥吐利，消肿涌痰，杀虫，解鱼毒、马汗毒、硫黄毒（时珍）。

白梅附方：梅核膈气，取半青半黄梅子，每个用盐一两腌一日夜，晒干，又浸又晒至水尽乃止。用青钱三个，夹二梅，麻线缚定，通装瓷罐内封埋地下，百日取出。每用一枚，含之咽汁，入喉即消。收一年者治一人，二年者治二人，其妙绝伦。（《龚氏经验方》）

《要药分剂》：乌梅主治（藏器）止燥嗽，反胃噎膈，蛔厥吐利，杀虫，解鱼毒，硫黄毒。

《本草则要纲目》：乌梅敛肺涩肠，噎膈蛔厥蚀恶肉。

《得配本草》：乌梅治久嗽泻痢，反胃噎膈，虚劳骨蒸，霍乱劳疟，蛔厥吐利，止血涌痰，醒酒杀虫。

《中国药物学大纲》：乌梅敛肺涩肠，止久嗽泻痢，反胃噎膈，蛔厥，吐利，消肿，杀虫解鱼毒，马汗毒，硫黄毒。

【现代药理研究】

乌梅主要含有枸橼酸、苹果酸、绿原酸等多种有机酸类成分及铁、铜、锌、锰、镁等微量元素。本品对肿瘤有抑制作用。研究表明乌梅黄连方可能通过诱导肿瘤细胞凋亡，引起肿瘤细胞 G_2/M 期阻滞，抑制肿瘤细胞 cox-2 通路进而对人结肠癌

HT29 细胞增殖和迁移产生抑制作用。尚有研究表明乌梅醇提物对人白血病 U937 细胞有浓度依赖性的促凋亡作用，其促凋亡作用与激活 U937 细胞内的半胱天冬酶途径和阻止细胞外的半胱天冬酶 3 介导的受体途径有关。

另有研究表明乌梅中熊果酸的抗肿瘤作用主要有预防肿瘤形成、诱导肿瘤细胞凋亡、阻滞肿瘤细胞增殖周期、诱导肿瘤细胞分化、防止肿瘤细胞侵袭转移等。此外，乌梅及其相关复方可以从抑制癌前病变、调节基因的表达、影响蛋白的活性及信号通路的表达、抑制肿瘤细胞的增殖转移、促进肿瘤细胞的凋亡等多方面发挥抗肿瘤作用。

此外乌梅还具有镇咳作用。果肉水煎液可减轻腹泻，在体外对蛔虫的活动有抑制作用。还具有止血、抑菌、镇静催眠、抗休克、增强免疫、降血糖血脂、抗生育等作用。

【临床应用】

乌梅具有敛肺止咳、涩肠止泻、生津止渴、安蛔止痛的功效，主治肺虚久咳、久泻久痢、虚热消渴等。临床常用于食管癌的治疗。

一、含乌梅的中药复方治疗食管癌的临床应用

黄明志教授运用开关通噎汤（皂角刺 9g，乌梅、海藻、远志、干姜各 30g，胆南星、山慈菇、白胡椒各 6g）治疗食管癌，患者服药后哽噎感消失，可以进食，无阻碍感。开关通噎汤具有化痰散结、开关通噎的功效，方中乌梅有下气、除热烦满的作用。

尤建良选用益胃汤合六味地黄汤加减（麦冬、玄参、北沙参、生地黄、玉竹、炒牡丹皮、青蒿、炒山药、山萸肉、乌梅、鳖甲）治疗阴虚津亏型食管癌患者，全方有益胃生津、养阴清热的作用。

金树文以菝葜、血竭、乌梅、古文钱、天萝水、盐胆水治疗食管癌食管完全梗阻不通的症状，治疗后近期有效率为 91%，显效率为 34%，该方具有祛瘀化痰、散结通道、抗癌的功效。

二、含乌梅之复方联合化疗治疗食管癌的临床应用

陈颢自拟加味麦门冬汤（人参 5g，白术、半夏、陈皮、鸡内金、麦冬、生地

黄、当归、丹参、半枝莲各 15g，茯苓、沙参、枸杞子、白花蛇舌草各 20g，黄芪 30g，生姜、白芍、甘草 10g）联合化疗治疗食管癌，该方法不但可以减少食管癌患者术后的并发症，还能大大改善其生存质量，效果令人满意。

三、乌梅辅助放疗治疗食管癌的临床应用

王宝慧提出在食管癌放疗过程中多食用一些益气养阴的食物，如乌梅、西瓜、梨、桃、葡萄、银耳、芦根等，饭后饮少量温开水或淡盐水，以冲洗食管壁食物残渣，可减轻副反应的发生。

吴茱萸　Wuzhuyu

《神农本草经》

【基原】

本品为芸香科植物吴茱萸 *Evodia rutaecarpa*（Juss.）Benth.、石虎 *Evodia rutae-carpa*（Juss.）Benth. var. *Officinalis*（Dode）Huang 或疏毛吴茱萸 *Evodia rutaecarpa*（Juss.）Benth. var. *bodinieri*（Dode）Huang 的干燥近成熟果实。

主产于贵州、广西、湖南、云南、陕西、浙江、四川等地。

【别名】

吴萸，左力，食茱萸吴萸，茶辣，漆辣子，优辣子，曲药子，气辣子。

【性味归经及毒性】

《中国药典》：辛、苦，热；有小毒。归肝、脾、胃、肾经。

《中药大辞典》：归肝、脾、胃经。

《中医大辞典》：归肝、胃经。

【功效】

《中国药典》：散寒止痛，降逆止呕，助阳止泻。

《中药大辞典》：解郁，燥湿。

《中华本草》：疏肝下气。

《中医大辞典》：温中止痛，杀虫。

【主治】

《中国药典》：用于厥阴头痛，寒疝腹痛，经行腹痛，脘腹胀痛，呕吐吞酸。

《中药大辞典》：主治脘腹冷痛，疝痛，痛经，脚气肿痛，寒湿泄泻。

《中医大辞典》：治肝胃不和，食积泻利，胁痛，风湿痹痛，蛲虫病。治高血压及口腔溃疡，治湿疹，黄水疮，神经性皮炎。

《中药学》：寒滞肝脉，寒湿脚气肿痛；脾肾阳虚，五更泄泻。本品为末醋调敷足心（涌泉穴），可治口疮，现代临床还用以治疗高血压病。

【用量】

《中国药典》：2～5g。外用适量。

《中药大辞典》：内服煎汤，1.5～5g。

《中华本草》：外用适量。

《中医大辞典》：内服煎汤，1.5～4.5g。

【应用方法】

《中国药典》：可外用。

《中药大辞典》：内服煎汤，或入丸散。外用研末调敷，或煎水洗。止呕，黄连水炒；治疝，盐水炒。

《中医大辞典》：研末醋调敷两足心（涌泉穴）治高血压及口腔溃疡；调成软膏涂治湿疹，黄水疮，神经性皮炎。

【警戒与禁忌】

《中药大辞典》：不宜多服久服，无寒湿滞气及阴虚火旺者禁服。

《本草经集注》：蓼实为之使。恶丹参、消石、白垩。畏紫英石。

《本草纲目》：多食伤神，令人起伏气，咽喉不通。

《本草蒙筌》：肠虚泄者尤忌。

《本草纲目》：走气动火，昏目发疮。

《本草经疏》：呕吐吞酸属胃火者不宜用；咳逆上气，非风寒外邪及冷痰宿水所致者不宜用；腹痛属血虚有火者不宜用；赤白下垢者不宜用；小肠疝气，非骤感寒邪及初发一二次者不宜用；霍乱转筋，由于脾胃虚弱冒暑所致，而非寒湿生冷干犯肠胃者不宜用；一切阴虚之证及五脏六腑有热无寒之人，法所咸忌。

《王氏医存》：吴茱萸能燥肝血，以黄连制之。

《本草拾遗》：食茱萸，然不可多食，多食冲服，兼又脱发。

《本草衍义》：此物下气最速，肠虚人服之愈甚。

《中药学》：本品辛热燥烈，易耗气动火，故不宜多用、久服。阴虚有热者忌用。孕妇慎用。

《全国中药汇编》：服用的方剂中每剂含有吴茱萸12g，服用后出现中毒症状，表现为强烈的腹痛、腹泻、视力障碍、错觉、脱发、胸闷、头痛、眩晕或皮疹，孕妇易流产等。

【古籍论述】

《本草备要》：吴茱萸，治厥阴头痛（仲景用吴茱萸汤），阴毒腹痛（痛在小腹），呕逆吞酸，痞满噎膈（胃冷）。

《本草从新》：吴茱萸，宣散风寒、燥湿疏肝、下气，辛苦大热，有小毒，疏肝燥脾，温中下气，除湿解郁，去痰杀虫，开腠理，逐风寒，治厥阴头痛，阴毒腹痛，呕逆吞酸，痞满噎膈，食积泻痢，血痹阴疝，奔豚癥瘕，痔疾肠风，脚气水肿，口舌生疮。

《本草害利》：吴茱萸，辛苦大热，疏肝燥脾，温中下气，除湿解郁，去痰杀虫，逐寒。主厥阴头疼，呕逆吞酸，痞满噎膈食积，泻痢血痹，阴疝奔豚癥瘕。

《本草简要方》：吴茱萸、山茱萸、食茱萸，主治温中、下气、止痛，解郁疏肝健脾，起阳去痰，化滞，逐风，通关节，开腠理，治霍乱转筋吐泻，阴毒伤寒，咳逆，咽膈不通，痰冷气逆，胃冷，噎膈中恶。

《伤寒证治准绳》：吴茱萸气温，味辛，有小毒。治寒在咽嗌，噎塞胸中。噎膈不通，食不下，食则呕，令人口开目瞪，寒邪所结，气不得上下，此病不已，令人寒中，腹满膨胀，下利，宜以吴茱萸之苦热，泄其逆气，用之如神，诸药不可代也。

《罗氏会约医镜》：吴茱萸疗痞满、食积噎膈、胃冷。

【现代药理研究】

吴茱萸主要含有挥发油、生物碱、多糖、氨基酸和黄酮等多种有效成分。研究表明吴茱萸对肿瘤有抑制作用。吴茱萸碱对 A549 细胞增殖有一定的抑制作用，吴茱萸碱通过抑制细胞活性和阻滞细胞周期于 G_2/M 期而抑制细胞生长，并诱导 Huh7 细胞发生凋亡，上调 DR5 的表达水平进而增强 Huh7 细胞对 TRAIL 的敏感性。尚有研究表明吴茱萸碱能显著抑制多种肿瘤细胞活性，发挥直接的抗肿瘤作用，吴茱萸碱能阻滞肿瘤细胞的细胞周期，诱导肿瘤细胞凋亡，诱导肿瘤细胞自噬；还能抑制肿瘤微血管形成与肿瘤迁移。另有研究表明吴茱萸碱能抑制人结肠癌细胞增殖并促进其凋亡，可能与吴茱萸碱抑制 HIF-1α 表达和 PI3K/Akt 信号转导有关。吴茱萸次碱对 S180 肉瘤细胞、H22 肝癌细胞、人源肝癌细胞增殖均有明显的抑制作用。吴茱萸碱能显著抑制人卵巢癌细胞 SKOV3 体外增殖和裸鼠皮下移植瘤生长，其作用机制与吴茱萸碱诱导细胞凋亡密切相关。

此外吴茱萸还具有抗炎、抑菌、免疫调节、保护心血管、调节交感神经等作用。

【毒理】

吴茱萸含有多种生物碱，如吴茱萸碱、吴茱萸次碱、异吴茱萸碱等，对中枢神经有兴奋作用，大量服用可致神经错觉、视力障碍等。中毒后主要表现为：剧烈腹痛、腹泻、视力模糊、精神错乱、脱发、胸闷、头痛、眩晕或猩红热样药疹。

【临床应用】

吴茱萸具有散寒止痛、降逆止呕、助阳止泻的作用，可抑制胃肠运动、抗溃疡、止痛、抗肿瘤，疗效可靠。吴茱萸可治疗食管癌相关的呕吐、反酸等症状，也可联合放化疗及手术治疗。

一、含吴茱萸之复方治疗食管癌的临床应用

（一）联合化疗的临床应用

张寅刚观察健脾通络方（丹参、黄芪各 20g，夏枯草、砂仁、莪术、枳实、重楼、黄连、党参、三棱各 15g，半夏、木香、陈皮、厚朴、甘草各 6g，吴茱萸 3g）联合化疗治疗中晚期食管癌的疗效，治疗后患者吞咽困难、恶心呕吐等症状明显改善，实验室检查提示患者免疫功能不仅未受抑制，反而提高。

裴氏噎嗝方（丹参、黄芪各 20g，砂仁、三棱、莪术、枳实、重楼、党参、黄连各 10g，厚朴、半夏、陈皮、木香各 6g，夏枯草 15g，吴茱萸 3g，甘草 6g）从痰、瘀两方面论治食管癌，该方具有活血化瘀、化痰软坚之效。临床常联合化疗治疗中晚期食管癌，效果显著。

阎丽珠观察散结汤（黄芪、茯苓、白花蛇舌草各 50g，清半夏、麦冬、竹茹各 15g，水蛭蚣 25g，生地黄、当归、熟地黄、制附子各 30g，桃仁、红花各 12g，甘

草、升麻、厚朴、吴茱萸各 10g）配合吉非替尼治疗晚期食管癌，治疗后患者临床获益率、临床疗效及生活质量提高稳定率均优于单纯靶向治疗。

（二）纯中药治疗食管梗阻等并发症的临床应用

孙建红研究发现半夏泻心汤加味（姜半夏 12g，川黄连 9g，党参 18g，黄芩 15g，干姜、甘草各 6g，大枣 7 枚，浙贝母、海螵蛸、藤梨根、山豆根各 15g，半枝莲、白花蛇舌草、蒲公英各 30g，吴茱萸 3g）可明显改善食管癌术后胃食管反流患者的临床症状和胃镜下食管黏膜炎症。

方晓华以和胃降逆汤（半夏、姜竹茹、木香、陈皮、丹参、太子参各 10g，黄连 4g，吴茱萸 2g，代赭石、海螵蛸各 20g，砂仁、甘草各 5g）治疗食管癌术后反流性食管炎，临床症状改善总有效率为 86.7%。

（三）中药联合其他疗法治疗并发症的临床应用

杨玉巧等用平胃降逆汤（柴胡、半夏、枳实、佛手、白及、旋覆花各 10g，白芍 16g，黄连 8g，蒲公英 25g，吴茱萸 4g，乌贼骨 28g，浙贝母 12g）结合西药治疗食管癌术后残胃引起的反流性食管炎，临床综合疗效及远期疗效评定明显优于单纯西药组。此方以舒肝和胃降逆为主，辅以制酸止痛，可较好地改善肠胃功能，缓解临床症状。

邓磊研究探讨中药健脾开胃方（吴茱萸 3g 等）加针灸辅助治疗老年食管癌术后胃瘫综合征的疗效。结果显示中药加针灸组腹胀、腹痛、饮食情况积分及胃肠减压量显著低于常规治疗组。

二、含吴茱萸之复方外用的临床应用

马静等运用吴茱萸等中药腹部外敷（莱菔子、吴茱萸各 20g，大黄、厚朴、桃仁、芒硝、木香各 15g）改善食管癌患者术后消化道功能，总有效率为 94.44%。

蒋羽等自制中药散（莱菔子、枳实、木香、吴茱萸各 10g，葱汁 15mL）敷脐应用于食管癌术后的治疗，该方法有助于促进食管癌术后胃肠功能的恢复。

郑惠萍研究发现药熨法（厚朴 20g，枳壳 30g，大腹皮、吴茱萸、小茴香各 15g，莱菔子 50g）可缓解食管癌术后出现的腹胀症状，缩短首次肛门排气时间，具有推广价值。

蜈蚣　Wugong

《神农本草经》

【基原】

本品为蜈蚣科动物少棘巨蜈蚣 *Scolopendra subspinipes mutilans* L. Koch 的干燥体。

主产于浙江、湖北、湖南、江苏。

【别名】

蝍蛆，吴公，蜈蚣，百脚，百足虫，千足虫，金头蜈蚣，百脚。

【性味归经及毒性】

《中国药典》：辛，温；有毒。归肝经。

《中医大辞典》：有小毒。

【功效】

《中国药典》：息风镇痉，通络止痛，攻毒散结。

《中药大辞典》：定惊。

《中华本草》：祛风止痉。

【主治】

《中国药典》：用于肝风内动，痉挛抽搐，小儿惊风，中风口㖞，半身不遂，破伤风，风湿顽痹，偏正头痛，疮疡，瘰疬，蛇虫咬伤。

《中药大辞典》：主治惊痫，毒蛇咬伤。

《中华本草》：主治癫痫。

《中医大辞典》：治面神经麻痹，风湿疼痛，百日咳，骨结核，淋巴结结核，骨髓炎，风癣。现用治癌症。治疗疔疮肿毒，溃疡，瘘管久不收口，带状疱疹，疥疮。

【用量】

《中国药典》：3～5g。

《中药大辞典》：内服煎汤，2～5g；研末，0.5～1g。

《中华本草》：外用适量。

《中医大辞典》：煎服，1.5～3g；研末吞服，0.9～1.5g。

《全国中草药汇编》：内服3～5条。

【应用方法】

《中药大辞典》：内服煎汤，研末，或入丸、散。外用研末撒、油浸或研末调敷。

《中医大辞典》：研末吞服。

《中药学》：外用适量。

【警戒与禁忌】

《中国药典》：孕妇禁用。

《中药大辞典》：本品有毒，用量不宜过大。血虚生风者禁服。

《本草衍义》：畏蛞蝓。

《宝庆本草折衷》：畏桑汁、白盐、乌鸡屎、大蒜。

《本草纲目》：畏蜘蛛、桑叶。

《本草经疏》：小儿慢惊风，口噤不言，大人温疟非烟岚瘴气所发，心腹积聚非虫结蛇瘕，便毒成脓将溃，咸在所忌。

《本草正》：此虫性毒，不宜轻用。

《本草汇言》：如属血虚生风、血热成毒者，宜斟酌投之。

《本草用法研究》：一切虚证禁用，贫血者、口燥渴者均禁用。

《中医大辞典》：孕妇忌用。

《全国中草药汇编》：蜈蚣有毒成分具有溶血作用，可引起过敏性休克。

【现代药理研究】

蜈蚣主要含有蛋白质、肽类、糖类、脂肪酸、氨基酸、微量元素、胆甾醇、蚁酸等。蜈蚣对多种肿瘤有抑制作用。研究表明蜈蚣不同提取方法可用于抗多种肿瘤。体外试验表明，蜈蚣水煎液能抑制人乳腺癌细胞株 MDA-MB-231 的增殖，低浓度能诱导细胞凋亡，中高浓度能直接杀伤细胞，并能抑制人肝癌细胞 Bel-7404 的增殖。尚有研究表明蜈蚣醚提取物可能是通过影响癌细胞合成的 G0～G1 期，阻止癌细胞的分裂增殖，并促进其凋亡，可能会降低宫颈癌的复发率，可用于宫颈癌化疗。另有研究发现，蜈蚣水提液有抑制胆管癌 QBC939 细胞生长的作用。

此外，蜈蚣尚有保护心血管、镇静、镇痛、解痉、抗炎、促消化、中枢神经抑制、抗菌等作用。

【毒理】

蜈蚣具有影响生殖、促进溶血和引起过敏反应等毒性作用。

【临床应用】

蜈蚣具有息风镇痉、攻毒散结、通络止痛等作用，可用于治疗小儿惊风、抽搐痉挛、中风口㖞、半身不遂、破伤风、风湿顽痹、疮疡、瘰疬、毒蛇咬伤等。

一、含蜈蚣的中药复方治疗食管癌的临床应用

张小玲等采用益气降逆消瘤汤（黄芪、茯苓各50g，清半夏15g，水蜈蚣25g）治疗食管癌，治疗后中药组疗效及生存率均优于放疗组，差异有统计学意义。

蒋士卿以疏肝理气、健脾化湿、活血通络为法治疗食管癌，方选四逆散合小柴胡汤加减，服药后患者咯痰、咳唾较前减少，纳食增加，体力明显改善。具体药物为：柴胡、炒枳壳、赤芍、黄芩、清半夏、肉桂各15g，郁金、急性子、威灵仙各30g，酒大黄5g，蜈蚣4条，蛤蚧、三七粉各6g，生黄芪150g，炒白芥子20g，茯苓50g。

孙严洁认为食管癌的本质为脾虚肝郁、胃气上逆，治疗应以培补元气、健脾疏肝为法，注重经方及抗癌专药的运用。同时可结合现代基因组学检测，判定患者的药物代谢速率类型，灵活选用有毒中药，如蜈蚣、全蝎、半夏等，达到个体化治疗的目的。食管癌早期症状不明显时，患者正气尚强，此时治疗应以祛邪为主，佐以扶正之品，故组方时多选用白花蛇舌草、半枝莲、藤梨根、三七、土鳖虫、地龙、蜈蚣、全蝎等具有祛瘀作用的抗肿瘤药物。

刘延庆认为，食管癌病理性质总属本虚标实。正气亏虚为本，气滞痰阻为标，而祛瘀消瘤非草木之品所能到达，故遣方时常用蜈蚣、土鳖虫、地龙、全蝎、蟾酥、僵蚕、乌梢蛇等虫类搜剔之品。同时应注意运用虫类药也应把握整体观念，根据患者具体体质辨证施治，不宜攻伐太过，以患者能耐受为宜，以免损伤人体正气。

研究显示全蝎、蜈蚣治疗消化道肿瘤疗效显著，能够抑制肿瘤血管生成及肿瘤细胞增殖，还可治疗多种癌性疼痛以及肿瘤骨转移疼痛。刘伟胜认为蜈蚣能息风止痉、祛风通络、解毒散结；全蝎具有消肿散结、息风止痉、镇静止痛之功。但是，全蝎、蜈蚣不宜单独应用，且应用时间不宜过长，多配以扶正培本的药物使用。

二、含蜈蚣之复方联合化疗治疗食管癌的临床应用

潘改燕等以化疗联合扶正消癌汤治疗食管癌术后患者，治疗后患者近期临床有

效率为 76.1% ，明显高于对照组 56.5% 。扶正消癌汤由人参、莪术各 10g，党参、茯苓各 20g，蜈蚣 6g，白术、山慈菇、威灵仙、露蜂房各 15g，黄芪、白花蛇舌草、半枝莲、仙鹤草各 30g 组成。

蜈蚣草　Wugongcao

《滇南本草》

【基原】

本品为蕨类凤尾蕨科凤尾蕨属植物蜈蚣草 *Pteris vittata* L.，以全草或根状茎入药。全年可采，洗净，晒干。

【别名】

百叶尖，蜈蚣蕨，小贯众，牛肋巴，篦子草，长叶甘草蕨，肺筋草，小牛肋巴，蜈蚣连，斩草剑，梳子草，黑舒筋草。

【性味归经及毒性】

《中药大辞典》：淡、苦，凉。

【功效】

《中药大辞典》：除湿，活络，解毒杀虫。

【主治】

《中药大辞典》：主治风湿痹痛，腰痛，跌打损伤，感冒，痢疾，乳痈，疮毒，疥疮，蛔虫症，蛇虫咬伤。

【用量】

《中药大辞典》：内服煎汤，6~12g。

【应用方法】

《中药大辞典》：内服煎汤。外用捣敷，或煎水熏洗。

【古籍论述】

《本草纲目拾遗》：神仙对坐草，一名蜈蚣草。百草镜云：治反胃噎膈，水肿臌胀，黄白火疸，疝气阴症伤寒。

小茴香　Xiaohuixiang

《新修本草》

【基原】

本品为伞形科植物茴香 *Foeniculum vulgare* Mill. 的干燥成熟果实。

主产于内蒙古、山西。

【别名】

谷茴香，谷茴，蘹香子，蘹香，茴香子，土茴香，野茴香，大茴香，谷茴香，谷香，香子，小香，茴香，香丝菜。

【性味归经及毒性】

《中华本草》：味辛，性温。归肝、肾、膀胱、胃经。

【功效】

《中华本草》：温肾暖肝，行气止痛，和胃。

【主治】

《中华本草》：主治寒疝腹痛，睾丸偏坠，脘腹冷痛，食少吐泻，胁痛，肾虚腰痛，痛经。

【用量】

《中华本草》：内服煎汤，3~6g。外用适量。

【应用方法】

《中华本草》：内服煎汤，或入丸散。外用研末调敷，或炒热温熨。

【警戒与禁忌】

《中华本草》：阴虚火旺者禁服。

《本草汇言》：倘胃、肾多火，得热即呕，得热即痛，得热即胀诸证，与阳道数举、精滑梦遗者，宜斟酌用也。

《本草述》：若小肠、膀胱并胃腑之证患于热者，投之反增其疾也。

《得配本草》：肺、胃有热及热毒盛者禁用。

【古籍论述】

《药性论》：大茴香（入肝、肾）开胃口寒痰之噎膈，散膀胱疝气之冲心。

【现代药理研究】

小茴香主要含反式茴香脑、柠檬烯、葑酮等挥发油，齐墩果酸、7-羟基香豆素、6，7-二经基香豆素等黄酮类成分。现代研究表明该药对肿瘤有抑制作用，有研究提示其抗癌机制与所含多种金属元素有关。

此外小茴香有促进肠道蠕动、抗炎镇痛、抑菌、抗氧化、保肝、抗肝纤维化等作用。

【毒理】

阴虚火旺者慎用。

【临床应用】

茴香性温，味辛，归肝、肾、脾、胃经，具有温阳散寒、理气止痛之功效。在治疗食管癌呕吐、疼痛以及食管癌术后胃肠功能紊乱等并发症中取得满意疗效。

一、以茴香为主的复方治疗食管癌的临床应用

马吉福以自拟复方八角金盘汤治疗食管癌，患者生存期有明显的延长。方中茴香、八角金盘配合他药具有活血化瘀、解毒消肿、抗肿瘤的作用。

二、含茴香之复方治疗食管癌的临床应用

（一）纯中药治疗食管癌临床应用

卓玛加等应用藏医霍麦疗法治疗食管癌呕吐、疼痛等症状，临床有可借鉴之处。具体方法：将藏药肉豆蔻、藏茴香、沉香、糌粑等合成物用纱布包住，放陈酥油或香油煎，加热药物及陈酥油，药包温湿度适宜，用温水洗净局部皮肤，找准穴位，置于后囟、百会、囟门三合处，胸椎正中穴位，背第五、六椎穴位。将药包敷于治疗部位，并轻压，借助药物对神经末梢的刺激作用而起效。

（二）纯中药治疗食管癌术后并发症的临床应用

顽固性腹泻是食管癌术后的常见并发症，刁本恕认为食管癌患者大多年事已高，经历手术后常损伤脾阳，导致温运失职，呈阳气虚衰、痰饮内盛之象，临床常用小茴香配合他药以温中散寒、益气健脾、涩肠止泻。

食管癌术后常并发腹胀等不良反应，郑惠萍等人将含有小茴香的药熨方药包置于腹部，用力均匀地在腹部上脘、中脘和下脘来回推熨或回旋运转，能明显改善患

者腹胀症状。药熨方药由厚朴、枳壳、大腹皮、吴茱萸、小茴香和莱菔子组成。诸药合用，起到理气消滞之功效。王旺胜根据自身临床经验，在治疗脾胃阳虚型食管癌术后胃肠功能紊乱患者时，常应用小茴香以温阳散寒理气，与他药配伍，改善患者临床症状，提高患者生存质量。

戌腹粮　Xufuliang

【古籍论述】

《本经逢原》：狗屎中米，名戌腹粮，又名白龙砂，主噎膈风病，及痘疮倒靥，用此催浆为最，取其性温热也。若干紫黑焦为血热毒盛，慎勿误用。

燕窝　Yanwo
《本经逢原》

【基原】

本品为雨燕科（*Apodidiae*）金丝燕（*Aerodramus*）、侏金丝燕（*Collocalia*）、雨燕（*Apus*）等燕类用舌下腺分泌物与绒羽等混合凝结所筑的巢窝。

主产于福建、广东、海南等地。另外，印度尼西亚、马来西亚、日本、泰国亦产。

【别名】

燕窝菜，燕蔬菜，燕菜，燕根，官燕，白燕，灰腰金丝燕，爪哇金丝燕，单色金丝燕，南海金丝燕。

【性味归经及毒性】

《中药大辞典》：甘，平。归肺、胃、肾经。

【功效】

《中药大辞典》：养阴润燥，益气补中，化痰止咳。

【主治】

《中药大辞典》：主治久病虚损，肺痨咳嗽，痰喘，咯血，吐血，久痢，久疟，噎膈反胃，体弱遗精，小便频数。

【用量】

《中药大辞典》：内服，5～10g。

《中医大辞典》：内服，4.5～9g。

【应用方法】

《中药大辞典》：内服，绢包，煎汤或蒸服，或入膏剂。

《中医大辞典》：内服，布包隔汤炖。

【警戒与禁忌】

《中药大辞典》：湿痰停滞及有表邪者慎服。

《随息居饮食谱》：病邪方炽勿投。

【古籍论述】

《药性切用》：燕窝脚色红紫，名血燕，性重下达，微咸下润，治噎膈最宜。

《本草害利》：燕窝脚，又名燕窝根，色红紫，名血燕，功用相仿。性重能达下，微咸能润下，治噎膈甚效。

《本草撮要》：燕窝脚名血燕，色红紫，功用相仿，性重达下，微咸润下，治噎膈妙。

《本草从新》：燕窝脚（色红紫、名血燕）功用相仿，性重、能达下，微咸、能润下，治噎膈甚效。

【现代药理研究】

燕窝主要含有蛋白质、唾液酸、脂肪、糖类、微量元素等成分。现代研究表明，燕窝提取物对 H5N1 禽流感假病毒活性有抑制作用，燕窝及燕窝肽具有抗氧化和促表皮细胞增殖活性。燕窝能提高免疫机能低下小鼠机体的体液免疫、细胞免疫和非特异性免疫功能，对机体特异性及非特异性免疫机能具有显著调节作用。此外，燕窝尚具有抗炎作用。

羊胲子　Yanggaizi

《本草纲目》

【基原】

本品为牛科动物山羊胃中的草结。

【别名】

羊哀，百草丹，羊嚼子，羊咬子，山羊胃结石。

【性味归经及毒性】

《中华本草》：味淡，性温。归胃经。

【功效】

《中华本草》：降逆，止呕，解百草毒。

【主治】

《中华本草》：主治噎膈反胃，草药中毒。

《中医大辞典》：治反胃吐食，噎膈噫气，晕车、晕船呕吐。

【用量】

《中华本草》：内服煎汤，0.9～1.5g。

【应用方法】

《中医大辞典》：内服煎汤，或煅存性研末入丸、散。

【警戒与禁忌】

《中华本草》：胃火盛者禁服。

《四川中药志》（1962 年版）：胃火炽，无气滞者勿服。

【古籍论述】

《本草纲目拾遗》：羊哀，羊胲结成在羊腹中，色微黑，可治反胃，或即此欤，解百草药毒，治噎膈翻胃。

益智仁 Yizhiren

《本草拾遗》

【基原】

本品为姜科植物益智 *Alpinia oxyphylla* Miq. 的干燥成熟果实。

生于林下阴湿处。分布于广东和海南，福建、广西、云南亦有栽培。

【别名】

益智子，摘芐子。

【性味归经及毒性】

《中国药典》：辛，温。归脾、肾经。

【功效】

《中国药典》：暖肾固精缩尿，温脾止泻摄唾。

《中医大辞典》：暖脾，收摄精气。

【主治】

《中国药典》：适用于肾虚遗尿，小便频数，遗精白浊，脾寒泄泻，腹中冷痛，口多唾涎。

《中药大辞典》：主治脾胃虚寒，呕吐。

《中医大辞典》：治腹部冷痛。

【用量】

《中药大辞典》：内服煎汤，3~9g。

《中药学》：煎服 3~10g。

【应用方法】

《中药大辞典》：内服煎汤，或入丸散。

【警戒与禁忌】

《中药大辞典》：阴虚火旺者禁服。

《本草经疏》：凡呕叶由于热而不因于寒，气逆由于怒而不因于虚；小便余沥由于水涸精亏内热，而不由于肾气虚寒；泄泻由于湿火暴注，而不由于气虚肠滑，法并禁之。

《本草备要》：因热而崩，浊者禁用。

《本经逢原》：血燥有火，不可误用。

【古籍论述】

《本草述钩元》：益智子，脾主智，是物益脾，故与龙眼同名益智，用治胀满、积聚、膈噎、脾痹、胁痛，是土中大畅水火之用，即东垣所云和中益气，藏器所云利三焦调诸气者也。

【现代药理研究】

益智仁主要含挥发油、微量元素、维生素、氨基酸、脂肪酸等。本品对肿瘤有抑制作用。研究表明益智仁中黄酮类物质具有较强的抗菌、抗肿瘤活性。益智仁中诺卡酮对肝癌细胞和胃癌细胞株，原儿茶酸对肝癌细胞、人宫颈癌细胞和胃癌细胞株，羟叶醇 b 对人宫颈癌细胞和人乳腺癌细胞细胞株的增殖均有抑制作用。另有研究表明益智仁石油醚部位及乙酸乙酯部位浸膏具有抑制细胞增殖的作用；乙酸乙酯部位对人非小细胞肺癌细胞系、人乳腺癌细胞、人结肠癌细胞、人肝癌细胞、6-硫鸟嘌呤抗性细胞株五种细胞均有抑制作用。此外益智仁正己烷及醋酸乙酯萃取部位在 $10\mu g/mL$ 时能够减少斑马鱼胚胎的血管形成，阻断人脐静脉内皮细胞的迁移及增殖，同时还能够抑制人肝癌细胞的增殖。

此外，益智仁尚具有保护神经、抑菌、抗炎、抗应激、强心、杀虫等作用。

【毒理】

本品属弱蓄积级物质。

【临床应用】

益智仁，味辛，性温，归脾、肾经，具有温脾止泻摄涎、暖肾缩尿固精的功效，主治脾胃虚寒、呕吐、泄泻等。常用于气血亏虚、脾肾亏虚型食管癌患者。

张士舜认为中药治疗肿瘤不外疏肝理气、清热解毒、活血化瘀、消痰软坚、健脾燥湿、补益气血、滋补肝肾等法，他指出治疗食管癌的常用助阳药物有仙茅、淫羊藿、巴戟天、肉苁蓉、菟丝子、沙苑蒺藜、冬虫夏草、益智仁、补骨脂、杜仲、续断、狗脊、胡桃肉、蛤蚧等。

张洪亮提出在抗食管癌复发转移方面，可以运用补气中药提高机体免疫功能，常用中药有益智仁、人参、枸杞子、茯苓、姜黄、大枣、山萸肉、天冬、天花粉、水红花子、甘草、白芷、肉桂、杜仲、补骨脂、刺五加、知母、菟丝子、薏苡仁等，常用方剂有八珍汤、人参养荣汤、人参归脾汤、六君子汤、六味地黄丸、柴胡疏肝散等。

罂粟　Yingsu

《本草图经》

【基原】

本品为罂粟科植物罂粟 *Papaver somniferum* L. 的种子。

【别名】

罂子粟，御米，象谷，米囊，囊子，莺粟，罂粟米，象谷囊，粟米。

【性味归经及毒性】

《中药大辞典》：甘、平。归脾、胃、大肠经。

【功效】

《中药大辞典》：健脾开胃，清热利水。

【主治】

《中药大辞典》：主治泄泻，痢疾，反胃。

【用量】

《中药大辞典》：内服 3 ~ 6g。

【应用方法】

《中药大辞典》：内服煎汤，或入丸散。

【警戒与禁忌】

《中药大辞典》：脾胃有寒者慎用。

《本草图经》：性寒，利大小便，不宜多食，食过度则动膀胱气耳。

《本草汇言》：如无热疾痰疾者，勿多食也，否则有伤脾冷胃之咎。

《医学广笔记》：忌蒜、醋、胡椒。

【现代药理研究】

罂粟主要含有烃类、酮类等挥发性成分和有机酸及其酯类化合物。本品对肿瘤有抑制作用。研究表明罂粟花粉十三肽对人肝癌肿瘤细胞株 Bel-7402 和人乳腺癌肿瘤细胞株 MCF7 有明显的抑制作用。

罂粟还有镇痛、抗血管痉挛、改善微循环和扩张血管、抗炎等作用。

【毒理】

罂粟的毒性由所含吗啡、可待因、罂粟碱等成分所致。慢性中毒时可见厌食、便秘、早衰、阳痿、消瘦、贫血等症状。

罂粟壳　Yingsuqiao

《本草发挥》

【基原】

本品为罂粟科罂粟属植物罂粟 *Papaver somniferum* L. 的干燥成熟果壳。

主产于甘肃。

【别名】

米壳，粟壳，罂子粟壳，米囊子壳，米囊皮，米罂皮，御米壳，烟斗斗。

【性味归经及毒性】

《中国药典》：酸、涩，平；有毒。归肺、肾、大肠经。

《中药大辞典》：味酸、涩，性微寒。

【功效】

《中药大辞典》：敛肺涩肠，固肾，止痛。

《中医大辞典》：止咳。

【主治】

《中药大辞典》：主治久咳劳嗽，喘息，泄泻，痢疾，脱肛，遗精，白带，心腹及筋骨疼痛。

《中医大辞典》：治便血。

《中药学》：肺虚久咳，久泻久痢，脘腹疼痛。

【用量】

《中药大辞典》：内服煎汤，3~10g。

《中医大辞典》：煎服 2.4~6g。

《中药学》：煎服 3~6g。

【应用方法】

《中药大辞典》：内服煎汤，或入丸、散。止咳嗽，蜜炙用；止泻痢，醋炙用。

《中药学》：止泻、止痛宜醋炒用。

《全国中草药汇编》：秋季将已倒取浆汁后的成熟果实摘下，破开，除去种子及短梗，干燥。

【警戒与禁忌】

《中国药典》：本品易成瘾，不宜常服；孕妇及儿童禁用；运动员慎用。

《中药大辞典》：泻痢咳嗽初起，或久痢积滞未消者慎服。有毒，不宜过量服，婴儿尤易中毒。中毒时可出现昏睡、大汗、面色苍白、口唇紫绀、瞳孔缩小、呼吸不规则等症状。易成瘾，不宜久服。

《滇南本草》：初起痢疾或咳嗽忌用。

《冯氏锦囊秘录》：若咳嗽尚有风寒或痰火未清，泻痢尚有积滞未尽，遗精由于湿热下流者而误用之，其病反甚。

《中药学》：咳嗽或泻痢初起邪实者忌用。

【古籍论述】

《调疾饮食辨》：罂粟子有油，故作粥食能润，主反胃、隔噎，久泻肠枯。

【现代药理研究】

现代研究表明，罂粟壳所含的吗啡、可待因等有显著的镇痛、镇咳作用，能使胃肠道及其括约肌的张力提高，消化液分泌减少，便意迟钝而起到止泻作用。罂粟碱有镇痛、抗血管痉挛、改善微循环、扩张血管和抗炎等作用。

【毒理】

罂粟壳的毒性由所含吗啡、可待因、罂粟碱等成分所致。慢性中毒时可见厌食、便秘、早衰、阳痿、消瘦、贫血等症状。

【临床应用】

罂粟壳具有敛肺、涩肠、止痛的作用。古今医家对罂粟壳及其复方治疗食管癌的研究主要集中在治疗食管癌术后并发顽固性腹泻方面，罂粟壳可涩肠止泻，疗效可靠。

王军梅等研究真人养脏汤加减（罂粟壳20g，人参、当归、木香各10g，白术、肉豆蔻、白芍、诃子各15g，肉桂、炙甘草各6g）治疗食管癌术后顽固性腹泻，以大便是否成型、肛门是否有下坠感、是否有里急后重等症状改善情况为评价标准，结果显示总有效率达93.7%。罂粟壳合诸药共奏温补脾肾、涩肠止泻之功。

鹰吐毛 Yingtumao

《本草纲目拾遗》

【基原】

本品为鹰科动物苍鹰胃中吐出的毛团。鹰每日食雀时连毛食下，肉被消化而毛不能消化，聚成团，每粒如芡实大，次早吐出。可在鹰栖息处收取。

【主治】

《中华本草》：主治噎膈反胃，戒酒。

【古籍论述】

《本草纲目拾遗》：王荛以其粪治食哽，皆取其得庚辛锐气，一往无滞。反胃之症，食而复吐，久积于胃，不能运化，故旋出，大概由于忧郁者居多，取此复吐之意，而又得其爽猛之性为治，其义精矣。治反胃，煅存性研。医方集听：查将军家传噎膈方，用牙乌洒出毛肘，即鹰吐鸟毛也。要七个，不可落地，用布接在架中，微火煤燥为末服之，营内凡喂毛肘但在下午，次日天明即吐出，最易得，不可使肘落地，落地则不验。

月下参　Yuexiashen

《滇南本草》

【基原】

《滇南本草》载有月下参，但无形态记载。《植物名实图考》卷二十三毒草类载："月下参生云南山中。细茎柔绿，叶花又似蓬蒿、蒌蒿辈，又似益母草而小。发细葶，擎菁葵宛如飞鸟昂首翘尾，登枝欲鸣，开五瓣蓝花，上三匀排，下二尖并，内又有五茄紫瓣，藏于花腹，上一下四，微吐黄蕊，一柄翻翘，色亦蓝紫，盖即《菊谱》双鸾菊，乌头一类。"根据以上所述及月下参形态图，再对照茼蒿（野生蓬蒿）、蒌蒿以及茺蔚（益母草）等植物的叶形，认为本品之一的云南翠雀花应是《植物名实图考》所谓的月下参。

【别名】

鸡脚草乌，云南翠雀，小草乌，惊药。

【性味归经及毒性】

《中华本草》：味辛、苦，性温，有毒。

【功效】

《中华本草》：祛风湿，止痛，定惊。

【主治】

《中华本草》：主治风寒湿痹，胃痛，癫痫，小儿惊风，跌打损伤。

【用量】

《中华本草》：内服煎汤，3~6g；研末，0.3~0.6g。外用适量。

【应用方法】

《中华本草》：内服煎汤、研末。外用研末调敷，或泡酒搽。

《全国中草药汇编》：干粉吞服。

【警戒与禁忌】

《中华本草》：本品毒性与草乌头相似，内服宜慎。

《全国中草药汇编》：本品有毒，不可多服。如中毒，可用绿豆、芫菜、姜各适量，水煎，酌加猪油及红糖服；或用淡豆豉及黄豆煮汤服。

【古籍论述】

《滇南本草》：月下参食，止面寒背寒，胸膈噎食，宽中调胃，痞满肝积，左右胁痛，呕吐作酸。（附治噎食病奇方）此病因饮食著气而成，饮食不下，一下即噎食，令人胸膈胀满，胁肋疼痛，肩背胀痛。

皂角刺　Zaojiaoci

《本草衍义补遗》

【基原】

本品为豆科植物皂荚 *Gleditsia sinensis* Lam. 的干燥棘刺。

主产于江苏、湖北、河北、山西、河南、山东。此外，广东、广西、四川、安徽、浙江、贵州、陕西、江西、甘肃等地亦产。

【别名】

皂荚刺，皂刺，天丁，皂角针，皂针。

【性味归经及毒性】

《中国药典》：辛，温。归肝、胃经。

《中药大辞典》：归肝、肺、胃经。

【功效】

《中国药典》：消肿托毒，排脓，杀虫。

《中药大辞典》：消肿透脓，搜风。

《中医大辞典》：活血。

【主治】

《中国药典》：用于痈疽初起或脓成不溃；外治疥癣麻风。

《中药大辞典》：主治痈疽肿毒，瘰疬，疬风，疮疹顽癣，产后缺乳，胎衣不下。

《中医大辞典》：治急性扁桃体炎。

【用量】

《中国药典》：内服煎汤，3～10g，外用适量。

《中药大辞典》：内服煎汤，3～9g。

《中华本草》：外用适量。

《中医大辞典》：煎服6～9g。

【应用方法】

《中药大辞典》：内服煎汤，或入丸、散。外用醋煎涂，或研末撒，或调敷。

《中医大辞典》：醋熬嫩刺，取汁，涂癣疥。

《中药学》：外用醋蒸取汁涂患处。

【警戒与禁忌】

《中药大辞典》：疮痈已溃者及孕妇禁服。

《本草经疏》：凡痈疽已溃不宜服，孕妇亦忌之。

《中医大辞典》：孕妇忌服。

【现代药理研究】

皂角刺主要含有黄酮、生物碱、木质素等化学成分。现代研究表明，皂角刺对肿瘤有抑制作用。皂角刺醇提物对宫颈癌U14有一定的抑制作用，其机制与抑制PCNA和突变型p53蛋白的表达有关。尚有研究表明皂角刺皂苷对前列腺癌PC-3细胞具有抑制增殖和诱导凋亡的作用。皂角刺总黄酮能显著诱导结肠癌细胞HCT116凋亡。另有研究表明含有皂角刺的血清能诱导SW-480凋亡，机制可能是Bax mRNA基因表达增多与Bcl-2 mRNA基因表达减少。此外，皂角刺总黄酮对Lewis肺癌细胞有抑制增殖作用，皂角刺的二氢黄酮醇类化合物及黄酮类化合物均表现出较强的细胞毒活性，尤其对于肝癌、食管癌抑制作用优于对肺癌细胞的抑制。

皂角刺尚具有抑菌、抗病毒、提高免疫力、抗氧化、抗凝血、保护心脑血管等作用。

【临床应用】

皂角刺是治疗食管癌的常用药物，味辛，性温，归肝、胃经，具有消肿托毒、排脓杀虫之功效。

一、含皂角刺之复方联合化疗治疗食管癌的临床应用

黄代鸿临床在化疗基础上给予中药（瓜蒌20g，莪术、半夏各15g，浙贝母12g，干蟾皮6g，水蛭、山慈菇各3g）治疗食管癌。对于血瘀气滞者加白花蛇舌草、皂角刺，并合用参麦散、开关散，能显著提高疗效，减少毒副作用，改善患者生活质量，延长患者生存期。

二、纯中药治疗食管癌的临床应用

孙亚波等运用蓝天丸治疗40例晚期食管癌吞咽困难患者，服用4个疗程后，实体瘤缓解有效率为77.5%，吞咽困难改善总有效率为85.0%，生活质量评分总体提高。现代研究发现皂角刺所含皂苷和黄酮类化合物对肿瘤细胞有显著的抑制作用，皂角总黄酮对肿瘤坏死因子α有调节抑制作用，皂苷可诱导癌细胞凋亡。

叶淑华、关胜新以抗癌通道丸（硼砂、丁香、姜半夏、蛤蚧、乳香、人参、三七粉、白矾、麝香、皂角刺、儿茶、全蝎、雄黄等）治疗晚期食管癌食管梗阻，治疗后食管梗阻缓解率为64.29%，临床疗效优于口服复方斑蝥胶囊。抗癌通道丸中诸药合用，使痰消瘀化、毒解结散、正气恢复，因而用治晚期食管癌引起的食管梗阻能收到良好效果。

刘福民治疗血瘀气滞型晚期食管癌患者，以活血理气、消肿解毒为法，以开关散合参麦散，加白花蛇舌草、皂角刺治疗，效果显著。

陈美云治疗阳气亏虚、痰瘀互结的食管癌患者，以温阳化瘀为治法，药用制附片8g，肉桂4g，威灵仙、党参各15g，黄芪20g，法半夏、莱菔子、白芥子、皂角刺、川芎、莪术各10g，炙甘草5g。诸药配合共奏温阳益气、化痰活血之功，临床用于治疗晚期食管癌，疗效满意。

张慧玲等用针刺联合止痛膏（生附子、天南星、没药、乳香、穿山甲、皂角刺、冰片、山慈菇、蛤蚧）外敷治疗晚期食管癌疼痛患者，疗效显著。其中，皂角

刺具有拔毒、消肿、排脓之功效。

泽泻　Zexie

《神农本草经》

【基原】

本品为泽泻科植物东方泽泻 *Alisma orientale*（Sam.）Juzep. 或泽泻 *Alisma plan-tago-aquatica* Linn. 的干燥块茎。

主产于福建、四川。

【别名】

水泽，如意花，车苦菜，一枝花，水泻，芒芋，鹄泻，泽芝，及泻，天鹅蛋，天秃。

【性味归经及毒性】

《中国药典》：甘、淡，寒。归肾、膀胱经。

【功效】

《中国药典》：利水渗湿，化浊降脂。

《中药大辞典》：泄热通淋。

【主治】

《中国药典》：用于小便不利，水肿胀满，泄泻尿少，痰饮眩晕，热淋涩痛，高脂血症。

《中医大辞典》：治脚气，尿血，带下，遗精。

【用量】

《中药大辞典》：内服煎汤，6～12g。

《中药学》：煎服 6～10g。

【应用方法】

《中药大辞典》：内服煎汤，或入丸散。

《中药学》：生用或盐水炙用。

【警戒与禁忌】

《中药大辞典》：肾虚精滑无湿热者禁服。

《本草经集注》：畏海蛤、文蛤。

《名医别录》：多服病人眼。

《医学入门》：凡淋渴，水肿，肾虚所致者，亦不可用。

《本草经疏》：患者无湿无饮而阴虚及肾气乏绝，阳衰精自流出，肾气不固滑精，目痛，虚寒作泄等候，法咸禁用，误犯令人虚极。

《医学广笔记》：忌铁。

【古籍论述】

《医学摘粹》：泽泻，气鼓水胀皆灵，噎膈反胃俱效。

【现代药理研究】

泽泻主要含有泽泻醇 A、B、C，泽泻醇 A 乙酸酯等四环三萜酮醇类及多糖、黄酮、多酚类成分。现代研究表明，泽泻对肿瘤有抑制作用。泽泻醇 B 对胃癌 SGC7901 细胞的体外增殖有明显的抑制作用，其机制可能是由于泽泻醇 B 改变了 SGC7901 的细胞分裂周期，使之阻抑在 G0/G1 期而导致细胞凋亡。泽泻醇 B 还可以抑制 SGC7901 细胞的侵袭和转移，提示泽泻对胃癌具有一定的抑制作用。尚有研究表明泽泻乙醇提取物能够抑制多药耐药性 HepG2-DR 和 K562 肿瘤细胞 P-糖蛋白（P-gp）的表达，肿瘤细胞产生耐药性主要与其表面的 P-gp 有关。泽泻中的 23-乙酰泽泻醇 B 是一种潜在的多药耐药性逆转剂，可逆转由于 P-gp 过度表达而产生的多药耐药性，同时恢复多药耐药细胞株对抗癌素的敏感性。此外，泽泻中的三萜化合物泽泻醇 B 乙酸酯可诱导人体内激素抗性前列腺癌 PC-3 细胞的凋亡，泽泻醇 B 乙酸酯可诱导 Bax 蛋白上调和核转位，通过线粒体介导机制以同时活化半胱天冬酶-8、半胱天冬酶-9、半胱天冬酶-3 来诱导 PC-3 细胞的凋亡。

泽泻尚有利尿、降血糖、降血脂、抗动脉粥样硬化、抗炎等作用。

【毒理】

细胞实验发现泽泻醇 C、泽泻醇 16，23-氧化泽泻醇 B 以及泽泻醇 O 可能会引起肾毒性。另有研究指出，泽泻水煎剂对正常大鼠肾脏并无明显毒性作用，但可致半数肾切除大鼠残肾间质炎症细胞浸润和肾小管损害。

【临床应用】

泽泻具有利水、渗湿、泄热的功效。临床中对食管癌的巩固治疗疗效确切，能在短期内缩小肿块、控制转移、减轻痛苦、稳定病情、延长患者生存期。

一、含泽泻之复方治疗联合食管癌的临床应用

（一）联合放疗的临床应用

杜业勤等采用含泽泻之六味地黄汤化裁（山萸肉、山药、丹皮、茯苓、泽泻、生黄芪、炒薏苡仁、白及、连翘、金银花、赤芍、红花、鸡血藤、半夏）配合放疗治疗食管癌，放疗前开始服用中药，直至放疗结束，能增强患者机体免疫功能。

沈泽天等认为含泽泻之参芪十一味颗粒能抑制癌细胞生长，有抑制、杀死肿瘤细胞的作用，同时可以克服放化疗引起的不良反应，保护骨髓，促进造血功能。与放疗有协同作用，能提高治疗效果及患者近期生存率。参芪十一味颗粒药物组成：人参、黄芪、当归、天麻、熟地黄、泽泻、决明子、鹿角胶、菟丝子、细辛、枸杞子。

王祥麒等认为中医药在治疗食管癌放疗后复发方面有潜在优势。含泽泻的中药地黄管食通颗粒能够明显减轻患者的放疗反应，改善生活质量，提高临床疗效。地黄管食通颗粒药物组成：熟地黄、山药、山茱萸、泽泻、牡丹皮、茯苓、山豆根、冬凌草等，具有滋养阴液、清热散结、扶正祛邪之功效。

李玉新等观察发现含泽泻之补肾抑火汤（熟地黄18g，山萸肉、连翘、金银花、赤芍各12g，山药、鸡血藤各15g，牡丹皮、茯苓、泽泻、红花、半夏各9g，生黄芪、炒薏苡仁各30g，白及20g）配合放疗，能够提高食管癌患者的免疫功能，减轻放疗过程中的毒副反应，从而提高食管癌患者的生活质量。

杨树明等使用含泽泻之参芪六味地黄汤配合放疗治疗食管癌，可明显提高近期疗效，减轻毒副反应。参芪六味地黄汤药物组成：生地黄、熟地黄、山药、山萸肉、黄芪、西洋参各30g，牡丹皮、茯苓、泽泻各10g。

刘怀民应用含泽泻之地黄管食通口服液（生地黄、牡丹皮、茯苓、山豆根、冬凌草、泽泻、山茱萸等）联合放疗治疗食管癌疗效显著。方中泽泻利水渗湿，与他药配伍，共奏清热解毒、生津润燥利咽、和脾胃、益肝肾之功。

（二）联合放、化疗的临床应用

祁元刚等认为含泽泻之兰州方（北沙参、太子参、党参、人参须、麦冬、五味子、生地黄、山萸肉、茯苓、泽泻、生山药、桂枝、白芍、生姜、甘草、浮小麦）功能补肾健脾、益气养血，常用于各种肿瘤的治疗。尤其配合手术及放化疗具有减

毒增效和提高机体免疫力的作用，可减轻患者临床症状，提高生活质量，延长生存期。

二、纯中药治疗食管癌术后并发症

临床观察显示升阳益胃汤加减（黄芪、陈皮、黄连、独活各10g，白术、白芍、泽泻各15g，羌活、黄连各9g，防风、姜半夏、柴胡各14g）辨证治疗食管癌术后慢性腹泻患者，有较好的疗效。该方具有补胃健脾、调血养气、疏经通脉之功效，能够有效治疗患者术后脾胃虚弱等现象，降低术后发生慢性腹泻等消化道症状的概率。

竹茹　Zhuru

《本草经集注》

【基原】

本品为禾本科植物青秆竹 *Bambusa tuldoides* Munro、大头典竹 *Sinocalamus beecheyanus*（Munro）McClure var. *pubescens* P. F. Li 或淡竹 *Phyllostachys nigra*（Lodd.）Munro var. *henonis*（Mitf.）Stapf ex Rendle 的茎秆的干燥中间层。

主产于江苏、浙江、江西、四川。

【别名】

竹皮，青竹茹，淡竹皮茹，淡竹茹，麻巴，竹子青，竹二青。

【性味归经及毒性】

《中国药典》：甘，微寒。归肺、胃、心、胆经。

《中药大辞典》：归脾、胃、胆经。

《中医大辞典》：甘，凉。入肺、胃、胆经。

《全国中草药汇编》：归肺、胃经。

【功效】

《中国药典》：清热化痰，除烦止呕。

《中药大辞典》：安胎凉血。

《中药学》：本品甘寒入血，尚能清热凉血止血。

【主治】

《中国药典》：用于痰热咳嗽，胆火夹痰，惊悸不宁，心烦失眠，中风痰迷，舌强不语，胃热呕吐，妊娠恶阻，胎动不安。

《中药大辞典》：主治烦热惊悸，胃热呕呃，吐血，衄血，尿血，崩漏。

《中医大辞典》：治呃逆，虚烦不寐，肺热咳嗽，咯痰黄稠，小儿热痫。

【用量】

《中药大辞典》：内服煎汤，5～10g。

《中华本草》：外用适量。

《中医大辞典》：煎服4.5～9g。

《全国中草药汇编》：6～15g。

【应用方法】

《中药大辞典》：内服煎汤，或入丸散。外用熬膏贴。

《中药学》：生用偏于清热化痰，姜汁炙用偏于和胃止呕。

【警戒与禁忌】

《中药大辞典》：寒痰咳嗽、胃寒呕逆及脾虚泄泻者禁服。

《本草经疏》：胃寒呕吐及感寒夹食作吐忌用。

《本草汇言》：诸病非因胃热者，勿用。

《冯氏锦囊秘录》：不宜于痘疹初起灌浆之时。

《得配本草》：畏皂刺、麻油。

《本草求原》：苦竹茹大寒，虚热禁用。

《本草用法研究》：腹泻及消化不良禁用。

【古籍论述】

《本草纲目》：淡竹茹主治噎膈。

《顾松园医镜》：竹茹，疏气逆，而呕呃与噎膈皆平。

《证类本草》：淡竹茹主噎膈，鼻衄。

《本草品汇精要》：淡竹茹主噎膈鼻衄。

《本草征要》：竹茹疏逆气，而呕呃与噎膈皆平；清血热，而吐衄与崩中咸疗。

《雷公炮制药性解》：有一种苦竹叶，主舌疮目痛，去青刮取为竹茹，主胃热呕呃，除烦解渴，疗吐衄崩中，噎膈气溢，筋极五痔。

《本草易读》：淡竹茹除呕哕气逆，止吐衄血崩。妇人胎产，小儿痫热，伤寒劳复，肺痿唾血。五痔最良，噎膈亦平。

《本草正》：淡竹茹治肺痿唾痰唾血，吐血，衄血，尿血，胃热呕哕，噎膈，妇人血热崩淋，胎动及小儿风热癫痫，痰气喘咳，小水热涩。

《要药分剂》：竹茹主噎膈。

《本草新编》：竹茹主胃热呃逆，疗噎膈呕哕，尤止心烦。

《本草备要》：竹茹治上焦烦热，温气寒热，噎膈呕逆（胃热），吐血衄血，肺痿惊痫，崩中胎动。

《本草述钩元》：淡竹茹主胃热呕吐呃逆，通胃热噎膈，除胃烦不眠，清阳气，止吐血及崩中，解虚热，愈伤寒女劳复，疗妊娠烦燥小儿热痫。

《得配本草》：竹茹，疗惊悸，止胎动，呕噎膈，吐血崩中，因内火致者，非此不治。

《本草害利》：竹茹，利疏气逆而平呕吐噎膈，清血热而疗吐衄崩中。

《中国药物学大纲》：竹茹主治呕吐，温气寒热，吐血，崩中，止肺痿，唾血鼻衄，治五痔噎膈，伤寒劳复，小儿热痫，妇人胎动。

《食疗本草》：淡竹茹主噎膈，鼻衄。

《本草便读》：竹茹散逆气，清烦热，凡一切呕哕痈痿噎膈等证，属上焦有热者，皆可用之，至行皮达络之意，亦以类相从耳。

《本草详节》：淡竹茹主伤寒劳复，呕豌，温气寒热，肺痿唾血，鼻衄，噎膈，五痔，妇人崩中，胎动，小儿热痫。

《本草约言》：竹茹主胃热饱逆殊功，疗噎膈呕哕神效。

《本草衍句》：竹茹除胃热呃噎而难堪（呃逆噎膈）。

《万氏家抄济世良方》：竹茹味苦，气微寒，主呕哕，噎膈，湿气寒热，吐血，衄血，崩中溢筋。

《伤寒论条辨》：淡竹沥大寒，主劳复。茹，主噎膈鼻衄。

《古今医统大全》：竹皮、茹主呕豌噎膈，温气寒热，吐血衄血，崩中溢筋。

《冯氏锦囊秘录》：竹茹，主胃热呃逆，噎膈呕哕，胎前恶阻呕吐，用之神效，虽与竹叶同本，然得土气居多，故味甘微寒，专入足阳明经也。

《医学入门》：竹茹微寒治虚烦，清肺痿衄与血崩，更治呕哕通噎膈，伤寒劳复益阴筋。即刮去竹青皮也，淡竹皆好。味甘无毒。主下热壅，虚烦不眠，温气寒热。止肺痿唾血，鼻衄吐血崩中。呕哕噎膈，伤寒劳复，阴筋肿缩腹痛。兼治五痔，及妊娠因惊心痛，小儿痫口噤，体热。

《景岳全书》：淡竹茹治肺痿唾痰，唾血吐血，衄血尿血，胃热呕哕噎膈，妇人血热。

《罗氏会约医镜》：竹茹治噎膈呕逆、胎前恶阻，因胃热者宜用。疗吐衄崩中、肺痿唾脓、小儿癫痫、胎动不安。

《删补颐生微论》：竹茹主逆气呕呃，噎膈，吐衄，血热，崩中痰气。

《医宗必读》：竹茹疏气逆而呕呃与噎膈皆平，清血热而吐衄与崩中咸疗。

《本草蒙筌》：淡竹叶，皮茹，主胃热呃逆殊功，疗噎膈嗳哕神效。

【现代药理研究】

竹茹主要含有对羟基苯甲醛、丁香醛及部分有机酸、黄酮类、蛋白质等成分。具有抗菌、调节免疫、抗氧化、抗衰老、降血脂等作用。

【临床应用】

竹茹是治疗食管癌的常用药物，历代文献均有记载。该药具有清热化痰、除烦止呕的功效。古今众多医家对竹茹及竹茹复方治疗食管癌进行了深入研究，本品对于吞咽梗阻、泛吐涎沫等症状，疗效显著而可靠。与手术、放化疗同用，也有良好的协同增效作用。

一、以竹茹为主的复方治疗食管癌的临床应用

（一）减轻食管癌的主要症状

张智勤以理中丸合陈皮竹茹汤加味［生晒参、沉香曲、旋覆花（包煎）各9g，白术、陈皮、竹茹各12g，干姜、甘草各6g，大枣6枚］治疗食管癌术后呕吐，效果较好。方中竹茹具有清热除烦、化痰止呕之功，能改善食管癌术后的呕吐症状，提高患者生活质量。

（二）提高放疗效果

梁婷等发现益气消瘤方（黄芪、太子参各30g，茯苓、白术各15g，陈皮12g，竹茹、刘寄奴、海浮石、代赭石、海螵蛸、薏苡仁、丹参、蒲公英、炒谷芽、炒麦芽各15g，煅牡蛎20g，半夏、砂仁、生姜各10g，甘草6g）可改善患者免疫功能、

减轻化疗的副作用。方中竹茹清热化痰，可清化疗之热毒。

二、含竹茹之复方治疗食管癌的临床应用

（一）联合放化疗的临床应用

临床研究发现扶正固本汤（生黄芪、白花蛇舌草、半枝莲、鸡血藤、鸡内金各30g，当归、西洋参、半夏、莪术、厚朴各15g，陈皮、竹茹12g，白芍20g）联合DF方案治疗中晚期食管癌毒副反应小，疗效较好。方中竹茹取清上降逆之效，具有改善机体免疫抑制和纠正免疫调节机能紊乱状态的作用。

王瑞平用健脾益气方（党参、黄芪、山药、薏苡仁、仙鹤草各15g，白术12g，当归9g，陈皮、鸡内金各6g）治疗食管癌化疗后毒副反应，胃气上逆者加竹茹、姜半夏、刀豆壳。研究证明，健脾益气方能调节和提高人体的免疫功能，抑制肿瘤细胞生长，保护骨髓，促进造血。

郑玉玲等研究芪归复元汤［黄芪、鸡血藤、生（炒）薏苡仁、生白术各30g，当归20g，茯苓、党参各15g，焦三仙各12g］对恶性肿瘤患者放化疗后康复过程的影响，恶心呕吐者，加清半夏、姜竹茹。服用芪归复元汤后患者食欲增加，精神好转，乏力减轻，体质增强，一般状况改善。

谷中红采用内镜下扩张、食管支架置入、中药及化疗等序贯综合疗法治疗晚期食管癌食管狭窄，其中中药1号方（仙鹤草、车前子各30g，枳实、郁金、瓜蒌、苏子各12g，陈皮、旋覆花、竹茹各9g，黄连6g，丁香3g）对扩张、食管支架置入术后疼痛、呕吐、出血等并发症和化疗不良反应有明显疗效。

金长娟等在化疗的基础上联合应用食管通结方（八月札、枳实、石见穿各30g，枳壳15g，蜈蚣3条，生胆南星、生半夏、急性子各15~30g）治疗食管癌，治疗后患者呕吐、纳差、腹胀、消瘦、乏力等症状明显改善。

史国梅用自拟噎膈饮2号（沙参、麦冬、菝葜、白花蛇舌草各15g，竹茹30g，当归、玉竹各12g，生地黄、石斛各10g，甘草6g）配合PF方案治疗中晚期食管癌，可减少患者化疗后胃肠道反应，提高生活质量，延长生存期。其中竹茹具有清热化痰、散结降逆止呕之功。

（二）纯中药治疗食管癌的临床应用

方晓华针对食管贲门癌术后反流性食管炎使用和胃降逆汤（半夏、姜竹茹、木

香、陈皮、丹参、太子参各 10g，黄连 4g，吴茱萸 2g，代赭石、海螵蛸各 20g，砂仁、甘草各 5g）治疗，总有效率为 86.7%，竹茹清上焦之热，以达到和胃降逆之功。

花宝金教授提出以"通""补"为总法治疗食管癌，通法为通利脏腑气机，主要为肃肺调肝、升脾降胃；补法为培补元气，主要为脾肾同补，以恢复脏腑气机正常升降而达到培补脏腑元气的目的。降胃升脾核心药物中的竹茹具有降气降逆、通腑降浊之效。

赖义勤等用橘皮竹茹汤（橘皮、竹茹、党参、茯苓、麦冬各 15g，半夏 9g，枇杷叶 12g，大枣 6 枚，生姜、甘草各 6g）治疗中晚期食管癌引起的呃逆，竹茹具有化痰之功，可有效缓解症状。

吴清都认为噎膈是因热毒内蕴、气血郁结而成。临床应用启膈汤（土鳖虫 15g，蜈蚣 2 条，山慈菇、半边莲、党参各 20g，半夏 10g）治疗食管癌吞咽困难，呕吐频作者加丁香、竹茹、柿蒂。

三、纯中药治疗食管梗阻等并发症的临床应用

王明军用解毒通膈汤（石见穿、冬凌草各 30g，代赭石 20g，威灵仙、北沙参、麦冬、当归、枇杷叶、降香、瓜蒌、竹茹各 12g，肉苁蓉 15g，栀子 10g，白芍、蛤蚧、生姜各 6g）联合放疗治疗老年食管癌患者，可使患者放疗耐受性提高，放疗副作用减少，治疗效果优于单纯放疗。

余桂清教授认为食管癌最常见的饮食梗阻、胸闷不畅、呕吐痰涎等表现均由痰湿瘀阻导致，创建二术郁灵丹以化痰散结，达到缩小肿瘤、缓解梗阻的目的。二术郁灵丹药物组成：白术、郁金各 9g，威灵仙、丹参、莪术各 15g。呕吐痰涎者加陈皮 6g，清半夏 9g，竹茹 9g，炙枇杷叶 9g，生薏苡仁 15g，以化痰理气。

王国朝将内窥镜与舌诊相结合治疗食管癌、胃癌术后胃食管反流病，据肝热胃虚之病机设基本方（枇杷、郁金、竹茹各 10～15g，天花粉 10～20g，生白术、沙参 20～30g，黄连、吴茱萸各 2～5g，丹参、半夏、白芍各 10g，黄芩 5g，乌贼骨 5～10g），以清热降逆、化瘀补虚，治疗后患者食管反流症状消失。

严影等用上消合剂（旋覆花、代赭石、姜半夏、姜竹茹、藤梨根、猫人参、仙鹤草、木香、麦冬、南沙参）配合西药治疗食管切除术后的反流性食管炎，经治疗患者症状明显改善，总有效率为 77.78%。

竹叶 Zhuye

《名医别录》

【基原】

本品为禾本科植物淡竹 *Phyllostachys nigra*（Lodd.）Munro var. *henonis*（Mitf.）Stapf ex Rendle 的干燥叶。

主产于长江流域各省。

【别名】

淡竹叶。

【性味归经及毒性】

《中药大辞典》：归心、肺、胃经。

《中医大辞典》：入心、胃经。

《中药学》：甘、辛、淡，寒。

《全国中草药汇编》：甘、苦、淡，寒。归心、胃、小肠、膀胱经。

【功效】

《中药大辞典》：生津。

《中医大辞典》：凉心止惊。

【主治】

《中药大辞典》：主治小儿惊痫，咳逆吐衄，口糜舌疮。

《中医大辞典》：治热淋、茎中涩痛。

《全国中草药汇编》：适用于烦热口渴，牙龈肿痛，咽喉炎，口腔炎。小儿惊啼，小便赤涩、淋浊。

【用量】

《中药大辞典》：内服煎汤，6～12g。

《中医大辞典》：煎服6～9g。

《中药学》：煎服6～15g，鲜品15～30g。

《全国中草药汇编》：9～15g。

【应用方法】

《中药大辞典》：内服煎汤。

【警戒与禁忌】

《中药学》：阴虚火旺、骨蒸潮热者不宜使用。

《全国中草药汇编》：实火、湿热者慎服，体虚有寒者禁服。服药后忌吃酸、辣、萝卜、老蒜、猪油、酒等食物。

【现代药理研究】

竹叶主要含有黄酮类、多糖、茶多酚、氨基酸及矿物元素。现代研究表明，本品对肿瘤有抑制作用。竹叶提取物可能通过抑制 VEGF 的表达影响 VEGF 诱导型肿瘤细胞的增殖，尚有研究表明竹叶提取物可能通过上调 NGF 的表达刺激神经细胞、神经突触的生长，具有潜在的抗肿瘤和神经保护的双重功效。另有研究表明竹叶黄酮对小鼠恶性腹腔积液的形成具有抑制作用，还能抑制实体瘤的生长并增强小鼠机体的免疫能力。

竹叶还具有抗炎、抗过敏、抗病毒、抗氧化、保护心脑血管、抗衰老、抗疲劳、提高机体免疫力、抗菌等作用。

【临床应用】

竹叶，具有清热除烦、生津利尿的功效。含有竹叶的中药复方可用来治疗食管癌放疗副反应。

高萍教授运用竹叶石膏汤加减治疗食管癌放疗副反应，治疗后患者口干渴、胸骨后疼痛等不适症状缓解。方中竹叶、石膏清热除烦；人参、甘草、粳米、麦冬益气养阴，安中和胃；半夏降逆止呕。全方共凑清热生津、益气养阴之效。

路军章等观察发现加味竹叶石膏汤（竹叶 10g，生石膏 30g，人参 6g，麦冬 30g，清半夏 15g，北豆根 10g，紫草 10g，白及 10g，藤梨根 15g，炙甘草 6g，珍珠粉 3g）能减少急性放射性食管炎的发病率，推迟发病时间，对急性放射性食管炎有一定的防治作用。

啄木鸟　Zhuomuniao

【基原】

本品为啄木鸟科动物大斑啄木鸟 *Picoides major*（Linnaeus）、棕腹啄木鸟 *Picoides*

hyperythrus（Vigors）、白背啄木鸟 *Dendrocopos leucotos*（Bechstein），以全鸟入药。

全国各地均产。

【别名】

鴷，斫木，山啄木，火老鸦，斑啄木鸟，木冠子，啄树雀。

【性味归经及毒性】

《中华本草》：味甘，性平。归肝、脾经。

【功效】

《中华本草》：滋养补虚，消肿止痛。

【主治】

《中华本草》：主治肺结核，小儿疳积，痔疮肿痛，龋齿牙痛。

【用量】

《中华本草》：内服煎汤 1 只，或煅研 5～10g。外用适量。

【应用方法】

《中华本草》：内服煎汤，或煅研。外用煅末纳龋齿孔中。

【古籍论述】

《本经逢原》：啄木鸟，啄木性专杀蠹，故治人脏腑积蠹之患。时珍治劳瘵痫痿，皆取制虫之义。

《丹方大全》：治噎膈，诸药不效，以之熬膏，入麝香一钱匕，昼夜六时嗅之，膈塞自开。盖膈多有因郁积所致，以其善开木郁之邪也。

紫苏　Zisu

《药性论》

【基原】

本品为唇形科植物紫苏 *Perilla frutescens*（L.）Britt. 的干燥地上部分，包括紫苏叶、紫苏梗（干燥茎）和紫苏子（干燥成熟果实）。

主产于湖北、江苏、河南、浙江、河北等地。

【别名】

紫苏叶：苏叶，苏，紫菜。

紫苏梗：紫苏茎，苏梗，紫苏杆。

紫苏子：苏子，黑苏子，任子，野麻子，铁苏子。

【性味归经及毒性】

《中国药典》：辛，温。归肺、脾经。

《中药大辞典》：归脾、胃、肺经。

【功效】

《中国药典》：理气宽中，止痛。

《中药大辞典》：和血。

《中医大辞典》：理气舒郁，和胃安胎。

【主治】

《中国药典》：用于胸膈痞闷，胃脘疼痛，嗳气呕吐，胎动不安。

《中药大辞典》：主治脾胃气滞，脘腹痞满，胎气不和，水肿脚气，咯血吐衄。

《中医大辞典》：治气滞腹胀，噎膈反胃。

《全国中草药汇编》：适用于胸闷不舒，妊娠呕吐。

【用量】

《中药大辞典》：内服煎汤，5~10g。

《中医大辞典》：煎服4.5~9g。

【应用方法】

《中药大辞典》：内服煎汤，或入散剂。

【古籍论述】

《神农本草经读》：紫苏，其梗下气宽胀，治噎膈反胃，止心痛。

《本草崇原》：苏枝气味辛平，无毒。主宽中行气，消饮食，化痰涎，治噎膈反胃，止心腹痛，通十二经关窍脉络。

《增订伪药条辨》：苏梗，即紫苏旁枝小梗。气味辛平，无毒，主宽中行气，消饮食，化痰涎，治噎膈、反胃，止心腹痛，通十二经关窍脉络。

【现代药理研究】

紫苏主要含有挥发油、脂肪酸、黄酮、酚酸、无机元素及维生素等成分。现代研究表明，本品对肿瘤有抑制作用。紫苏挥发油在体外实验中具有抑制人肺癌 LTEP-a-2 细胞生长的作用。紫苏异酮对肝癌放疗具有较明显的增敏作用，对乙肝表面抗原阳性及阴性的肝癌细胞增殖可以起到良好的抑制作用，其机制可能与促进凋亡蛋白的表达、抑制增殖蛋白的表达有关。

此外紫苏还具有抑菌、镇咳、祛痰、平喘、抗炎、抗过敏、增强免疫、抗肝损伤等作用。

【毒理】

有研究发现，紫苏叶挥发油对小鼠有较大的急性毒性。

【临床应用】

紫苏梗又简称"苏梗"，通过适当的配伍可治疗上呼吸道感染、咽炎、支气管炎等呼吸系统疾病。苏梗虽不能直接抗肿瘤，但常常用于食管癌及放化疗后并发症的治疗中。

一、含紫苏梗之复方治疗食管癌的临床应用

王记南提出对中晚期食管癌患者在放疗基础上联合中药组方治疗，能够显著提高治疗有效率及生活质量，减少放疗毒副反应的发生，并延长患者生存时间。对于入院接受放疗且有咽部梗阻感的患者，中药处方中加紫苏梗 15g，可行气解郁。

临床研究证明化瘀除湿方（党参、黄芪、苍术各 20g，当归 25g，川芎、厚朴、冬凌草、瓜蒌各 15g，苏梗 12g，蛤蚧 5g）可提高化疗患者的免疫功能，减轻化疗后毒副反应以及改善患者生活质量。

二、含紫苏梗之中药复方治疗食管癌术后并发症的临床应用

胡萍萍在内镜下注射 5-Fu 联合口服扶正和胃合剂（党参、白术、茯苓、枳壳、半夏、枇杷叶、谷芽、麦芽、紫苏梗、莱菔子、五味子、炙甘草）治疗上消化道癌性狭窄，治疗后消化道梗阻缓解率为 95.2%，化疗后的消化道和骨髓抑制等不良反应明显减少。

三、纯中药治疗食管癌的临床应用

舒文教授对食管癌的治疗主张润降胃气，认为"润则食下"，临床对改善食欲确有疗效。所以他治疗本病始终贯彻以润为降的理念，常用太子参、麦冬、石斛、北沙参等滋养胃阴的药物与和降胃气的半夏、紫苏梗、佛手、旋覆花等配伍组成润降之剂，以改善患者吞咽障碍、促进食欲。

参考文献

［1］中华人民共和国国家药典委员会．中华人民共和国药典（2015 年版）［M］．北京：中国医药科技出版社，2015．

［2］南京中医药大学．中药大辞典（2 版）［M］．上海：上海科技出版社，2014．

［3］国家中医药管理局《中华本草》编委会．中华本草（1999 年版）［M］．上海：上海科学技术出版社，1999．

［4］李经纬等．中医大辞典（2 版）［M］．北京：人民卫生出版社，2005．

［5］高学敏等．中药学（新世纪第四版）［M］．北京：中国中医药出版社，2016．

［6］王国强等．全国中药汇编（3 版）［M］．北京：人民卫生出版社，2014．

［7］邓楠，申雅娟，丁辉，等．肉苁蓉多糖类成分药理作用研究进展［J］．辽宁中医药大学学报，2020，22（6）：67－71．

［8］徐畅，刘意隆，高志伟，等．杨梅素及其苷类药理活性研究进展［J］．中国中药杂志，2020，45（15）：3575－3583．

［9］汪镇朝，张海燕，宋远斌，等．中药挥发油抗肿瘤作用机制及其发展研究［J］．中国实验方剂学杂志，2020，26（24）：219－226．

［10］张玉辉，赵凯维，刘理想，等．周超凡谈无毒中药的潜在不良反应［J］．中国中医基础医学杂志，2017，23（4）：544－545，560．

［11］钟赣生．中药学［M］．北京：中国中医药出版社，2016．

［12］Jing Du，Jie Ding，Zhenqiang Mu，et al. Three new alkaloids isolated from the stem tuber of Pinelliapedatisecta［J］. Chinese Journal of Natural Medicines，2018，16（2）：139－142．

［13］彭仁通．中西医结合治疗食管癌临床研究［J］．中医学报，2015，3（11）：1556－1559．

［14］王振祥，李志刚，王小伟，等．散结通膈汤联合替吉奥治疗中晚期痰气互阻型食管癌的临床观察［J］．中医肿瘤学杂志，2020，3（3）：31－35．

[15] 李元圆，杨莉，王长虹，等．草豆蔻化学成分及体外抗肿瘤作用研究 [J]．上海中医药大学学报，2010，24（1）：72-75．

[16] 王新杰．豆根管食通口服液治疗食管癌的临床研究 [J]．河南中医学院学报，2005（2）：31-33．

[17] 李华．龙蛭通噎汤治疗食管癌110例 [J]．安徽中医学院学报，1997，16（6）：35-36．

[18] 董筠．基于数据挖掘探讨周仲瑛治疗胃癌术后转移的用药规律分析 [J]．江苏中医药，2017，49（6）：62-65．

[19] 赵丕文，臧金凤，陶仕英，等．基因沉默技术研究丹参酮ⅡA抗雌激素受体阴性乳腺癌细胞增殖的GPER途径 [J]．中华中医药杂志，2016，31（11）：4502-4506．

[20] 崔桂敏，孟建彬，杨小红，等．食管癌后程加速超分割放疗配合化疗及丹参的疗效观察 [J]．时珍国医国药，2008，191：193-194．

[21] 冯玉龙，王祥麒．启膈散加减联合化疗治疗食管癌40例 [J]．河南中医，2009，29（6）：577-578．

[22] 徐伟玲，冯保荣，马纯政．马纯政运用化痰散瘀法治疗痰瘀互结型食管癌经验总结 [J]．中国民间疗法，2019，27（10）：12-13．

[23] 崔慧娟，张培宇．张代钊治疗食管癌经验 [J]．中医杂志，2011，52（10）：821-823．

[24] 王新杰，郑玉玲，樊青霞．复方斑蝥胶囊联合TP方染治疗121例晚期食管癌的疗效 [J]．中国肿瘤临床与康复，2012，19（3）：279-281．

[25] 陈爱飞，马骏，张红颖，等．红乌合剂联合化疗对晚期食管癌患者近期疗效及生存质量的影响 [J]．中草药，2017，48（21）：4502-4506．

[26] 孙宏新．周宜强辨治肿瘤经验浅识 [J]．中医杂志，2002（2）：156．

[27] 秦善文，蒋士卿，裴俊文．通噎丸配合放疗治疗中晚期食管癌50例 [J]．光明中医，2008（11）：1711-1712．

[28] 司富春，陈玉龙．古方治疗噎膈用药分析 [J]．山东中医杂志，2004，23（7）：385-387．

[29] 弓树德，施义．国医大师周仲瑛运用乌梅丸治疗食管癌化疗所致寒热错

杂型腹泻经验浅析 [J]. 浙江中医药大学学报, 2018, 42 (4): 287-289.

[30] 魏晴, 魏娜, 王秋红. 高良姜抗肿瘤活性部位筛选 [J]. 时珍国医国药, 2015, 26 (7): 1621-1622.

[31] 罗文高, 陈文奕, 何宝明. 从肝脾论治食管癌放疗副反应 [J]. 中医杂志, 2004, 45 (1): 64-65.

[32] 周超锋, 郭志忠. 疏肝健脾化瘀法在食管癌治疗中的应用 [J]. 中医肿瘤学杂志, 2020, 2 (3): 67-70.

[33] 洪永贵. 郑玉玲教授治疗中晚期食管癌心法 [J]. 辽宁中医药大学学报, 2010, 12 (10): 113-115.

[34] 林宗广. 临床解惑 (食管癌吞咽困难怎样辨治) [J]. 中医杂志, 2000, 41 (12): 755.

[35] 曾玲芳, 吴依辰, 章慧, 等. 黎月恒运用中医药治疗食管癌经验 [J]. 湖南中医杂志, 2018, 8 (8): 25-27.

[36] 周蕾, 李和根, 刘嘉湘. 刘嘉湘辨证治疗食管癌经验 [J]. 浙江中西医结合杂志, 2015, 25 (9): 805-807.

[37] 李志刚, 田力, 王祥麒, 等. 化疗联合培正散结通膈汤治疗中晚期食管癌临床研究 [J]. 中医学报, 2017, 32 (5): 708-710.

[38] 杨茜雯, 张铭, 金长娟, 等. 食管通结方辅助化疗对中晚期食管癌鳞癌患者生存期及免疫功能的影响 [J]. 中医杂志, 2017, 58 (21): 1838-1841.

[39] 徐叶峰, 沈敏鹤. 沈敏鹤分期论治食管癌临床经验 [J]. 新中医, 2013, 45 (3): 196-198.

[40] 潘宇. 刘沈林治疗晚期食管癌经验 [J]. 河北中医, 2011, 33 (10): 1447-1448.

[41] 张俊利, 李宜放. 王晞星教授治疗食管癌经验 [J]. 光明中医, 2014, 29 (7): 1368-1370.

[42] 王新杰, 杨晓, 赵明星, 等. 通噎消积方联合西药治疗中晚期食管癌30例临床观察 [J]. 中医杂志, 2016, 57 (17): 1493-1496.

[43] 余玖霞, 陆兔林, 毛春芹, 等. 中药硇砂不同品种抗炎作用及急性毒性实验研究 [J]. 南京中医药大学学报, 2012, 28 (1): 77-79.

［44］姜玲．百口开关饮联合常规化疗治疗食管癌所致吞咽困难临床观察［J］．新中医，2016，48（7）：202 - 203．

［45］孙亚波，鲁玲玲，马亚丽，等．蓝天丸治疗食管癌吞咽困难的临床疗效观察［J］．中医临床研究，2014，6（35）：103，105．

［46］高安，刘华为．刘华为辨治食管癌经验探析［J］．时珍国医国药，2019，30（5）：1217 - 1218．

［47］胡正明，薛锡金，郑婉蓉，等．郭崇智老中医治疗食管癌经验小结（附14例临床疗效分析）［J］．成都中医药大学学报，1983（2）：31 - 33．

［48］邵玉英，孙宏新．通道化噎丸配合化疗治疗60例中晚期食管癌的临床对照研究［J］．中国当代医药，2009，16（16）：55 - 55．

［49］姜玲．百口开关饮联合常规化疗治疗食管癌所致吞咽困难临床观察［J］．新中医，2016，48（7）：202 - 203．

［50］郑玉玲．食管癌的中医外治法［J］．实用中医内科杂志，1994（4）：44．

［51］高振华．孙秉严治疗食管癌经验述略［J］．西部中医药，2011，24（8）：37 - 38．

［52］崔玉琴．通幽冲剂治疗食管癌（噎膈）81例［J］．实用中医内科杂志，2007，21（10）：67．

［53］吴良村，周维顺，沈敏鹤．中西医结合治疗晚期食管癌69例疗效观察［J］．浙江中医学院学报，1991（4）：29 - 30．

［54］任建平，张元生．连翘败毒膏预防食管癌患者放射性食管炎疗效观察［J］．肿瘤基础与临床，2015，28（5）：452 - 453．

［55］冯晓飞．补益制癌饮对中晚期食管癌化疗患者生存质量与免疫功能的影响［J］．中华中医药学刊，2019，37（4）：1006 - 1008．

［56］王梓，许兴月，李琼，等．人参皂苷 Rg1 热裂解产物对 H22 荷瘤小鼠的抗肿瘤作用［J］．中国药学杂志，2017，52（15）：1319 - 1324．

［57］任华，沈初．观察十全大补汤联合肠内营养对食管癌术后患者免疫功能的影响［J］．新中医，2016，48（10）：204 - 206．

［58］林嘉雯，苗婷婷．黄煌运用经方治疗恶性肿瘤验案撷要［J］．中华中医药杂志，2017，32（1）：178 - 180．

［59］李迎霞，司富春．古医籍治疗噎膈方药的初步分析［J］．河南中医，2009，29（10）：1031－1032.

［60］裴可，杨鲁莹，赵玉峰，等．齐元富教授辨证论治食管癌经验［J］．河北中医，2017，39（6）：815－818.

［61］王芳，邓立东，徐勤．三七姜挥发油抑制鼻咽癌 CNE-2 细胞增殖的作用［J］．中国医院药学杂志，2014，34（9）：695－699.

［62］李志刚，谷宁，王凤丽．培正散结通膈汤联合 TP 方案治疗中晚期食管癌的临床研究［J］．中国肿瘤，2013，22（2）：138－142.

［63］马纯政，屈帅勇，李洪霖，等．虎七散联合化疗治疗中晚期痰瘀互结型食管癌的临床研究［J］．中医肿瘤学杂志，2020，2（3）：25－30.

［64］李志刚，樊青霞．消膈汤联合 GP 方案治疗中晚期食管癌的临床研究［J］．医药论坛杂志，2012，33（2）：14－16.

［65］郑玉玲，王新杰．放疗联合地黄管食通口服液治疗食管癌的临床观察［J］．中国中医药信息杂志，2003，10（8）：47－48.

［66］王慧杰，王朝霞．扶正增效消噎汤并后程加速超分割放疗食管癌疗效观察［J］．辽宁中医杂志，2004（5）：373－374.

［67］Zhong Ling-Yun，Tong Heng-Li，Zhu Jing，et al. Pharmacological effects of different ginger juices on the concurrent symptoms in animal models of functional dyspepsia：A comparative study［J］. Food science & amp nutrition，2019，7（7）：2205－2213.

［68］许永攀．沈舒文教授运用润降法治疗食管癌经验［J］陕西中医，2015，36（3）：345－346.

［69］韩自力，孙建锋．食管癌术后患者应用中药干预对生活质量及生存时间的影响研究［J］．海军医学杂志，2016，37（5）：428－431，438.

［70］李佳殷，杨秋晖，林丽珠．林丽珠辨治食管癌经验撷要［J］．辽宁中医杂志，2016，43（10）：2064－2065.

［71］史有阳，钱亚云．刘延庆治疗食管癌经验辑要［J］．江苏中医药，2016，48（1）：20－22.

［72］张玉，张青．郁仁存治疗食管癌经验撷要［J］．山东中医杂志，2018，37（11）：909－911.

［73］高安，刘华为．刘华为辨治食管癌经验探析［J］．时珍国医国药，2019，30（5）：1217－1218．

［74］杨丽芳，郝淑兰，王惠媛．王晞星运用四逆散加味治疗肿瘤经验［J］．河北中医，2007（10）：871－872．

［75］苗明三，于舒雁，魏荣瑞．不同品种威灵仙外用抗炎镇痛作用研究［J］．时珍国医国药，2014，25（8）：1836－1839．

［76］王明军．解毒通膈汤联合放疗治疗老年食管癌30例临床观察［J］．光明中医，2019，34（1）：76－78．

［77］马纯政，王蓉，张明智，等．化痰散瘀法联合化疗治疗中晚期食管癌30例临床观察［J］．中医杂志，2013，54（15）：1301－1303，1307．

［78］Park C，Jin CY，Kim GY，et al. Induction of apoptosis by ethanol extract of Prunusmume in U937 human leukemia cells through activation of caspases［J］. Oncol Rep，2011，26（4）：987．

［79］谭为，杨秀颖，张莉，等．中药罂粟壳毒的历史认识与现代研究［J］．中药药理与临床，2019，35（2）：159－162．

［80］齐曼，郑晓珂，曹彦刚，等．皂角刺醋酸乙酯部位化学成分研究［J］．中药，2018，49（23）：5510－5515．

［81］赵万里，黄小强，许文，等．RP-HPLC-DAD同时测定泽泻中11个三萜类成分［J］．中药，2016，47（16）：2933－2937．

［82］Ju-qing HUANG，Rui-ting QI，Mei-rong PANG，et al. 竹茹中天然乙酰化半纤维素的分离、化学结构和免疫活性研究（英文）［J］. Journal of Zhejiang University-Science（Biomedicine &amp；Biotechnology），2017，18（2）：138－151，184－185．

［83］杨敏，张盛，王玄源，等．竹叶黄酮中的抗炎有效成分及其对不同小鼠炎症模型的药效学研究［J］．湖北中医杂志，2017，39（3）：1－5．

［84］霍立娜，王威，刘洋，等．紫苏叶化学成分研究［J］．中草药，2016，47（1）：26－31．